VERTICAL PREPARATION AND BIOLOGICALLY ORIENTED PREPARATION TECHNIQUE (BOPT)

垂直型牙体预备和生物导向预备技术（BOPT）

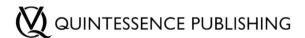

QUINTESSENCE PUBLISHING

Berlin | Chicago | Tokyo
Barcelona | London | Milan | Mexico City | Paris | Prague | Seoul | Warsaw
Beijing | Istanbul | Sao Paulo | Zagreb

Vertical Preparation and Biologically Oriented Preparation Technique (BOPT)

垂直型牙体预备和生物导向预备技术（BOPT）

主编 刘 峰 （意）莫罗·巴佐利（Mauro Bazzoli） 刘欣然

北方联合出版传媒（集团）股份有限公司

辽宁科学技术出版社

沈 阳

图文编辑

刘　菲　刘　娜　康　鹤　肖　艳　王静雅　纪凤薇　刘玉卿　张　浩　曹　勇　杨　洋

图书在版编目（CIP）数据

垂直型牙体预备和生物导向预备技术（BOPT）/ 刘峰，
（意）莫罗·巴佐利（Mauro Bazzoli），刘欣然主编. —沈
阳：辽宁科学技术出版社，2024.1
　　ISBN 978-7-5591-3212-3

　　Ⅰ. ①垂…　Ⅱ. ①刘…　②莫…　③刘…　Ⅲ. ①牙体—修
复术　Ⅳ. ①R781.05

中国国家版本馆CIP数据核字（2023）第156204号

出版发行：辽宁科学技术出版社
　　　　　（地址：沈阳市和平区十一纬路25号　邮编：110003）
印　刷　者：凸版艺彩（东莞）印刷有限公司
经　销　者：各地新华书店
幅面尺寸：210mm×285mm
印　　张：20
插　　页：4
字　　数：400千字
出版时间：2024年1月第1版
印刷时间：2024年1月第1次印刷
策划编辑：陈　刚
责任编辑：殷　欣　苏　阳　金　烁　杨晓宇　张丹婷　张　晨
封面设计：周　洁
版式设计：周　洁
责任校对：李　霞

书　　号：ISBN 978-7-5591-3212-3
定　　价：398.00元

投稿热线：024-23280336
邮购热线：024-23280336
E-mail:cyclonechen@126.com
http://www.lnkj.com.cn

CHIEF EDITORS
主编简介

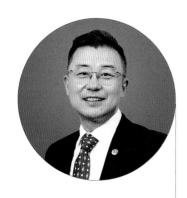

刘峰 主任医师

北京大学口腔医院门诊部主任、门诊部培训中心主任
北京大学口腔医院毕业后教育管理委员会委员
北京大学口腔医院继续教育管理委员会委员

国内学术兼职
全国卫生产业企业管理协会数字化口腔产业分会（CSDDI）会长
国际种植牙医师学会（ICOI）中国专家委员会副会长
中华口腔医学会口腔美学专业委员会（CSED）常务委员
中华口腔医学会口腔种植专业委员会委员
白求恩精神研究会口腔医学分会常务理事

国际学术兼职
欧洲美容牙科学会（ESCD）认证会员、中国区主席
国际数字化牙科学会（DDS）中国区主席
《International Journal of Prosthodontics》《International Journal of Esthetic Dentistry》编委
《International Journal of Computerized Dentistry》审稿人

主编出版中文学术专著

1.《口腔数码摄影》 2006年，北京：人民卫生出版社

2.《口腔美学修复临床实战》 2007年，北京：人民卫生出版社

3.《美，从牙开始》 2007年，北京：人民军医出版社

4.《美容口腔医学》 2010年，北京：人民卫生出版社

5.《口腔数码摄影（第2版）》 2011年，北京：人民卫生出版社

6.《纤维桩修复技术》 2012年，北京：人民卫生出版社

7.《美学修复牙体预备》 2013年，北京：人民卫生出版社

8.《精细印模技术》 2013年，北京：人民卫生出版社

9.《美容牙科》（北京市医疗美容主诊医师培训教材） 2014年，北京：中国医药科技出版社

10.《明明白白去看牙》 2014年，北京：人民卫生出版社

11.《中国牙齿美学病例精选2015》 2015年，北京：人民卫生出版社

12.《口腔临床摄影口袋宝典》 2016年，北京：人民卫生出版社

13.《口腔数码摄影（第3版）》 2017年，北京：人民卫生出版社

14.《瓷贴面修复技术——从标准到微创无预备》 2017年，北京：人民卫生出版社

15.《椅旁数字化修复实战——从入门到精通》 2017年，北京：人民卫生出版社

16.《面弓𬒔架应用基本技术》 2018年，北京：人民卫生出版社

17.《美学区种植——从设计理念到临床实战》 2020年，北京：人民卫生出版社

18.《中国口腔数字化——从临床技术到病例精选》 2023年，北京：人民卫生出版社

19.《口内数字印模技术》 2023年，北京：人民卫生出版社

20.《明明白白去看牙（第2版）》 2023年，北京：人民卫生出版社

主编出版英文学术专著

1.《口腔数码摄影》 2019年，德国：施普林格出版社（Springer）

2.《贴面——从标准到微创无预备》 待出版，德国：精萃出版社（Quintessence）

主译出版学术专著

1.《口腔美学比色》（第二主译） 2008年，北京：人民军医出版社

2.《口腔美学修复策略》（主译） 2016年，沈阳：辽宁科学技术出版社

3.《口腔综合审美治疗精要》（主译） 2017年，沈阳：辽宁科学技术出版社

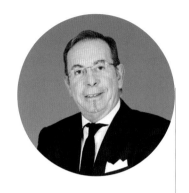

Mauro Bazzoli

毕业于意大利热那亚大学，获医学博士学位

修复专科认证医师，并曾接受咬合–修复相关疾病及种植学专科训练

学术兼职

欧洲美容牙科学会（ESCD）认证会员、终身荣誉会员、意大利区前任主席、国际协调官

意大利种植修复学会（AIIP）创始成员、前任主席

意大利骨结合学会（IAO）活跃会员

意大利历史最悠久的牙科学会Amici di Brugg常务委员

曾出任意大利罗马大学、坎帕尼亚大学硕士课程教师

古巴"Centro Nacional de Estomtologia（CENAEST）"种植和修复学教授，并获"Miembro de Honor de Salud Publica"荣誉

曾向Dr. Ignazio Loi学习生物导向预备技术（BOPT）并成为讲师积极传播其理念

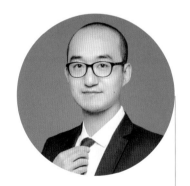

刘欣然 主治医师

北京大学口腔医院门诊部综合科

毕业于北京大学口腔医学院，获口腔修复学博士学位

瑞士日内瓦大学牙医学院访问学者

学术兼职

中华口腔医学会口腔美学专业委员会（CSED）青年委员

全国卫生产业企业管理协会数字化口腔产业分会（CSDDI）委员

北京口腔医学会口腔激光专业委员会委员

欧洲美容牙科学会（ESCD）活跃会员、中国区学术秘书

欧洲骨结合学会（EAO）会员

EDITORS
编者简介

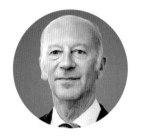

Ferruccio Vischia

1989年，毕业于牙医学与口腔修复学专业。毕业后进行了牙周病学和种植学的专科培训。Sweden & Martina特邀专家，意大利帕多瓦大学静脉镇静专家，意大利骨结合学会（IAO）活跃会员，意大利镇静牙科学会（AISOD）会员，欧洲美容牙科学会（ESCD）活跃会员，意大利口腔修复与重建学会（SIPRO）创始成员。多年来，在临床工作中致力于保存牙科学、牙体牙髓病的诊疗，并擅长大范围植骨和引导骨再生手术治疗。

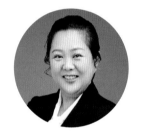

李　祎

副主任医师，毕业于吉林大学口腔医学院，获口腔修复学硕士学位，后于北京大学口腔医院门诊部综合科工作至今，一直从事口腔美学修复的临床和教学工作。中华口腔医学会会员，中华口腔医学会口腔美学专业委员会（CSED）会员，中华口腔医学会口腔美学专业委员会（CSED）口腔美学临床摄影规范专家组成员。分别在中华口腔医学会、北京大学口腔医院门诊部培训中心举办的多项美学修复相关继续教育项目中担任部分理论授课和临床指导工作。2017年，获国际计算机牙科学会（ISCD）认证培训师。参与编写《口腔数码摄影（第2版）》《口腔数码摄影（第3版）》《美学修复牙体预备》《纤维桩修复技术》《精细印模技术》等多部学术专著。

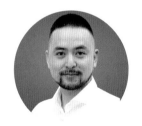

刘海林

瑞佳义齿创始人，BPS®生物功能性义齿认证技师，The Dawson Academy毕业学员。全国卫生产业企业管理协会数字化口腔产业分会（CSDDI）会员。主编《修复体制作精粹——种植上部修复》《蜕变——全牙列种植修复优化方案病例精选》。擅长口腔摄影、BPS®生物功能性义齿、数字化种植及修复。

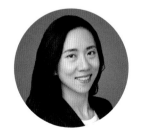

刘诗铭

主治医师，毕业于北京大学口腔医学院，获口腔修复学博士学位，现就职于北京大学口腔医院门诊部综合科。曾以访问学者身份到访瑞士日内瓦大学牙医学院，从事关于数字化修复技术相关研究。主要研究方向包括修复材料的临床研究与实验室研究，并曾在专业期刊发表多篇相关研究论文。

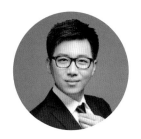

刘 星

毕业于北京大学口腔医学院，获口腔修复学博士学位，现就职于北京大学口腔医院门诊部综合科。登士柏西诺德CEREC金牌讲师，国际计算机牙科学会（ISCD）认证高级培训师。参编、参译《椅旁数字化修复实战——从入门到精通》《口腔数码摄影》《口腔综合审美治疗精要》《美学区种植——从设计理念到临床实战》《中国口腔数字化——从临床技术到病例精选》等多部学术专著。主要致力于数字化口腔医学、美学修复、种植修复、微创修复等临床方向，以及骨再生、生物材料等科研方向。多次在专业期刊发表数字化口腔新技术相关病例报告及文章。

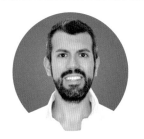

Lucca Tacchini

2007年，毕业于意大利布雷西亚大学，获牙医学与口腔修复学学位。欧洲美容牙科学会（ESCD）活跃会员，意大利牙科学会Amici di Brugg会员。已举办了40期课程，专注于直接修复与间接修复，学员超过1000人次。曾在口腔修复与粘接修复方面发表多篇论文。临床工作中主要从事保存牙科学、天然基牙与种植体支持的固定修复。

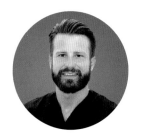

Riccardo Perpetuini

毕业于意大利福贾大学，获牙医学与口腔修复学学位，并在毕业后多次参加有关微创牙科治疗的培训和会议。意大利口腔修复与重建学会（SIPRO）创始成员，意大利美学牙科学会（IAED）活跃会员，欧洲美容牙科学会（ESCD）活跃会员，意大利牙科学会Amici di Brugg会员。

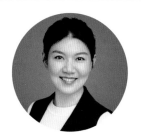

师晓蕊

副主任医师，毕业于北京大学口腔医学院，获口腔修复学博士学位，毕业至今任职于北京大学口腔医院门诊部综合科。奥地利维也纳大学牙医学院访问学者。全国卫生产业企业管理协会数字化口腔产业分会（CSDDI）委员及学术秘书，北京口腔医学会颞下颌关节病学及牙合学专业委员会委员，中华口腔医学会口腔美学专业委员会（CSED）青年委员，中华口腔医学会口腔美学专业委员会（CSED）首届青年讲师，欧洲美容牙科学会（ESCD）认证会员。曾完成多项国内外专业培训并参编、参译多部学术专著。专注于口颌系统多学科综合诊断及治疗，并曾为VieSID咬合系列课程、Dr. Bumann及Dawson课程担任翻译。2018年，主编《面弓牙合架应用基本技术》。

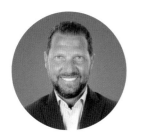

Stefano Lombardo

毕业于意大利都灵大学，获牙科技师和牙医学博士学位。曾于都灵大学兼任粘接修复与固定修复学教授，目前在意大利热那亚大学兼任固定修复学教授。意大利口腔修复与重建学会（SIPRO）创始成员。曾参编多部意大利国内修复学和牙科学专著。目前在意大利都灵开业，临床专注于美学治疗中的粘接修复、固定修复和种植修复以及数字化修复技术。

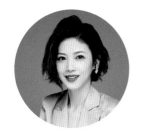

王妙贞

主治医师，毕业于北京大学口腔医学院，获口腔颌面外科学博士学位，现就职于北京大学口腔医院门诊部综合科。奥地利维也纳大学牙医学院口腔种植专业访问学者。中华口腔医学会口腔种植专业委员会青年委员，国际种植牙医师学会（ICOI）中国专家委员会理事，白求恩精神研究会口腔医学分会理事，全国卫生产业企业管理协会数字化口腔产业分会（CSDDI）委员，中华口腔医学会口腔美学专业委员会（CSED）青年讲师。专业方向为美学区种植外科、复杂软硬组织增量手术、数字化种植等。《美学区种植——从设计理念到临床实战》副主编。

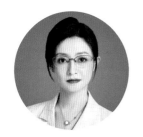

王　莹

主治医师，毕业于北京大学口腔医学院，现就职于北京大学口腔医院门诊部综合科。中华口腔医学会会员，中华口腔医学会口腔美学专业委员会（CSED）会员。参编、参译《明明白白去看牙》《口腔美学修复策略》《瓷贴面修复技术——从标准到微创无预备》《口腔数码摄影》等多部学术专著。博士课题主攻人工智能与口腔医学，发表多篇SCI、国内核心期刊论文。临床方向主要从事前牙美学修复、牙体缺损的保存治疗、综合性口腔美学修复治疗。

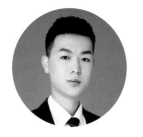

王宇飞

椅旁数字化助手，毕业于首都联合职工大学，后加入北京大学口腔医院刘峰团队学习工作，在团队中与各位老师合作担任数字化椅旁助手。在职期间参加丁中老师、刘海林老师、曹佳老师等专项课程，学习前牙美学形态和个性化美学处理、树脂美学、种植导板、种植修复等课程，熟练掌握3Shape、Exocad、Zebris、GuideMia、Medit、黑格、雅客智慧等相关数字化软件，协助团队医生完成椅旁数字化工作。

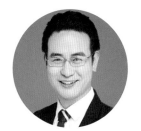

余　涛

主治医师，毕业于北京大学口腔医学院，获口腔修复学博士学位，现就职于北京大学口腔医院门诊部综合科。曾以访问学者身份到访瑞士日内瓦大学牙医学院，进行口腔数字化生物材料及种植相关研究。北京口腔医学会数字化口腔专业委员会委员。参编《中国口腔数字化——从临床技术到病例精选》《美学区种植——从设计理念到临床实战》《椅旁数字化修复实战——从入门到精通》等多部学术专著。

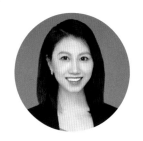

詹雅琳

主治医师，毕业于北京大学口腔医学院，获牙周病学博士学位，现就职于北京大学口腔医院门诊部综合科。参编《美学区种植——从设计理念到临床实战》。主持国家自然科学基金青年科学基金项目1项，参与多项国家自然科学基金面上项目。临床相关经验与研究成果发表于国内外专业期刊，共发表中文学术论文3篇、英文SCI学术论文15篇。

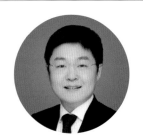

张吉昊

主治医师，毕业于北京大学口腔医学院，获口腔修复学博士学位，现就职于北京大学口腔医院门诊部综合科。全国卫生产业企业管理协会数字化口腔产业分会（CSDDI）委员，中华口腔医学会口腔美学专业委员会（CSED）、口腔种植专业委员会会员。临床工作中专注于数字化固定修复、微创修复、种植修复等。曾发表多篇专业论文，参编、参译多部学术专著。

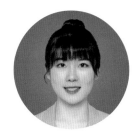

周月琪

毕业于中国医科大学，获口腔医学硕士学位，并辅修获得英语专业学位。在校攻读学位期间参与国家自然科学基金项目1项。

FOREWORD
序言一

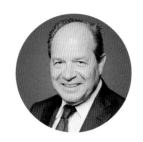

Dental preparation techniques in fixed prosthodontics have always been the subject of review; many have been proposed, among them some similar, all aimed at the one primary goal, respect for the dento-periodontal boundary.

This boundary, often interpreted as something immutable, has, in reality, a changing behavior, and the choice of area preparation, or Biologically Oriented Preparation Technique (BOPT), represents the real innovator in this long-debated field of dentistry. The Authors-among whom are a number of international experts in the BOPT technique — have assembled a text rich in images and specific clinical technical notions that will enable the reader to better understand the philosophy behind the technique, the operative sequences, and the tools needed to achieve the desired results.

Vertical tooth preparation techniques, as well pointed out in the text, offer opportunities that all other methodologies cannot provide and can be extended to prosthetics to be applied on osseointegrated implants restorations.

The particularity of this technique of dental element preparation is precisely that it provides a range of action for both the clinician and the dental technician within which to place the boundary between the prosthetic framework and the marginal periodontal tissue; the latter, guided by the morphology of the new clinical crown, will adapt its shape in the most appropriate way. This boundary, whose dynamism is a defining element of the technique, will evolve positively over time, as pointed out by several clinical cases that are the cornerstone of this important text.

Ultimately, a comprehensive work in which every clinical detail is dissected in each single step and, thanks to the skill of the Authors, finds wide iconographic documentation, useful not only for teaching but also for corroborating the validity of a technique. It places its roots in old dentistry but this modern interpretation has greened, adding fundamental elements for the confirmation of its validity and durability along times.

一直以来，牙体预备技术在口腔固定修复学中都备受关注。曾有多种不同技术被提出，其中又不乏相似之处。而所有这些技术都有一个共同的目标，就是尊重牙体组织-牙周组织交界区。

这一交界区曾经常被理解为恒定不变的，但在不断的临床实践中，这一交界区被观察到其实是可以改变的。而牙体预备的选择，或者说生物导向预备技术（BOPT），正是在有关这一问题的长期思辨中应运而生的革新。在国际上专注于这一技术革新的多位专家均在本书的作者之列。他们在书中汇集了丰富的图片和详尽的临床技术要点。相信这些内容将有助于广大读者更好地理解这一技术的理论基础和操作步骤，以及操作中所需的适当器械。

正如书中指出的，垂直型牙体预备为我们提供了其他预备方法所不具备的优势，并且这一理念可以延伸推广至骨结合完成的种植体支持的修复体。

这种牙体预备技术的独特之处在于为临床医生和技师提供了一个范围，用于设置修复体边缘的位置。随后，修复体周围的牙周组织在新的临床冠外形的引导下，以最合理的方式被塑形。牙体组织-牙周组织交界区将随着时间的推移发生积极的变化。交界区的动态变化是这项技术的核心要素。在诸多病例中都可以观察到这样的动态变化。这些翔实的病例也是本书的重要基石。

本书的作者团队还做了大量努力将垂直型牙体预备/BOPT的每一个临床细节详细分解到每一个步骤来讲解，并在其中加入了大量详尽的图片。这不仅对于传授这项技术大有裨益，而且对于证实这项技术的有效性也至关重要。本书既从早期文献中发掘了垂直型牙体预备/BOPT的渊源，又从当代视角总结了新的临床与实验室研究，阐述了这一技术体系的有效性和可靠性，使得这一经历了时间考验的技术体系焕发出新的活力。

Massimo Gagliani教授
意大利米兰大学牙医学院

FOREWORD
序言二

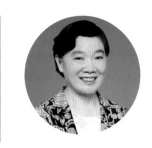

　　又一次接到刘峰医生的书稿，已经记不得这是他的第几本书、第几次邀请我为他的书作序了。感谢他一次次给我提供学习的机会。简单翻阅了书稿，发现这又是一本内容非常翔实的参考书，一半内容是非常严谨的理论论述，另一半内容是30个精彩的病例回顾。

　　首先还是感叹于刘峰医生以及他的团队的效率与实干。每一次收到他的作品，都会赞叹于他们的工作效率，无论是理论学习，还是临床积累，再到总结、编写、成书，总是可以非常高效地完成。刘峰医生跟我说，这本书从策划到书写再到交稿，也是经历了4年的时间。而在这4年中，我也陆续接到过刘峰医生出版后送给我的几本其他参考书，每一本都很厚重，每一本也都是历时3～4年时间。这说明刘峰医生和他的团队的工作是非常有计划性的，并且是非常实干的，不断地稳步推进自己的工作计划。

　　认识刘峰医生30年了，从他来到口腔医院开始专业课的学习开始。那时候他是班里的学生干部、活跃分子，对专业课的学习并不是那种极致刻苦的类型。但从一开始就能感受到他对口腔修复专业的热爱，他和许多后来扎根于口腔修复专业的专家一样，临床上的动手能力很强，同时喜欢在技工室动手加工、制作、完成自己的修复体，那时就可以看出他具有成为一名优秀的口腔修复医生的基础。

　　刘峰医生毕业后就到了北大口腔当时的分院工作，不出所料地从事了口腔修复工作，之后很快，他找到了自己的发展方向——口腔美学。他把口腔临床摄影当作自己的突破口，自己学习摄影原理和方法，在临床上尝试应用、积累病例资料。口腔摄影和口腔美学互相促进，他很快在2006年和2007年陆续推出了自己的第一本口腔摄影书和第二本口腔美学病例实战书。这两本书在当时受到临床医生的热烈欢迎，同时也引起了学术界的重视。

　　随着这两本书的传播，口腔临床摄影逐渐成为被广大临床医生所接受的、口腔美学医生所必备的临床技能，口腔美学的概念也被越来越多的医生所追寻；同时，刘峰医生也逐渐被很多基层医生所了解。

　　2008年，我和刘峰医生、刘伟才医生、孟玉坤医生等青年专家一起到意大利锡耶纳大学参加一个国际口腔色彩学会议，那一次让我对刘峰医生所做的工作有了比较系统的了解，也深入接触了另外几位做口腔美学的青年医生。2009年，我在北京举办了一次全国口腔修复色彩专题研讨会，不仅邀请了国内口腔色彩学的著名教授，同时也邀请了这些青年专家，使他们有机会和更多权威专家直接接触、能够被专家们深入了解。

之后就是屡屡为刘峰医生的新书作序、收到他送过来出版的新书，一次次为他的成功感到高兴，为北大口腔培养出这样一位勤劳、有想法、肯实干的口腔修复学专家而欣慰。

本书的主题是垂直型牙体预备和生物导向预备技术（BOPT）。在我们这些于口腔修复领域工作了几十年的医生眼中，垂直型牙体预备（无肩台预备）其实是非常熟悉的，只是以往没有深刻理解这种技术在美学修复中应用的意义。正如刘峰医生在书中反复谈到的，过去受到了材料和加工方式的限制，这项技术只能处于非常边缘化的位置。而由于材料、加工技术的快速发展，近年来这项技术又焕发了新的生命，逐渐被国内外越来越多的医生所接受；当然今天的垂直型牙体预备的应用，和以往的无肩台修复还是有着明显的不同，详情希望读者们认真学习书中的内容，保证自己可以正确应用、获得修复的成功。

书中提到的生物导向预备技术（BOPT），是一个以垂直型牙体预备为基础、融合了口腔修复学和牙周病学视角的技术体系，同时借鉴了种植体周围组织修复的一些思想，是一种近年来被广泛关注的技术体系。刘峰医生和他的团队，同时联合了许多优秀的意大利口腔美学医生，给读者们认真剖析了BOPT体系的理论基础、技术要点，同时展示了许多成功的病例，希望读者们可以正确理解这一技术体系的适用范围，准确应用技术细节，为更多的患者带来近乎极致的修复效果。

时间一晃，30年匆匆过去了，刘峰医生在我眼中还是那个乐观向上的小伙子，但他告诉我他已经过了50岁的生日，已经成为妥妥的"中青年专家"。希望他在未来还是继续保持年轻的状态、年轻的心态，带领自己的队伍，团结更多的同道，继续为我们不断奉献出有自身独特思想和想法、有实际指导意义的专业参考书，为口腔修复学的不断进步做出贡献！

曾任北京大学口腔医院口腔修复科主任
中华口腔医学会口腔修复学专业委员会第三届
主任委员

FOREWORD
序言三

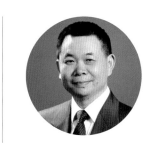

垂直型牙体预备和生物导向预备技术（BOPT）是重要的牙体预备技术，如何正确掌握并有效应用这项技术是口腔医生面临的临床问题。本书就这一专题，进行了详细的介绍和讨论。书中前半部分通过对国内外相关文献的总结和回顾，阐述了垂直型牙体预备和生物导向预备技术（BOPT）的历史演进，并将这项由来已久、在新的时代因材料和技术的进步再次焕发青春的技术进行了新的诠释；之后编写团队以实际病例为基础，对该技术的每一个操作步骤进行了详细的阐述，内容翔实、图文并茂，有助于读者们深入了解这些技术的细节。书中后半部分是采用这个技术的病例精选，通过展示这些优秀病例，为口腔临床医生和口腔技师提供了非常实用的参考。

本书的作者不仅有来自北京大学口腔医院的优秀医生团队，同时还吸纳了来自兄弟院校的青年才俊及技师界的优秀代表，他们当中既有修复领域的资深专家，又有工作在临床一线的中青年骨干。在国际合作的时代背景下，本书还邀请到多位来自意大利的口腔美学同仁加入编写工作中，他们提供了很多高质量的病例，充实了本书的内容。本书的第二主编是来自意大利的Mauro Bazzoli医生，他是欧洲美容牙科学会（ESCD）的创始人之一和重要组织成员。Bazzoli医生和这些意大利同行都是活跃在意大利和欧洲口腔美学界

的优秀临床专家。本书的出版不仅是编写团队勤奋工作的成果，同时也是中意两国口腔团队紧密协作的成就。

本书作者团队通过客观分析文献证据，同时结合应用这项技术的实际经验，既向读者展示了技术本身，又剖析了这项技术背后的理念、应用的效果以及未来的发展方向。可以说，本书凝聚了主编和编者们长期实践的结晶，理论与实践并重，相信读者们能从中获益，并有助于提高临床诊治水平，造福患者。

中华口腔医学会会长

FOREWORD
序言四

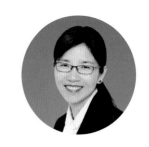

应刘峰医生之邀，非常荣幸为其主编的新书《垂直型牙体预备和生物导向预备技术（BOPT）》作序。

牙体预备，是口腔修复医生的基本功。牙体预备集中体现了固定修复学中生物学、机械力学和美学的基本原则。近年来，随着修复材料与修复技术的不断进步，更小干预/微创理念深入人心，牙体预备技术也有了新的发展和补充。相比于传统的水平型牙体预备方式，垂直型牙体预备和生物导向预备技术（BOPT）具备有利于保存剩余牙体组织、改变穿龈轮廓、增加边缘宽容度等临床优势。特别是在传统固定修复后进行二次修复时，这项技术尤为适合。因此，垂直型牙体预备和生物导向预备技术（BOPT）受到越来越多医生的关注，在临床的应用也愈加广泛。刘峰医生的这本专著可谓恰逢其时。

本书内容极为丰富，涵盖了垂直型牙体预备和生物导向预备技术（BOPT）的各个方面，不仅对垂直型牙体预备和生物导向预备技术进行了深度剖析与解读，而且进一步完善和规范了牙体预备的临床操作方法。从基本理论到临床实践，从操作技巧到临床应用，通过丰富的实例，将抽象的理论与实际操作相结合，使读者们更容易理解和掌握相关知识及实践技能。

如切如磋，如琢如磨。我与刘峰医生相识20年，他不仅深耕临床，而且总能在繁忙的临床中不停思索、不断学习、不余交流、不忘总结，带领一批青年医生磨砥刻厉、潜精积思，现已出版了20多部学术专著，有力推动了口腔美学及数字化等专业领域快速发展，也得到口腔同道们的高度认可与赞扬。

再次热烈祝贺刘峰医生主编的《垂直型牙体预备和生物导向预备技术（BOPT）》出版发行！相信各位口腔同行朋友在阅读这本专著后必将受益良多，技术精进。

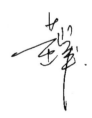

武汉大学口腔医院修复科主任
中华口腔医学会口腔修复学专业委员会副主任委员
中华口腔医学会口腔美学专业委员会候任主任委员

FOREWORD
序言五

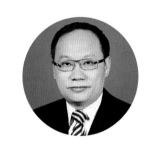

医学的发展始终与科学的发展密切相关，是科学研究探索创新在护佑人民健康层面应用的重要体现。北京大学口腔医院一直致力于紧密结合科学研究探索发现的前沿，将科技创新的成果更快、更好地转化为能够在临床更便捷、更广泛应用的新产品与新技术。在这个转化链条中，政府机构支持、临床科学家矢志不渝的努力、企业全力以赴的实施，以及临床专家对新产品、新技术落地积极地推动缺一不可。

很高兴看到以"生物导向预备技术（BOPT）"为代表的临床技术，经过近10年的积累与转化，在口腔氧化锆全瓷材料发展较为成熟、数字化加工能力日渐卓越的情况下，结合多年来对牙周生物学的深入认识，形成了这一本包含基础理论、规范技术和临床实践的临床诊疗技术专著。为了促进这一技术可以被广大临床医生更加便利地应用，众多口腔临床、研发和转化专家为此付出了很大的努力。通过他们的努力，我们感受到了口腔行业人对行业创新的坚持和对更好诊疗效果的追求。

更值得一提的是，本著作是由北京大学口腔医院刘峰主任医师团队联合来自意大利Mauro Bazzoli教授团队合作编写完成的，这是我国至今比较少见的、由我国权威口腔医学专家牵头、国外知名专家共同参与的中文口腔医学专著。经过多年的积累与沉淀，我国口腔医学专家在自己的领域内不断深耕并系统总结，积极地参与到了国际高水平学术交流中，越来越多地得到了国际同行的认可，在很多专科领域实现了从跟跑到并跑的改变，并有逐渐领跑的发展趋势。

BOPT的思想从欧洲和中国几乎同期发源，各国医生在各自的临床工作中不断探索，通过深入的国际交流形成共识，最终以系统性中文专著的形式问世，想必后期也会通过其他语言的形式实现海外出版。这种合作成果是多年来两国医生共同努力的结果，充分体现了我国口腔医学专家在国际舞台上的影响力。

源于需求、达于科技、展于体系，这是对BOPT理论与技术发展历程最好的诠释。这本专著理论扎实、技术体系论证成熟、临床原则思路清晰、应用指导明确具体，非常有助于读者们理解并掌握这门新技术。

希望读者们在读书学技的同时，更多地体察理解作者及其团队在创新过程中的思考和努力，向他们这种深入钻研、善于在日常工作中总结的精神致敬，并更多地关注科技发展、关注新技术的发展，积极拥抱新技术为行业带来的变革。我们处于一个科技飞速发展的时代，只有紧随时代的脉搏，才能唱响"发展才是硬道理"的主旋律。

北京大学口腔医院院长
中国医学科学院学部委员
第十四届全国政协委员

PREFACE
前言一

交汇与融合，传承与发展

历时4年，本书终于交稿，这将是个人主编的第23本专业图书。本书是和我的好朋友、意大利口腔美学医生Dr. Mauro Bazzoli以及我团队的核心成员刘欣然医生共同主编，中国、意大利两个团队近20名医生共同完成的。这是一种交汇与融合。

我和刘欣然是在2014年于意大利罗马和Dr. Mauro Bazzoli相识的。那是我和刘欣然第一次去参加欧洲美容牙科学会（ESCD）的年会，也是第一次有中国医生出现在这个原本只属于欧洲口腔美学医生聚会的地方。那是一个非常紧密、非常融洽的学术团体，他们每个人之间似乎都非常熟悉；见到我们两个来自东方的面孔后，每个人都很热情。

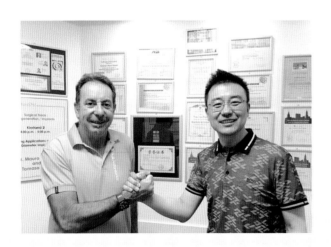

Dr. Mauro Bazzoli那时在ESCD的执行委员会中负责国际合作联络工作，自然也对我们这来自遥远国度的新成员给予了充分的关心。他带着几个意大利的高挑帅哥口腔美学医生和我们两人很快就熟悉了，也使我们很快地感受到"融入"这个美学大家庭的感觉。

让我和Dr. Mauro Bazzoli进一步感觉"一见如故"的原因，是来自专业上的共鸣。他在那一次会议上做了一场非常精彩的主题报告，内容就是BOPT。恰好，在去罗马之前，我已经看过了Dr. Ignazio Loi发表的有关BOPT的专业论著；没想到在罗马就听到了Dr. Mauro Bazzoli关于BOPT的一场精彩的演讲，令我对BOPT的理论体系和临床效果有了更深入的理解与认识。而这种充分的认可和接受，来源于自身曾经的尝试和成功的经验。

我个人的第一个BOPT病例完成于2008年，当然那时还没有"BOPT"这个成熟的概念，我自己当时对这类技术的定义，是"天然基牙周围软组织塑形技术"，灵感是来源于种植体周围的软组织塑形技术；2008年之后，采用自己探索的方法，也陆陆续续完成过一些类似的病例。但在看到Dr. Ignazio Loi在2013年发表的BOPT论著之前，并没有成熟的理论体系支持这样的临床思路和技术；而实际上在意大利，也早就有很多口腔美学医生，按照类似的技术路线，完成了许许多多成功的病例，并且很多病例都已经有了很多年的观察，获得了明确的长期成功。

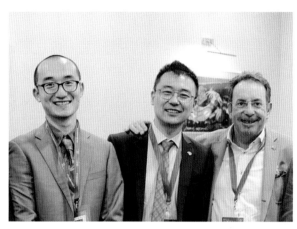
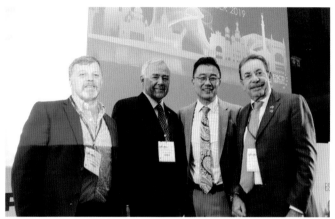

Dr. Mauro Bazzoli的主题报告令我非常激动，对"BOPT"更有了进一步的理解和认识，更有一种相见恨晚的感觉。他的演讲结束后，正好是一个茶歇，我兴奋地打开电脑，找到了我已经完成的病例，给Dr. Mauro Bazzoli和他的几位意大利好朋友一起展示。不出意外的，我的病例令他们感到非常意外——他们也没有想到，在遥远的东方，在还没有"BOPT"这个名称之前，也有医生在做着和他们一样的工作，也有着多年的成功经验。

于是，在BOPT的媒介下，东西方的口腔美学迅速交汇、融合了。

之后连续6年，每年1~2次的ESCD会议，成为我和欧洲口腔美学医生们相聚、交流的固定活动，在2016年顺利通过ESCD的认证会员、担任中国区主席和执行委员会委员后，更是连续3年、6次登上ESCD的讲台，和欧洲同行们分享来自中

国的口腔美学经验和探索；在这几年中，我也不断收到来自欧洲各个国家的同仁们的邀请，在10多个欧洲国家的口腔美学学术会议上进行学术分享，不断深化口腔美学的交汇与融合。当然，在这其中，BOPT也经常继续成为我们交汇、融合的媒介。

2019年，在俄罗斯圣彼得堡召开的ESCD年会上，我在大会上所做的学术报告，非常荣幸地获得了"最具启发性的大会报告"奖项，那一次我的报告的主题，依然是有关BOPT的；也是在那时，我和Dr. Mauro Bazzoli决定了共同完成这一本有关BOPT的专著。

Dr. Mauro Bazzoli对BOPT非常热爱，非常乐于在全世界推广这一技术。在2016—2019年间，我曾经3次邀请Dr. Mauro Bazzoli来到中国，我们先后在中国的10个城市进行巡回讲课，很多中国医生就是从那时开始听说、接触、了解这一技术

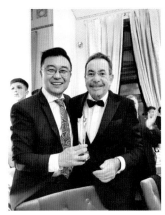
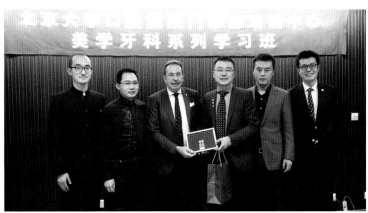

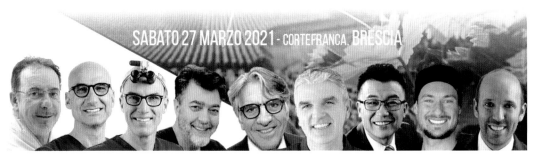

体系；时至今日，在中国已经有很多医生了解、接受这一技术体系，并且也已经有了很多成功的BOPT病例。2021年，在新冠疫情期间，Dr. Mauro Bazzoli邀请我线上参加了在意大利布雷西亚线下举办的Vertical Day学术活动，与包括Dr. Ignazio Loi等意大利口腔美学专家同台，做线上报告，并和到会的意大利同行们进行了分享和交流。这样双向的交流，令我们不断了解、交汇和融入。

当然，本书并不仅仅是有关BOPT的，本书的总体基调是垂直型牙体预备；在垂直型牙体预备的基础上，进而探讨了BOPT体系。

垂直型牙体预备是BOPT体系中最基础的第一步。它不是一个新的概念、新的技术，它一直存在于教科书、参考书中，只是很少被同仁们所重视，尤其是在美学区，很少被人提及。在我上学的年代、在我从事口腔修复医生工作的前15年间（2010年以前），在美学区采用水平型牙体预备完全是常规操作，并且也确实是那个时代的最佳选择；然而在最近10余年，国内外越来越多的临床医生、专家学者都注意到，水平型牙体预备似乎不是必然的选择了。这是由于口腔修复材料的快速发展、口腔数字化加工技术的迅猛发展，原有的很多传统理念被挑战、被突破；之后我们发现，在全新的时代，很多我们原来固守的"标准"和"主流"可能逐渐成为"经典"和"传统",到了迎接全新时代的时候了。

生物导向预备技术(BOPT)相对来说是一个"比较新"的概念,但其实它也只是把几种具体技术集合起来的技术体系,形成了一个"比较新"的概念;BOPT中的每一种技术其实都不是全新的,只是这个组合被取了一个新的名称。这项技术其实也已经在临床上应用了很多年,在国内外受到了很多专家学者的应用和认可,相关文献支持也越来越多。然而近年来,这项技术能够更快速地被接受和普及,在于其重要的技术瓶颈被数字化技术所突破。随着数字化全新时代的到来,BOPT也必将迎来它的灿烂时代。

在学习和应用垂直型牙体预备和BOPT的过程中,有着重要的传承和发展的理念。我们必须要搞清楚,为什么这样一个"并不新鲜",甚至"有些古老"的理念,在以往并不被专业人士所重视,在美学区并不推荐应用;在新时代为什么这些"古老的"理念重新被大家所接受,这就是传承;我们更要搞清楚,现在我们所讲的垂直型牙体预备,与以往的"刃状边缘"等概念是什么样的关系、有什么样的差别,这样才能有助于我们真正理解相关的概念,正确运用适当的材料和方法完成成功的病例,这就是发展。

希望本书所介绍的理念、技术和实用小技巧,能帮助大家更轻松、更便利地完成好临床工作,为患者带来更微创、更舒适的治疗过程,以

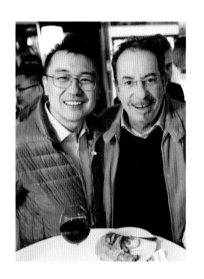

及可确信、可预期的治疗效果,为我们所从事的口腔固定修复和口腔美学领域打开全新的时代。

在我们共同的新书即将出版之际,也祝愿我的好朋友——Dr. Mauro Bazzoli身体健康,一切如意,未来能有更多的机会相聚!

刘峰

2023年6月
于北京

PREFACE
前言二

In the far 2014 I had the opportunity to meet Prof. Liu Feng in Rome during the ESCD Annual Meeting in which I was giving a talk on the topic of Vertical Preparation BOPT.

Liu Feng, who was already developing his interest in this topic, was impressed by the clinical successes that the BOPT technique, developed by Dr. Ignazio Loi, my great teacher and friend, had enabled.

From that fortuitous occasion grew a great interpersonal friendship and collaboration that took me several times to China, giving me the opportunity to illustrate and amplify the concepts on vertical preparations that Prof. Liu Feng was already spreading.

This synergistic collaboration prompted my friend Liu Feng, author of other important publications, to ask me to participate as a co-author in the writing of this book Vertical tooth preparations and Biological Oriented Preparation Technique (BOPT), and as a demonstration of the wide dissemination of the technique, we asked colleagues of varying experience to contribute with a clinical case.

The result is a book with a very rich and detailed iconography that we trust will contribute to the proper execution of the techniques and be a stimulus for all colleagues who will have the opportunity and desire to read it.

I can only conclude with thanks to "my Bro Frank" and all his precious collaborators for the great work they have done.

我与刘峰教授结识在2014年。在罗马召开的欧洲美容牙科学会（ESCD）年会上，恰逢刘峰教授来到罗马出席会议，我做了有关垂直型牙体预备和生物导向预备技术（BOPT）的演讲。

在演讲中，我介绍了临床应用BOPT的许多成功病例。BOPT是由我的良师益友Dr. Ignazio Loi总结提出的。刘峰教授彼时对于我演讲的主题已早有兴趣，并已经进行了很多与垂直型牙体预备相关的临床工作。因此我的演讲引起了他的极大共鸣。

那次偶然的相遇，随后发展出了我们二人之间深厚的友谊与密切的合作。我曾数次到访中国，与刘峰教授共同介绍和宣传垂直型牙体预备的理念。

刘峰教授著述颇丰。我们紧密的合作激发了他关于这一主题的创作热情。他邀请我一起共同主编这部《垂直型牙体预备和生物导向预备技术（BOPT）》。为了全面地向读者展示这项技术的内涵，我们邀请了多位经验丰富的医生提供了他们的临床病例。

这使得本书包含了非常丰富而细致的图片资料。这将有助于广大同仁正确地解读和应用这项技术。并且我们相信这样翔实的内容将会激发读者朋友们的阅读热情。

在此，我谨向我的好兄弟刘峰教授，以及参与到本书编写工作中的各位作者，致以诚挚的谢意！

Mauro Bazzoli

2023年6月

于意大利

CONTENTS
目录

第1章

垂直型牙体预备的概念和发展
The Concept and Development of Vertical Preparation

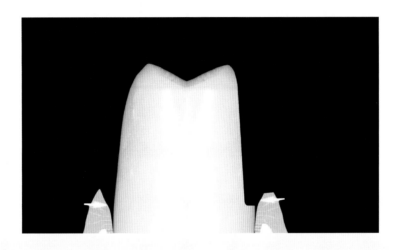

全冠修复是天然牙固定修复中的常用临床技术。根据牙体预备后形成的预备体边缘处的形态不同，可以将牙体预备技术分为垂直型牙体预备和水平型牙体预备两大类。在长期的临床应用过程中，很多研究探索了不同牙体预备形式对修复治疗效果的影响。

在本章中，我们通过回顾既往文献，简要地介绍牙体预备形式的分类，以及垂直型牙体预备的概念；进而初步探讨伴随着修复材料与修复体加工方式的发展，垂直型牙体预备在固定修复的临床应用中发生了怎样的演进。

第1节　垂直型牙体预备和水平型牙体预备

垂直型牙体预备是相对于水平型牙体预备提出的概念。尽管在文献中对于牙体预备技术进行描述时，常有学者将预备体的完成形式分为垂直型和水平型，并分别介绍不同的预备技术要点和预备体的特点，但是在多数文献中并未明确指出垂直型牙体预备或垂直型预备体的概念。因此在描述垂直型牙体预备和垂直型预备体时，有必要将垂直型与水平型牙体预备进行相对应的介绍（图1-1-1）。

垂直型牙体预备和水平型牙体预备在制备全冠或固定桥基牙预备体时，主要区别在于预备体边缘的完成形式；在制备贴面修复体的基牙时，主要区别在于龈方边缘的完成形式。在国内外的经典教科书中，对于预备体边缘的定义有类似的描述，边缘完成线可定义为：完整牙体组织（未经预备）与预备面最根向部位之间的边界[1]，或修复体与剩余牙体组织之间的边界[2]。

一、垂直型牙体预备形成的预备体

垂直型牙体预备后的预备体上，预备面与未预备面之间角度差异较小，常常较为移行，界限并不形成明显的线角。

修复体制作过程中，可将预备过与未预备的牙体组织间的边界作为唯一完成线（finishing line）；也可在形成移行的预备体轴面后，在预备体龈方近完成线处设置完成区域（finishing area），修复体设计边缘位置时，根据临床条件把边缘位置设置在完成区域内的适当位置。在后面的章节中会进一步具体阐述垂直型预备体完成线或完成区域的形态特征、预备技术以及相应的修复体边缘设计要点。

在很多文献中，刃状边缘（knife edge margin）和羽状边缘（feather edge margin）认为是典型的垂直型牙体预备的边缘完成形式。在本书的讨论中，这些文献也在回顾和讨论的范围内。但实际上刃状边缘和羽状边缘并不适用于描述垂直型预备体对应的修复体边缘，更不适用于笼统地描述垂直型预备体的边缘完成形式或预备技术。刃状或羽状实际上是描述进行相应的牙体预备后、制作出的修复体的边缘形态。由于此类修复体的边缘截面类似于刀刃或羽毛的形状，因此得名。

在以往国内外的文献中，对于边缘（margin）及完成线的定义存在一些欠清晰的情况[3]。本书中，将完成线或完成区域用于描述预备体上未经预备的牙体组织与预备面最根向部位之间的边界[3]；边缘如未特指，则主要指修复体的边缘，为覆盖在预备体上且基于其形态设计的修复体的最外侧边界区域[3]。简而言之，完成线或完成区域描述预备体，（修复体）边缘用于描述修复体。

在有些文献中，刃状边缘或羽状边缘被用来描述垂直型牙体预备后的基牙预备体。这样的描述存在一定的不清晰，我们将在本节下一部分进一步讨论这一问题。在此处我们不妨先给垂直型预备体上理想的修复体边缘起个名字，以便于描述。

从修复体截面看来，其边缘类似10号手术刀片的形状，因此我们把这种形式的修复体边缘称为"刀片状边缘"（图1-1-2）。经典文献中通常要求必须用机械强度较高的金属材料来制作垂直型牙体预备的全冠修复体，以降低菲薄边缘在加工或临床操作过程中损坏导致边缘误差的风险[4]。随着非金属修复材料的不断进步，有研究指出，使用氧化锆全瓷冠修复垂直型预备体可以获得令人满意的中长期临床效果，全冠边缘处应当使用高强度的氧化锆基底瓷材料而不加饰瓷[5]。近年来，也不断有更新的文献报道其他非金属材料（如各种高透氧化锆全瓷、增韧型玻璃陶瓷、混合瓷等）修复垂直型预备体的临床效果，我们会在后面的章节进一步讨论。但无论采取哪种材料来修复垂直型预备体，我们都应注意，在设计修复体边缘时，近边缘区域的材料应具有足够的厚度，以确保良好的机械性能和加工性能，降低边缘损坏的风险，采用铸造合金材料也是如此[4]。

二、水平型牙体预备形成的预备体

水平型牙体预备后的预备体上，预备过的牙体组织与未预备区域会形成较为明显的界限。各种角度的肩台、内线角圆钝的肩台以及浅凹型（chamfer）边缘完成形式，都是典型的水平型牙体预备。此类边缘完成形式在预备体近完成线处磨除了较为明显体积的牙体组织，为修复材料提供了更多空间；但在设计水平型预备体时，应考虑到磨除更多颈部牙体组织对修复体整体抗力的削弱。

有些文献中将预备体的边缘完成形式归类为面状完成线和线状完成线两大类。其中面状完成线对应垂直型牙体预备形式，主要包括羽状完成线和刀状完成线；水平型牙体预备后形成的边缘

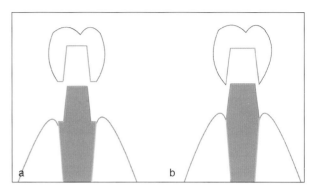

图1-1-1 从全冠基牙的截面来看，绿线为未经牙体预备的根面，蓝线为经过预备的预备体表面，蓝线和绿线的交界为预备体的完成线，根据牙体预备的形式不同，对应的修复体边缘形态也不同。（a）水平型牙体预备形成的预备体与修复体示意图；（b）垂直型牙体预备形成的预备体与修复体示意图

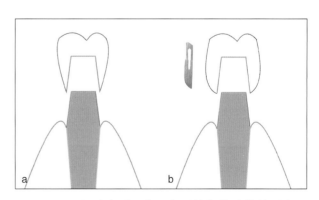

图1-1-2 经垂直型牙体预备后修复体边缘的形态。（a）修复体边缘的截面呈菲薄的刀刃状，不利于保障边缘的机械强度和精确性；（b）修复体边缘从截面看类似10号手术刀片，在近边缘处有足够的材料厚度

形式，归类为线状完成线，各种角度的肩台、经典凹斜面以及各类改良的凹斜面，均属于线状边缘中的简单线状完成线[1]。

对于简单线状完成线，还可以通过增加斜面预备的方式，制备成复杂线状完成线[1]。这一类复杂线状完成线在临床操作及修复体加工过程中难度较高，尤其在非金属材料的修复体制作中，已较少采用。设计此类完成线的目的将在下一节中详细讨论。尽管此类完成线属于线状完成线，但在另一些文献中，也将此类预备完成形式归类为垂直型牙体预备。

为了避免混淆，本书的各章节中，均将牙体预备方式归类为垂直型牙体预备和水平型牙体预备，并在此基础上进一步讨论。而带有斜面的肩台型牙体预备，也归类为垂直型牙体预备的一种形式（图1-1-3）。

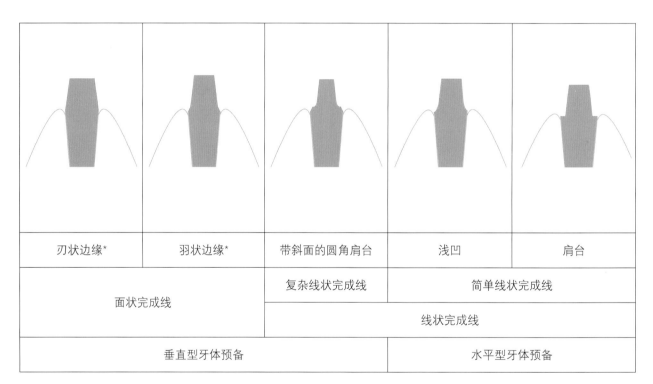

刃状边缘*	羽状边缘*	带斜面的圆角肩台	浅凹	肩台
面状完成线		复杂线状完成线	简单线状完成线	
		线状完成线		
垂直型牙体预备			水平型牙体预备	

* 图示中的刃状边缘和羽状边缘在描述预备体完成形式时不够准确，已在正文论述，此图中引用的原因是在诸多文献和参考书中，此术语曾常用于描述预备体完成形式，将此术语包括在图示中便于更好地解释不同文献中预备体完成形式的不同分类方法之间的对应关系。图示当中蓝线示意经过牙体预备的基牙表面，绿线示意未经牙体预备的基牙轴面

图1-1-3 文献中对基牙预备完成形式的常见分类方式

第2节　垂直型牙体预备的经典适应证

一、垂直型牙体预备对修复体边缘形态的经典要求

1. 刃状边缘和羽状边缘

根据经典文献中的描述，经过垂直型牙体预备后，相应修复体的边缘一般加工成刃状（knife edge）或羽状（feather edge）。修复体应形成光滑连续的边缘，与预备体完成线密合，与预备体完成线根方未预备的牙体组织轴面移行，避免形成悬突（overhang）。

然而在设计制作此类修复体时，需要特别注意不可在边缘处形成过于菲薄的形态。设计此类修复体时，如果一味地减少修复体颈部凸度而没有注意保留足够的材料厚度，容易造成近边缘处的修复体材料过薄。这样的形态会使修复体边缘在加工和临床试戴过程中被损坏的风险提高，进而导致边缘密合度不佳。在较早的文献中，建议垂直型牙体预备后的基牙仅可采用金属材料修复[1,4]。

关于修复材料的具体选择和近年来的研究进展，将在后面的章节中详细讨论。但应注意到，仅针对修复体边缘的形态，经典教材中也仍然提出了要求。垂直型牙体预备后的基牙，在修复体制作中，边缘应以金属领圈修复。从截面来看，边缘的最根方截面为锐角形态，但应在近边缘处具有足够厚度的金属，以确保修复体边缘的良好机械强度[4]（图1-2-1）。

2. 内部改型的刃状边缘或羽状边缘

尽管在经典教材中，并未将带斜面的肩台或凹斜面预备形式明确归类为垂直型牙体预备，但有研究者认为，若将修复体基牙上牙体预备的最根方1mm定义为牙体预备的边缘完成区域，那么此类带斜面的肩台或凹斜面预备形式所对应的修复体实际上形成了带有内部改型的羽状边缘[6]。因此将此类预备的边缘形式归类为垂直型牙体预备是合理的[7]。

早在20世纪60年代，在口腔固定修复中，已经有很多医生和研究者开始关注铸造金属修复体的边缘。在有关边缘密合性的研究当中，有学者

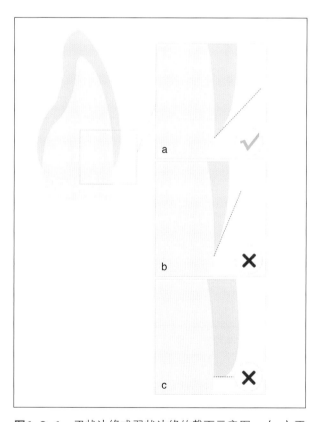

图1-2-1　刃状边缘或羽状边缘的截面示意图。（a）正确设计的边缘截面可见最根方的锐角形态与近边缘处应具有足够的厚度；（b）最根方虽成锐角，但是近边缘处材料厚度不足；（c）边缘材料厚度虽得到了满足，但最根方截面角度过大形成了悬突

提出了在预备体边缘处制备斜面（bevel）的预备方式[6]。

有学者认为在口腔固定修复中，预备体边缘完成区域处的斜面，可以借鉴已经在机械工程领域广泛应用的理论：在机械工程领域常见的例子包括同心轴的锥形连接[7]。在修复体边缘与预备体的结合处，这种锥形连接的加入可以提高密合度。在肩台处不增加斜面时，修复体与预备体的粘接间隙为d1。而增加斜面后，即使修复体就位在预备体上时，仍然存在同样的粘接间隙d1，但d1处的间隙在粘接完成后不与口腔环境相连通。斜面的设计使得可能暴露于口腔环境的间隙转换为d2。d2 < d1，且斜面与预备体轴面的夹角越小，d2就越小（图1-2-2）。

然而，仅依靠从理论分析推论出的优点，不足以为此类带有斜面的肩台或凹斜面完成线的临床应用提供足够的支持。即使在金属全冠或金属烤瓷全冠的修复中，此类边缘的理论优势仍受到一些临床医生的质疑。

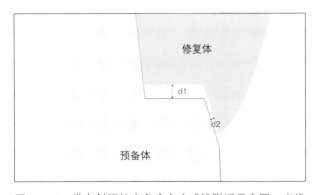

图1-2-2 带有斜面的直角肩台完成线附近示意图。当修复体垂直向就位后，肩台处的粘接间隙为d1，肩台外侧的斜面部分的粘接间隙为d2，d2 < d1。在粘接完成后，d1间隙不会暴露于口腔环境，实际暴露的粘接间隙为d2

斜面边缘理论上可以改善边缘的密合性。但是此类边缘在斜面内部存在肩台或凹斜面，因此仍然具有水平型牙体预备完成形式的特征。这种水平型的对接方式使得修复体在粘接时，粘接剂水平向溢出，但外层的斜面对接方式又阻碍了粘接剂的水平向溢出。有学者提出临床实际粘接此类全冠时，粘接剂溢出受到的妨碍可能导致修复体秴向难以完全就位，粘接剂流动性异常时尤其如此[1]。

并且此类牙体预备难度较高，需要形成形态更为复杂的边缘完成线。其斜面处角度越大，才能越好发挥垂直型牙体预备的理论优势，增进边缘密合性；但随着斜面角度的加大，修复体边缘会越发菲薄，易于在临床或技工室操作中变形，且有时很难检查[1]。

3. 垂直型牙体预备对修复体边缘位置的经典要求

在经典文献中，对于垂直型牙体预备时，修复体边缘位置的设置与水平型牙体预备通常不做特别区分。边缘完成线位置应设置于医生能够完成预备、患者便于清洁、印模易于取得而不易变形的位置。理想条件下，全冠预备的龈方完成线可位于牙釉质范围内，远离龈沟。但当基牙已存在位于龈下的充填体、龋坏、裂纹、磨损、酸蚀等病损时，应设置龈下边缘完成线，超过已有的缺损边缘。另外，在受临床条件的限制，边缘完成线需要向龈方扩展以提升固位力或形成符合要求的牙本质肩领（ferrule）时，应制备龈下边缘完成线。

龈下边缘完成线对比龈上边缘完成线的远期修复效果，边缘龈发生炎症的表现，如探诊出血

（bleeding on probing，BoP）、探诊深度（probing depth，PD）增加或牙龈退缩（recess）的风险更高，且这一风险与患者口腔卫生维护情况相关性高。从多数文献的结果看，边缘完成线位置对边缘龈组织炎症风险的影响独立于牙体预备形式、修复体材料、修复体的制作流程以及粘接剂种类[5–6,8–9]。

二、垂直型牙体预备对修复体材料的经典要求

传统教科书中通常认为垂直型牙体预备的形式难以将清晰的完成线呈现在预备体上转移给技师，给后续的修复体加工带来困难，不利于保障修复体边缘精度，在常规基牙的全冠修复时不推荐作为首选技术[4]。

在采用垂直型牙体预备的情况下，对应的修复体建议使用铸造合金材料制作，或以带金属领圈的金属烤瓷冠（porcelain-fused-to-metal crown with metal colar）修复基牙[1]。而全瓷修复体、树脂修复体、带有金瓷边缘的金属烤瓷修复体应避免用于修复垂直型牙体预备后的基牙。如果需要采用非金属或金瓷修复体完成修复，建议采取水平型牙体预备，以使制作出的修复体在边缘处具有足够的厚度。这样有利于保证修复体边缘的机械强度，降低修复体在加工或临床操作中损坏的风险，从而确保戴牙时良好的边缘密合性。

由此可见，在一些经典文献中，垂直型牙体预备因为受早期修复材料的限制，应用范围较窄。而在需要使用垂直型牙体预备时，加工出的修复体不得不设计金属领圈，这使其在美学区的应用受到限制。

三、特殊基牙条件应用垂直型牙体预备的考量

牙周支持组织受损的基牙，在经过了完善的牙周治疗后，在适当的情况下仍可以进行全冠修复或作为固定桥的基牙。当牙齿的附着龈高度受损或结构改变时，牙体预备需要进行特殊的考量，其完成线的形式和位置选择尤为重要。如果完成线需要放置于基牙根面时，选择肩台型完成线应当非常慎重。此类基牙如果设计了肩台型完成线，轴面的牙体预备量会比常规基牙进一步加大，这不仅增加了牙髓损伤的风险，而且会进一步削弱牙体组织抗力，不利于修复体的长期成功[5]。

当基牙已经存在龈缘处的缺损，如龋坏、裂纹、旧修复体时，全冠的边缘应超过缺损的龈方边缘。如果缺损处于龈方过深的位置，直接进行全冠修复可能会侵犯基牙的生物学宽度，应在冠延长术后再进行全冠修复。此时可以考虑术中翻瓣后行基牙的牙体预备，超过已有的牙体缺损范围；修整牙槽骨的高度和形态，形成新的生物学宽度。如果同期行垂直型牙体预备，形成基牙轴面直至牙槽嵴顶的移行表面，术中即刻制作过渡修复体；手术缝合后戴入过渡修复体，待软组织愈合并成熟、患者对过渡修复的软组织美学和过渡修复体美学效果满意后，制取终印模，制作永久修复体[5]。

第3节　垂直型牙体预备的临床应用近期发展

一、采用非金属全冠修复垂直型牙体预备后的基牙

前面章节已经提到，在经典教材中，要求垂直型牙体预备完成后，修复体应为铸造金属全冠或带有金属领圈的金属烤瓷冠。这限制了垂直型牙体预备在美学区的应用。

随着患者对修复体美学效果的要求不断提高，以及修复材料的长足进步，全瓷修复体的临床应用愈发广泛。虽然有体外研究通过有限元分析等方法推论浅凹型边缘等水平型牙体预备方式后，对应的全瓷修复体在边缘处的不利应力分布更少[10-11]，但并没有可靠的临床研究证实垂直型牙体预备应用于临床全瓷冠修复会增加修复失败的风险。而越来越多的文献报道中，研究结果对于非金属全冠修复垂直型预备体的临床效果给予了支持性的结论。

1. 氧化锆全瓷冠修复垂直型预备体

较早被用于尝试修复垂直型预备体的非金属修复材料是氧化锆陶瓷材料。

近年来，临床应用日趋广泛的高透氧化锆陶瓷材料与传统的四方晶相氧化锆陶瓷材料微观结构存在明显差异，相应的材料性能也存在区别。与临床应用效果关系密切的机械性能、光学效果均存在较大不同。

为便于讨论，本书将主要晶相为四方晶相、具有相变增韧抵抗裂纹扩展机制的氧化锆陶瓷材料统称为高强度氧化锆陶瓷，如临床常用的3%氧化钇稳定的四方晶相氧化锆多晶结构陶瓷（tetragonal zirconia polycrystals stabilized with 3mol% YO，3Y-TZP）；相对应的，我们将增加稳定相含量后，四方晶相含量下降，立方晶相含量增加，同时通过相变增韧机制抵抗裂纹扩展能力下降，半透明性提升的氧化锆陶瓷材料，统称为高透氧化锆陶瓷。

高透氧化锆陶瓷材料具有更高的半透明性，在临床上易于获得更佳的美学效果，虽然其机械性能比高强度氧化锆陶瓷材料有所降低，但仍可以达到临床常规情况下的机械性能需求。具体材料性能我们将在第5章中进一步详细阐述。

（1）高强度氧化锆陶瓷材料修复垂直型牙体预备后的基牙

传统的高强度氧化锆全瓷冠通常包括高强度氧化锆陶瓷基底冠以及光学性能更佳的饰瓷层。基底瓷材料通常半透明性较低，且染色相对困难。在美学区，为了获得较好的美学效果，常常需要在基底瓷表面进行饰瓷。如果使用这样的材料和结构来完成垂直型预备体的修复，制作修复体边缘应采用机械强度较高的基底瓷材料，形成基底材料领圈。相比金瓷修复体的金属领圈，这种基底材料领圈对修复体颈部粉白美学效果的不利影响相对较小[5]。

（2）高透氧化锆陶瓷材料修复垂直型牙体预备后的基牙

从近年陆续见刊的文献来看，除去带有饰瓷结构的高强度氧化锆全瓷冠，其他种类的非金属材料也被用于垂直型预备体的修复。为了规避饰瓷结构氧化锆全冠发生饰瓷崩瓷的风险，单层结构氧化锆全瓷冠正被越来越多的医生应用于临

床。然而高强度氧化锆陶瓷因为染色相对困难，半透明性较低，因此在美学要求较高的病例中，单层结构的高强度氧化锆全瓷修复体难以获得令人满意的美学效果。

为改善这一状况，很多制造商都开发了高透氧化锆陶瓷材料（也有制造商称为超透氧化锆陶瓷材料等其他名称）。如前文所述，此类高透氧化锆陶瓷材料通过提高稳定相（如氧化钇）的含量来增加材料的半透明性，同时材料内部四方晶相含量下降，立方晶相含量升高，材料的抗裂纹扩展能力下降。

虽然高透单层氧化锆陶瓷材料的机械性能较传统的高强度氧化锆陶瓷材料有所下降，但从临床应用的效果来看，仍然可以满足绝大多数临床病例的要求。Findakly和Jasim[12]对基牙进行了肩台型牙体预备和垂直型牙体预备，之后采用高强度单层氧化锆全瓷冠与高透单层氧化锆全瓷冠修复，测试了修复体粘接后基牙与修复体整体结构的断裂强度。其研究结果显示，高强度单层氧化锆全瓷冠的断裂强度高于高透单层氧化锆全瓷冠，肩台型预备体对应的全瓷冠比垂直型牙体预备后制作的全瓷冠断裂强度高；但所有组别测试得到的断裂强度均超过了临床中对全瓷冠断裂强度的要求。通过进一步对断裂样品的断裂模式进行分析，发现肩台型预备体全瓷冠修复后，断裂模式中出现了预备体/修复体断裂；而在垂直型牙体预备组，全瓷冠断裂均从拾面中央窝附近的受力点开始，预备体并未发生折断。作者分析认为，其原因是垂直型牙体预备过程中，保留了更多的健康牙体组织，有利于基牙的整体抗力。

2. 增强型玻璃陶瓷全冠修复垂直型预备体

有研究者采用二硅酸锂基玻璃陶瓷全冠修复垂直型预备体，短期临床观察获得了令人满意的效果。在3年的观察中，235例修复体中仅有1例磨牙区全冠发生了折裂。作者分析认为，垂直型牙体预备保存了更多的健康牙体组织，尤其在预备体颈部区域，这有利于基牙的抗力。拾面充足的材料厚度、颈部近边缘处材料的适当增厚、牙釉质表面玻璃陶瓷的可靠粘接，均对修复体粘接后基牙整体的机械强度提供了可靠的保障[13]。

3. 混合物陶瓷全冠修复垂直型预备体

传统复合树脂类材料一般较少用于全冠永久修复体的制作。但近年来，越来越多的制造商推出了新型的陶瓷树脂复合物，称为混合物陶瓷（hybrids），希望获得机械强度、美学性能、抛光性能接近玻璃陶瓷，又具备一定类似树脂材料的韧性和弹性的材料。不同品牌的混合物陶瓷生产的技术细节不同，大体来说可归为两大类：以玻璃陶瓷为基础，增加树脂成分；或以树脂为基础，增加陶瓷成分[14]。

有体外实验以此类材料为研究对象，将预备体进行了不同形式的牙体预备，采用数字化印模和计算机辅助设计与制造（computer aided design and manufacture，CAD/CAM）流程制备了全冠，然后分析了修复体边缘的密合性。结果显示，无论采取肩台型牙体预备、浅凹型牙体预备或是垂直型牙体预备，修复体的边缘都与预备体达到了临床可以接受的密合度，且各组之间的观测结果并不存在显著差异[15]。

综上所述，从目前见刊的文献报道看，无论采用传统的金属材料，还是采用非金属材料，并无临床证据提示用于修复垂直型预备体的全冠边缘比用于修复水平型预备体的全冠边缘更易破损。垂直型牙体预备也并未导致全冠修复后边缘密合度降低。从临床修复效果的观察来看，垂直型牙体预备后，可以采取多种材料获得稳定、健康和美观的修复效果[5,8,13,15-19]。

二、垂直型牙体预备应用于全冠以外的固定修复

垂直型牙体预备在全冠修复以外较多应用的临床情况是固定桥修复。也有临床研究将此类牙体预备技术应用于全瓷贴面修复。而在天然基牙以外，也有种植系统采取了垂直型牙体预备类似的理念来设计种植体的上部结构。关于种植修复中垂直型牙体预备理念的应用，将在本书第8章中做进一步讨论，在本章中我们主要以天然基牙为对象进行讨论。

1. 垂直型牙体预备应用于固定桥修复

文献报道中，垂直型牙体预备应用于天然牙的全冠修复较多。作为一种利于保存基牙牙体组织的预备方式，此技术也可以在适当的情况下应用于固定桥基牙的预备，但专门研究垂直型牙体预备应用于固定桥修复的文献比研究垂直型牙体预备用于全冠修复的文献少。

有研究应用垂直型牙体预备，制作3单位全瓷固定桥修复体，在12个月的短期临床观察中取得了良好的修复效果，没有出现并发症。作者还对比了传统印模技术和数字化印模技术在修复垂直型预备体时的真实度，认为两类印模技术均可应用于垂直型牙体预备后的修复治疗[20-21]。

2. 垂直型牙体预备应用于贴面修复

近年来，随着全瓷修复材料的发展和粘接技术的进步，垂直型牙体预备被尝试用于全瓷贴面修复，并取得了良好的临床效果。

Imburgia等[22]的临床研究中，使用了压铸全瓷贴面修复垂直型牙体预备后的天然基牙，并对临床与技工室操作步骤进行了较为详细的描述。在将垂直型牙体预备应用在全瓷贴面的修复中时，作者采用了美学预测过渡修复体（aesthetic pre-evaluative temporary，APT）流程，用于严格控制牙体预备量；在牙体预备后，基牙的龈方边缘处形成了垂直型牙体预备完成形式。作者认为垂直型牙体预备应用于全瓷贴面修复中，有利于形成更接近天然牙轮廓的修复体穿龈部分，并有效减少了牙体预备量，尤其在颈1/3保存了更多牙釉质，对于未来形成可靠的粘接非常重要；同时更加微创的预备也提高了患者就诊的体验。

第4节　临床实践中应用垂直型牙体预备的主要考量

一、保存更多牙体组织

垂直型牙体预备的提出，在早期主要的目的在于减小基牙的轴面预备量[5]和补偿修复体边缘误差以改善密合度[6-7]。

在临床应用垂直型牙体预备时，前者仍然是临床医生选择适应证的主要考量之一。由于对预备体边缘处不要求形成具备一定宽度的边缘形式（如无角肩台），因此轴面的预备以去除倒凹、连续移行以及为修复体创造必要的空间为主要目的，此时轴面的预备量相对减少。这种预备量的减少是相比于同样基牙采取水平型牙体预备时的预备量而言的。尤其在轴面外形较凸、根面缩窄较明显，以及牙周支持组织退缩导致临床冠较高的基牙上，这种牙体预备量减少的优势更为明显。

二、配合过渡修复体塑形龈缘

除去在希望减少牙体预备量的病例中应用垂直型牙体预备，越来越多的医生采取垂直型牙体预备、配合使用按一定要求制作的过渡修复体，对修复体周围牙龈组织进行塑形处理，取得了良好的临床效果[8,23-24]。有学者将此类应用垂直型牙体预备、配合适当的龈沟内预备，并以过渡修复体塑形软组织，获得健康稳定的修复体周围牙龈组织的技术，加以总结提出了生物导向预备技术（biologically oriented preparation technique，

BOPT）[25]。

有些文献中虽然并未使用BOPT这样的术语来进行讨论，但采用垂直型牙体预备加上过渡修复体塑形的技术路线与BOPT基本相同。而这些临床研究的结果都证实了这样的技术路线是获得修复体周围龈缘健康、稳定的可靠方法[1,25]。因此，在一些需要通过修复体塑形基牙边缘龈组织形态的病例，垂直型牙体预备是一个很好的临床选择。

尽管在有些文献中并未严格区分垂直型牙体预备（vertical preparation）与生物导向预备技术（BOPT），将二者作为同一技术讨论，但从BOPT的操作步骤来看，除去垂直型牙体预备，龈沟内预备与过渡修复体对边缘龈组织的塑形过程，在BOPT的临床操作中都是不可或缺的步骤。而在有些病例中，如果单纯采用了垂直型牙体预备并设计了龈上或齐龈的修复体边缘，并未涉及龈沟内预备，那么就无需依靠修复体的边缘对龈缘塑形。在BOPT的临床应用中，医生多会尝试将修复体边缘位置设置在未来理想龈缘的根方0.5~1mm[8]。有关BOPT的具体操作要求与应用将在后面章节介绍。

三、提高修复体的边缘密合性

天然基牙的固定修复治疗中，修复体边缘的精确性由临床牙体预备、排龈、印模、模型灌制等步骤，以及技工室加工步骤中的各项规范操作来保证。无论采取水平型牙体预备，还是采取垂直型牙体预备，均应通过正确、规范的临床和技工室操作，确保修复体就位在预备体上时边缘的密合性。在这样的前提下，并未见有证据证实采用水平型牙体预备或垂直型牙体预备会对修复体

粘接后边缘的密合性产生显著影响。

早期对于垂直型牙体预备补偿修复体边缘误差的设想基于数学演算，并被粘接剂溢出实验验证[6-7]。修复体边缘的垂直向间隙d1在增加斜面预备后，被转换为d2，d2＜d1（图1-2-2）。当修复体制作过程中出现误差，修复体垂直向就位出现偏差时，垂直型牙体预备可能比水平型牙体预备更易于降低此类偏差对修复体边缘密合性带来的影响[1,26]。当临床试戴修复体，发现边缘处的误差时，垂直型牙体预备后获得的修复体更方便医生在椅旁进行修正[26]。

作为临床医生，既要掌握垂直型牙体预备的优势，也要清晰地认识其局限。如上所述，相比于水平型牙体预备，应用垂直型牙体预备具有一定的容错性，但在临床和技工室操作过程中，仍然要确保各项操作准确、规范。垂直型牙体预备后所加工的修复体，仅在边缘出现小的垂直向偏差时，可以通过医生在临床试戴时以适当的手法修正并完善抛光。如果修复体边缘出现了水平向偏差，或者修复体就位出现了偏差，那么仍应寻找原因，重新制作修复体以消除偏差。

四、在二次修复中牙体预备技术的选择

在诸多已发表的病例报告中，均提到了采用垂直型牙体预备或生物导向预备技术（BOPT）来进行天然基牙的二次修复[25]。

在这些病例中，原有的旧修复体发生美学并发症，修复体边缘暴露。拆除旧修复体，进行二次修复过程中，改变原有的水平型牙体预备方式为垂直型牙体预备，加工新的修复体戴入后，最终获得令人满意的粉白美学效果。

在临床工作中，的确可以采取垂直型牙体预备或生物导向预备技术（BOPT）在一部分二次修复的病例中获得健康、稳定的软组织，达到良好的美学效果。但应注意到，应用垂直型牙体预备前，医生应对病例的具体情况做出客观的评估后再进行操作。

预备体上原有的完成线如果是水平型完成线，应注意检查完成线的冠根向位置及其形态、宽度、连续性。对于角度较小的水平型完成线（如浅凹型等），比较容易更改为垂直型完成线（图1-4-1）。对于角度较大的水平型完成线（如直角肩台或内线角圆钝的直角肩台），更改为垂

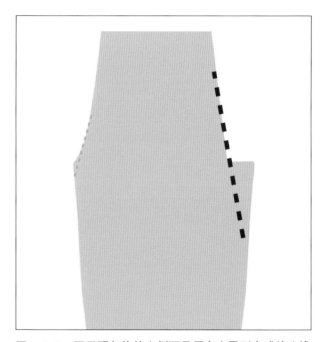

图1-4-1 图示预备体的左侧可见原有水平型完成线为浅凹型，角度较小，比较容易更改为垂直型完成线；右侧可见原有水平型完成线为肩台型，更改为垂直型完成线需要磨除牙体组织的量比浅凹型大。如果旧肩台宽度较大，那么必须考虑到为了更改为垂直型完成线，磨除牙体组织量会较大，可能对基牙抗力产生不利影响

直型完成线时，应考虑到为了获得边缘至冠方连续移行的预备体轴面，需要磨除一定量的牙体组织消除旧完成线。如果旧肩台过宽，则磨除的牙体组织量可能较大，将对预备体的抗力形产生不利影响（图1-4-2）。

消除旧肩台后，预备体的新完成线将到达更靠近根方的位置，此时必须考虑进行预备时车针尖端的位置。在旧肩台过深时，也需在开始牙体预备前考虑此问题（图1-4-3）。在很多旧肩台过深/宽的基牙，如果直接进行垂直型牙体预备，

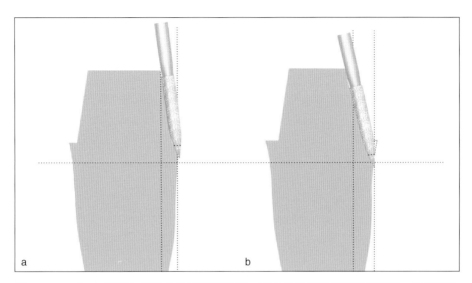

图1-4-2　（a）当预备体旧肩台宽度正常时，可直接采用垂直型牙体预备，无需磨除轴面更多量的牙体组织；（b）当预备体旧肩台过宽时，如果进行垂直型牙体预备，将不得不磨除轴面更多量的牙体组织

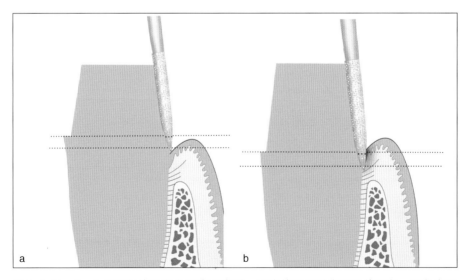

图1-4-3　（a）当预备体旧肩台深度正常时，可直接采用垂直型牙体预备，预备中不会损伤结合上皮；（b）当预备体旧肩台过深，非常接近龈沟底时，如果直接进行垂直型牙体预备，车针尖端很容易进入过深位置损伤结合上皮，此时应考虑牙周翻瓣手术配合进行牙体预备

为了消除旧肩台，预备时车针的尖端不得不超过龈沟底，那么未来修复体侵犯生物学宽度的风险将提高，此时应考虑配合牙周翻瓣手术的牙体预备，才能有效避免这一问题的发生。

开始二次修复前，对基牙进行详尽的牙周检查是必不可少的。对于一些病例中存在的过宽和/或位置过深的完成线，仅仅依赖垂直型牙体预备或生物导向预备技术依然是无法获得理想的二次修复效果的。适当的牙周手术处理仍是获得理想修复效果的必需步骤。由于在垂直型牙体预备后的基牙上，修复体边缘的位置可以进行一定范围内的调整，并且软组织的愈合可以在过渡修复体穿龈轮廓（emergence profile）的塑形下完成，因此在这一类病例的操作当中，可以在牙周手术中，翻瓣直视下完成垂直型牙体预备。

除去基牙的解剖和形态因素，患者的口腔卫生状况及良好的口腔卫生习惯也是二次修复前必须考虑的因素。无论新的预备形式为垂直型牙体预备或水平型牙体预备，无论新的修复体边缘设置于龈上或龈下，良好的口腔卫生习惯都是新的修复体边缘软组织健康稳定的重要保障[8,23-24]。

参考文献

[1] Massironi D, Pascetta R, Romeo G. 口腔精密美学修复:临床与工艺制作[M]. 刘荣森,曹均凯译. 北京:人民军医出版社,2011.

[2] 于海洋. 口腔固定修复学[M]. 2版. 北京:人民卫生出版社,2016.

[3] 于海洋,江青松,于皓,等. 瓷美学修复中预备体边缘与修复体边缘的专家共识[J]. 华西口腔医学杂志, 2022, 40(2):123-133.

[4] Shillingberg HT, Hobo S, Whitsett LD, et al. Fundamentals of fixed prosthodontics[M]. 3rd ed. Chicago:Quintessence, 1997.

[5] Patroni S, Chiodera G, Caliceti C, et al. CAD/CAM technology and zirconium oxide with feather-edge marginal preparation[J]. Eur J Esthet Dent, 2010, 5(1):78-100.

[6] Silness J, Hegdahl T. Area of the exposed zinc phosphate cement surfaces in fixed restorations[J]. Eur J Oral Sci, 1970, 78:163-177.

[7] Pardo GI. A full cast restoration design offering superior marginal characteristics[J]. J Prosthet Dent, 1982, 48(5):539-543.

[8] Paniz G, Nart J, Gobbato L, et al. Clinical periodontal response to anterior all-ceramic crowns with either chamfer or feather-edge subgingival tooth preparations: six-month results and patient perception[J]. Int J Periodontics Restorative Dent, 2017, 37:61-68.

[9] Goodacre CJ, Campagni WV, Aquilino SA. Tooth preparations for complete crowns: an art form based on scientific principles[J]. J Prosthet Dent, 2001, 85(4):363-376.

[10] De Jager N, Pallav P, Feilzer AJ. The influence of design parameters on the FEA-determined stress distribution in CAD-CAM produced all-ceramic dental crowns[J]. Dent Mater, 2005, 21(3):242-251.

[11] Proos KA, Swain MV, Ironside J, et al. Influence of margin design and taper abutment angle on a restored crown of a first premolar using finite element analysis[J]. Int J Prosthodont, 2003, 16(4):442-449.

[12] Findakly MB, Jasim HH. Influence of preparation design on fracture resistance of different monolithic zirconia crowns: a comparative study[J]. J Adv Prosthodont, 2019, 11(6):324-330.

[13] Cortellini D, Canale A. Bonding lithium disilicate ceramic

to feather-edge tooth preparations: a minimally invasive treatment concept[J]. J Adhes Dent, 2012, 14(1):7-10.

[14] 刘峰. 椅旁数字化修复实战——从入门到精通[M]. 北京: 人民卫生出版社, 2017.

[15] Tsitrou EA, Northeast SE, Van Noort R. Evaluation of the marginal fit of three margin designs of resin composite crowns using CAD/CAM[J]. J Dent, 2007, 35(1):68-73.

[16] Schmitz JH, Beani M. Effect of different cement types on monolithic lithium disilicate complete crowns with feather-edge preparation design in the posterior region[J]. J Prosthet Dent, 2016, 115(6):678-683.

[17] Vigolo P, Mutinelli S, Biscaro L, et al. An in vivo evaluation of the fit of zirconium-oxide based, ceramic single crowns with vertical and horizontal finish line preparations[J]. J Prosthodont, 2015, 24(8):603-609.

[18] Ferrari M, Marucci A, Cagidiaco EF, et al. Sealing ability of new translucent zirconia crowns made with digital workflow and cemented with different types of cement[J]. Int J Periodontics Restorative Dent, 2021, 41(5):703-710.

[19] Valenti M, Valenti A. Retrospective survival analysis of 110 lithium disilicate crowns with feather-edge marginal preparation[J]. Int J Esthet Dent, 2015, 10(2):246-257.

[20] García-Gil I, Perez de la Calle C, Lopez-Suarez C, et al. Comparative analysis of trueness between conventional and digital impression in dental-supported fixed dental prosthesis with vertical preparation[J]. J Clin Exp Dent, 2020, 12(9):e896-e901.

[21] Agustín-Panadero R, Serra-Pastor B, Loi I, et al. Clinical behavior of posterior fixed partial dentures with a biologically oriented preparation technique: a 5-year randomized controlled clinical trial[J]. J Prosthet Dent, 2021, 125(6):870-876.

[22] Imburgia M, Canale A, Cortellini D, et al. Minimally invasive vertical preparation design for ceramic veneers[J]. Int J Esthet Dent, 2016, 11(4):460-471.

[23] Solá-Ruíz MF, Del Rio Highsmith J, Labaig-Rueda C, et al. Biologically oriented preparation technique (BOPT) for implant-supported fixed prostheses[J]. J Clin Exp Dent, 2017, 9(4):e603-e607.

[24] Agustín-Panadero R, Solá-Ruíz MF. Vertical preparation for fixed prosthesis rehabilitation in the anterior sector[J]. J Prosthet Dent, 2015, 114(4):474-478.

[25] Loi I, Di Felice A. Biologically oriented preparation technique (BOPT): a new approach for prosthetic restoration of periodontically healthy teeth[J]. Eur J Esthet Dent, 2013, 8(1):10-23.

[26] Bruna E, Fabianelli A, Pavolucci G. 口腔固定修复中的垂直边缘设计[M]. 张晓欣译. 北京:化学工业出版社, 2020.

第2章

牙体预备技术与全冠修复体边缘
Tooth Preparation Technique and the Margin of Full Crown Restoration

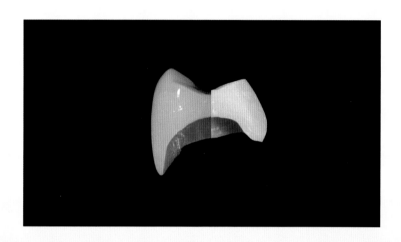

本书的主题是垂直型牙体预备在固定修复中的应用。在第1章中，我们简要介绍了垂直型牙体预备的概念和发展。无论采用水平型牙体预备或垂直型牙体预备，后续设计修复体的过程中，𬌗面/切端和轴面的设计是类似的，差异主要集中在修复体边缘的设计。因此在本章中，我们主要围绕修复体边缘展开讨论。

修复体边缘的位置和形态对于戴入修复体后周围软组织的健康、稳定均有重要影响。边缘的位置在临床工作中常常不取决于采取水平型牙体预备还是垂直型牙体预备；而边缘的形态与采取的预备技术关系较为密切。

第1节　常见全冠预备体边缘完成形式

在第1章第1节中，我们简要回顾了经典文献中对于全冠修复体边缘形态及对应的预备体边缘完成线的表述，并对不同的边缘完成形式分类方法进行了比较。在本节的讨论中，我们将以水平型和垂直型来对牙体预备形式进行分类，相应的牙体预备技术或方式，分别称为水平型牙体预备和垂直型牙体预备；预备完成的预备体称为水平型预备体和垂直型预备体。

一、水平型牙体预备后形成的边缘形态

水平型牙体预备后的预备体上，预备过的牙体组织与未预备区域会形成较为明显的界限。不同角度的肩台、内线角圆钝的肩台以及浅凹型、深凹型边缘完成形式，都是典型的水平型牙体预备。此类预备形式因为在预备体近完成线处磨除了更多的牙体组织，近完成线处经过预备的牙体组织与根方未预备过的牙体组织角度存在较明显差异，因此边缘完成线较为明显。

二、水平型牙体预备后创造的修复空间

水平型牙体预备为修复材料提供了更多空间，修复体边缘的厚度在牙体预备阶段即可得到保障。根据2022年发布的《瓷美学修复中预备体边缘与修复体边缘的专家共识》[1]，可见水平型牙体预备创造的修复空间包括较多体内修复空间（internal target restoration space，ITRS），在设计修复体时可根据临床需求增加体外修复空间（external target restoration space，ETRS），同时保证适宜的穿龈角[2]（图2-1-1）。但在设计水平型预备体时，应考虑到磨除更多颈部牙体组织对修复体整体抗力的削弱。

三、垂直型牙体预备后边缘的特点

垂直型牙体预备后的预备体上，预备面与未预备面之间角度差异较小，常常较为移行，因此界限并不非常明显。经典文献中常见将羽状边缘、刃状边缘用于描述垂直型预备体的边缘。实际上这样的术语描述的是修复体的边缘形态，而没有准确描述预备体的边缘完成形式。但在阅读文献时，提及修复体形成此类边缘时，所描述的预备体通常是垂直型预备体。经典文献中提及的带斜面的肩台预备，一些学者也认为是垂直型牙体预备。这主要是因为预备过的牙体组织，在近完成线处所形成的形态与根面预备过的牙体组织角度较小，较为移行。但在临床应用中，此类带斜面的肩台预备技术较为复杂，技术敏感性较高，实际应用和相关的临床研究相对较少。

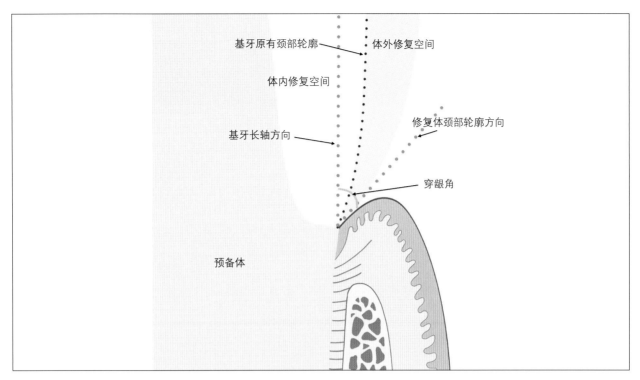

图2-1-1　水平型牙体预备中的体内修复空间和体外修复空间，以及修复体穿龈轮廓的穿龈角

第2节　边缘完成线和边缘完成区域

在基牙水平型牙体预备完成后，要形成连续的边缘完成线。边缘完成线的临床意义在于指示修复体的边缘位置。边缘完成线的设计应考虑到便于在印模上清晰显示，利于技工室加工，并且所形成的修复体能获得良好的边缘连续性和精确性。对于水平型牙体预备后的基牙，应具有唯一的边缘完成线，而加工完成的修复体边缘位置也随之唯一确定，未来不再更改。

随着垂直型牙体预备在龈下边缘的预备中逐渐应用，车针会接触到沟内上皮（intrasulcular epithilium），形成对沟内上皮轻微预备的效果（图2-2-1）。有学者称为牙龈轻刮治（gingittage），有国内学者在译著中称为片切预备[3]。

在这样的垂直型牙体预备后，边缘龈会经历愈合期。此时如果将过渡修复体的边缘设置在牙龈边缘线与龈沟底之间，在不侵犯生物学宽度的前提下，边缘龈将适应修复体边缘的外形完成愈合，并与修复体边缘外形很好地贴合。这样，在加工永久修复体时，修复体边缘将被定位在龈缘线与龈沟底之间的区域，称为预备体的边缘完成区域[4]。而修复体边缘通常应可控地进入龈沟内，即进入龈沟内0.5～1mm的范围内，不可侵犯生物学宽度[4-8]。

如果修复体边缘设计于齐龈或龈上水平即可

满足修复要求，那么在预备体进行了垂直型牙体预备后，无需借助过渡修复体的边缘形态塑形边缘龈。此时，在预备体轴面颈部，预备过的牙体组织与未预备过的牙体组织存在唯一的边界。尽管在水平型预备体上，可以将预备过的牙体组织面的边界，确定为唯一的完成线；但是在垂直型预备体上，这一界限两侧预备过和未预备过的牙体硬组织轴面之间角度差异小，较为移行，有时不易识别。对于指导修复体边缘位置来讲，识别出这一唯一的完成线并不是必需的。

识别出前述的完成区域比识别出完成线更具临床可行性和指导意义。此时应综合考虑修复体边缘位置对未来修复体固位力的影响、对未来颈部区域自洁难易程度的影响、对修复体粉白美学效果的影响，以及修复体是否可以覆盖预备体颈部已有的充填体边缘等，来确定修复体边缘的位置。通常在考虑到上述因素后，设计的修复体边缘位于龈沟内0.5～1mm的范围是合理的。

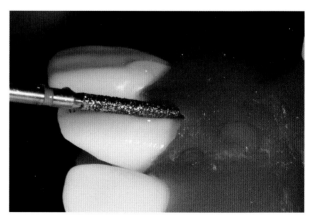

图2-2-1　垂直型牙体预备过程中，金刚砂车针对沟内上皮进行了轻微预备的效果

第3节　水平型牙体预备后修复体的边缘效果

水平型牙体预备的基牙，加工修复体时应形成密合的边缘，而轴向凸度要连续移行。如果轴向凸度过大形成悬突，可能会增加菌斑堆积的风险，进而引起牙龈组织炎症[9]。

这样的悬突在临床中常常不仅是因为修复体的轴向凸度过大，而是修复体边缘宽度超过了水平型预备体边缘的水平宽度（图2-3-1）。这样的误差常常来源于印模不够清晰准确，使得技师在修整代型时无法准确判断预备体的边缘深度和/或宽度。误判下形成的悬突不利于龈缘的健康：此时修复体边缘的外缘呈明显的线角，对牙龈会形成直接的机械刺激；修复体边缘的龈端会被技师认为是坐落在预备体肩台之上的组织面，因此不会进行抛光、上釉等处理，这样的粗糙面更容易聚集菌斑，进而引起牙龈组织的炎症。在水平型预备体的预备不良，或印模过程不够精确的情况下，修复体制作中容易发生此类情况。

但应注意到，即使是加工水平型预备体上的修复体时，也不是要将修复体近边缘处的轴面与根面近完成线处的牙体组织加工成没有任何角度差异的平面。在很多临床条件下，为了模拟天然釉牙骨质界（cementoenamel junction，CEJ）的形态，修复体近边缘处的轴面实际应具有一定的凸度。

当水平型牙体预备的基牙修复体边缘被设置于龈下时，修复体边缘处的轴向凸度将对边缘龈

外形的支持产生影响，在确保移行的前提下，可以通过适当调整凸度来获得理想的修复体颈部外形和龈缘支撑效果。

在《瓷美学修复中预备体边缘与修复体边缘的专家共识》[1]中，将牙体预备所创造的修复空间分为体内修复空间与体外修复空间，适当的凸度可以利用适当的体外修复空间，增加修复材料的厚度，从而进一步增加修复体边缘的强度。修复体边缘的厚度不可超过肩台的宽度，以避免形成悬突；但适当的凸度可以为边缘龈外形提供支撑，获得更理想的美学效果。

在全冠修复的病例中，当牙体预备到达龈下时，建议应在牙体预备完成后制作临时修复体，在临时修复体上通过正确的近边缘处凸度为龈缘提供支撑，以利于龈缘的愈合与成形，为终印模的制取创造有利条件（图2-3-2～图2-3-9）。

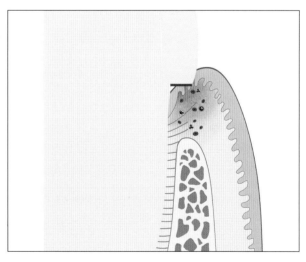

图2-3-1　在红色粗线标记处，全冠修复体边缘厚度超过了预备体完成线的宽度，形成的悬突对牙龈组织造成机械刺激和生物刺激

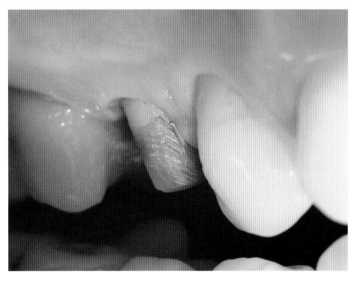

图2-3-2　水平型牙体预备后的15基牙，颊侧充填体龈方边缘已经到达龈下，全冠修复体的边缘位置应超过充填体边缘

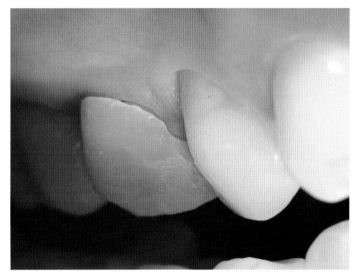

图2-3-3　使用自凝树脂制作临时修复体，修复体外边缘覆盖于龈缘软组织外侧

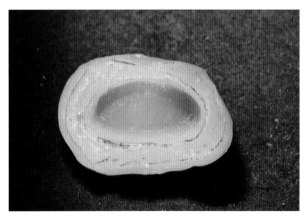

图2-3-4　取下的临时修复体可见内层的浅凹型肩台边缘与外层的树脂材料飞边，使用铅笔标记

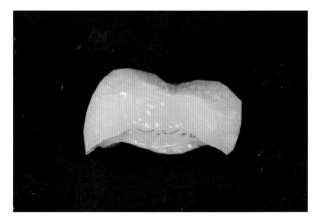

图2-3-5　从近中方向观察可见内外两层边缘之间形成的凹形，对应龈缘的形态

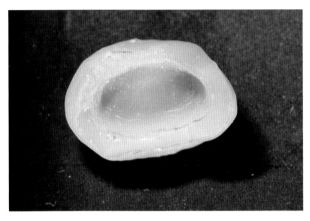

图2-3-6　使用流动树脂在内外边缘间的凹形内重衬

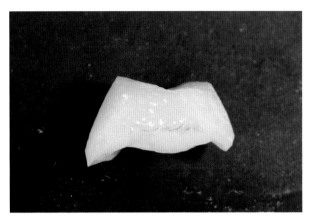

图2-3-7　从近中方向观察可见凹形被填平

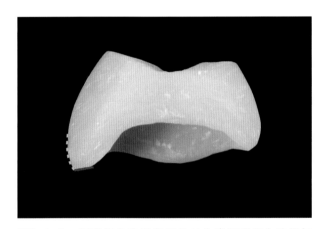

图2-3-8　保留红色实线所示的对应浅凹型肩台的修复体边缘，修去外圈树脂飞边时保留绿色虚线所示适当的轴向凸度

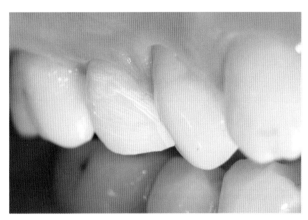

图2-3-9　重衬后的临时修复体肩台宽度不超过预备体的边缘，不形成悬突；而适当的轴向凸度可以为龈缘提供支撑

第4节　垂直型牙体预备后修复体的边缘效果

一、垂直型牙体预备后修复体的边缘密合性

有研究认为，进行垂直型牙体预备，并加工相应的修复体完成修复后，相比于水平型牙体预备，更有利于获得修复体良好的边缘密合性。早期文献中的这一观点是一种根据修复体边缘处截面的几何形态所做出的推论。原理主要来自对边缘处修复体-预备体间隙的补偿，已在第1章第2节叙述。随后有研究显示，在采用金属烤瓷修复体修复垂直型预备体时，比修复水平型预备体后边缘的粘接间隙更小，支持这一结论[10]。随着近年来非金属修复材料的长足进步，也有越来越多的文献证实了采用全瓷修复材料制作全冠时，进行垂直型牙体预备和水平型牙体预备，并未对修复体的边缘密合性产生显著影响[11-13]。

难免有习惯采用水平型牙体预备的医生会有所担忧，认为垂直型牙体预备可能给技师识别完成线位置带来困难，"菲薄"的修复体边缘也可能对其加工精度带来额外的风险。应当指出的是，在早期的经典文献中，尽管仍以刀状边缘或羽状边缘描述修复体（在前述章节已经解释，刀状边缘或羽状边缘不应与垂直型牙体预备混淆），并且要求采用金属材料制作此类修复体的边缘，但是也要求加工刀状边缘或羽状边缘时，避免形成过于菲薄的边缘。理想的铸造合金修复体边缘被描述为近边缘处具有足够厚度金属的锐角边缘（an acute edge with a nearby bulk of metal）。否则即使是加工性能优良的铸造合金材料，修复体边缘加

工过程中损坏的风险也会大大增加[14]。

二、修复体近边缘处的正确形态

近年来，越来越多的学者认为，在采用非金属修复材料加工垂直型预备体上的修复体时，预备体完成线不存在水平向宽度，对应的修复体边缘处也不应存在水平向宽度，以避免形成图2-3-1所示的悬突。但是在近边缘处的修复体应具备足够的厚度来确保修复体的强度，并提供适当的支撑以获得更好的龈缘轮廓[3-8]。

应当注意，采用垂直型牙体预备修复时，尽管具有一定龈龈向范围的完成区域代替了唯一的完成线，但并不意味着修复体的边缘设置是"随意而为"的。边缘位置应当设置于完成区域内，并且应在不能侵犯生物学宽度的前提下，根据美学需求和龈沟深度确定[4]。垂直型预备体上的修复体边缘，通常设置在龈沟内0.5～1mm范围[5-8]，以笔者团队的临床经验，通常将修复体边缘设置在不深于龈沟底冠方0.5mm的位置是比较安全的。

这一概念和处理过程被认为简化了临床与技工室的操作，但并不意味着不需要取得清晰的印模。在牙体预备过程中，预备边缘仍应清晰地呈现在预备体表面，并应以适当方法将这一信息准确地传递给技师[15]。

即使是金属修复体，在垂直型预备体上制作的修复体，也应形成近边缘处具有足够厚度金属的锐角边缘[14]。在当今采取非金属材料修复垂直型牙体预备基牙时，也应采取此类形式形成修复体边缘，以保证加工精确和修复体边缘的长期稳定。

从预备体的颊舌向截面观察，无论基牙采取了水平型牙体预备还是垂直型牙体预备，加工出的修复体穿龈轮廓与基牙长轴均应形成适当的穿龈角度。尽管很多研究者都提到了应形成模拟天然牙穿龈轮廓的适当凸度[4-8]，但对于垂直型预备体上制作的全冠修复体的穿龈角度，目前未见有研究指出其具体角度数值。

有短期的临床研究中，将穿龈角度具体解释为在基牙纵截面上，牙体长轴的轴向与修复体颈部轮廓的切线之间的夹角（图2-1-1）。根据文中的观察结果，这一角度的改变有可能对龈缘的高度和厚度产生影响。在完成垂直型牙体预备后即刻，为基牙戴用45°穿龈角的临时修复体；在8~12周龈缘完全愈合并成熟后，取下临时修复体，佩戴30°穿龈角的临时修复体；2周后再更换为60°穿龈角的临时修复体。通过口内扫描取得的三维形态数据进行对比分析，作者发现穿龈角从30°增加到60°后，龈缘高度向根方移动，而厚度增加[2]。

此类具体研究天然基牙修复体穿龈角度的文献较少，这可能是由于龈缘的形态改变是微小的，但在不同个体间可能存在较大差异。这使得准确测量龈缘的高度和厚度并进行可靠的统计分析比较困难。结合文献报道和笔者团队在临床操作中的经验，通常将这一角度设置在约45°是比较安全的[16]，并且在临时修复体戴用期间，可以适当修改这一角度来达到调整龈缘形态的目的。

在临床操作中，一方面要注意到，穿龈角度的改变不宜过大，小于30°和大于60°的穿龈角在有关垂直型牙体预备的文献报道中都非常罕见。过小的穿龈角度会使修复体边缘过薄，大于60°的穿龈角可能会增加龈缘发生炎症的风险。

另一方面，无论是临时修复体还是永久修复体，穿龈轮廓调整后都应经过完善的抛光，再戴入口内。

有研究者提出，当此类边缘被设置于龈沟内，但不侵犯结合上皮的位置时，近边缘处的修复体穿龈轮廓模拟了天然釉牙骨质界的形态，可以为边缘龈组织提供支撑，利于软组织形态的长期稳定[17]。一些研究者将这种在垂直型预备体上戴入全冠修复体后形成的、模拟天然釉牙骨质界形态的外形，称为修复体釉牙骨质界（prosthetic cementoenamel junction，PCEJ）[4]。

在采取非金属材料对垂直型牙体预备后的天然牙进行全冠修复的早期，对于此类修复体在边缘处的轴向凸度是否会增加菌斑堆积和牙龈炎症的风险存在争议。这样的担心主要基于三方面原因。

首先，修复体颈部轴向凸度的增加，是否形成了悬突。在前面一节，我们已经详细解释了在垂直型预备体上，符合要求的修复体尽管轴向凸度增加，但不应定义为悬突[4,16]。在修复体边缘宽度不超过预备体边缘宽度的情况下，以合理的穿龈轮廓，适当利用体外修复空间，不会造成修复体悬突（图2-1-1）。

其次，如果在垂直型预备体上加工出的修复体，边缘呈菲薄的刃状，那么修复体加工过程中可能会发生破损，导致修复体边缘不密合。在本章的第1节中，我们已经阐述了正确设计的垂直型预备体上的修复体，在近边缘处应具有足够厚度的修复体材料，不会增加修复体边缘破损的风险[11-13,18-20]。

最后，在一些采用垂直型牙体预备和BOPT进行天然牙全冠修复的短期临床观察中，观察结果不能确认龈缘在修复后发生炎症的风险是否会提高[21]。但越来越多的病例报道和更长期的临床研究结果显示，在患者能够进行完善口腔卫生维护的前提下，以此类边缘形式完成的修复体在戴入口内后，被修复的基牙周围可以获得健康稳定的牙龈组织[5–8,17,22–23]。

参考文献

[1] 于海洋, 江青松, 于皓, 等. 瓷美学修复中预备体边缘与修复体边缘的专家共识[J]. 华西口腔医学杂志, 2022, 40(2):123–133.

[2] Amesti–Garaizabal A, Agustín–Panadero R, Solá–Ruíz MF, et al. Influence of angulation in cervical prosthetic emergences relative to the gingival tissue of teeth treated under the biologically oriented preparation technique(BOPT)[J]. Appl Sci, 2020, 10(12):4108.

[3] Bruna E, Fabianelli A, Pavolucci G. 口腔固定修复中的垂直边缘设计[M]. 张晓欣译. 北京:化学工业出版社, 2020.

[4] Loi I, Di Felice A. Biologically oriented preparation technique (BOPT): a new approach for prosthetic restoration of periodontically healthy teeth[J]. Eur J Esthet Dent, 2013, 8(1):10–23.

[5] Agustín–Panadero R, Solá–Ruíz MF, Chust C, et al. Fixed dental prostheses with vertical tooth preparations without finish lines: a report of two patients[J]. J Prosthet Dent, 2016, 115(5):520–526.

[6] Agustín–Panadero R, Loi I, Fernández–Estevan L, et al. Digital protocol for creating a virtual gingiva adjacent to teeth with subgingival dental preparations[J]. J Prosthodont Res, 2020, 64(4):506–514.

[7] Agustín–Panadero R, Solá–Ruíz MF. Vertical preparation for fixed prosthesis rehabilitation in the anterior sector[J]. J Prosthet Dent, 2015, 114(4):474–478.

[8] Agustín–Panadero R, Serra–Pastor B, Fons–Font A, et al. Prospective clinical study of zirconia full–coverage restorations on teeth prepared with biologically oriented preparation technique on gingival health: results after two–year follow–up[J]. Oper Dent, 2018, 43(5):482–487.

[9] Lang NP, Kiel RA, Anderhalden K. Clinical and microbiological effects of subgingival restorations with overhanging or clinically perfect margins[J]. J Clin Periodontol, 1983, 10(6):563–578.

[10] Gavelis JR, Morency JD, Riley ED, et al. The effect of various finish line preparations on the marginal seal and occlusal seat of full crown preparations[J]. J Prosthet Dent, 1981, 45(2):138–145.

[11] Vigolo P, Mutinelli S, Biscaro L, et al. An in vivo evaluation of the fit of zirconium–oxide based, ceramic single crowns with vertical and horizontal finish line preparations[J]. J Prosthodont, 2015, 24(8):603–609.

[12] Reich S, Wichmann M, Nkenke E, et al. Clinical fit of all–ceramic three–unit fixed partial dentures, generated with three different CAD/CAM systems[J]. Eur J Oral Sci, 2005, 113(2):174–179.

[13] Biscaro L, Bonfiglioli R, Soattin M, et al. An in vivo evaluation of fit of zirconium–oxide based ceramic single crowns, generated with two CAD/CAM systems, in comparison to metal ceramic single crowns[J]. J Prosthodont, 2013, 22(1):36–41.

[14] Shillingberg HT, Hobo S, Whitsett LD, et al. Fundamentals of fixed prosthodontics[M]. 3rd ed. Chicago:Quintessence, 1997.

[15] Patroni S, Chiodera G, Caliceti C, et al. CAD/CAM technology and zirconium oxide with feather–edge marginal preparation[J]. Eur J Esthet Dent, 2010, 5(1):78–100.

[16] Sorensen JA. A standardized method for determination of crown margin fidelity[J]. J Prosthet Dent, 1990, 64(1):18–24.

[17] Cortellini D, Canale A. Bonding lithium disilicate ceramic to feather–edge tooth preparations: a minimally invasive

treatment concept[J]. J Adhes Dent, 2012, 14(1):7−10.

[18] Schmitz JH, Beani M. Effect of different cement types on monolithic lithium disilicate complete crowns with feather−edge preparation design in the posterior region[J]. J Prosthet Dent, 2016, 115(6):678−683.

[19] Tsitrou EA, Northeast SE, Van Noort R. Evaluation of the marginal fit of three margin designs of resin composite crowns using CAD/CAM[J]. J Dent, 2007, 35(1):68−73.

[20] Findakly MB, Jasim HH. Influence of preparation design on fracture resistance of different monolithic zirconia crowns: a comparative study[J]. J Adv Prosthodont, 2019, 11(6):324−330.

[21] Paniz G, Nart J, Gobbato L, et al. Clinical periodontal response to anterior all−ceramic crowns with either chamfer or feather−edge subgingival tooth preparations: six−month results and patient perception[J]. Int J Periodontics Restorative Dent, 2017, 37:61−68.

[22] Serra−Pastor B, Bustamante−Hernández, Fons−Font A, et al. Periodontal behavior and patient satisfaction of anterior teeth restored with single zirconia crowns using a biologically oriented preparation technique: a 6−year prospective clinical study[J]. J Clin Med, 2021, 10(16):3482.

[23] Serra−Pastor B, Loi I, Fons−Font A, et al. Periodontal and prosthetic outcomes on teeth prepared with biologically oriented preparation technique: a 4−year follow−up prospective clinical study[J]. J Prosthodont Res, 2019, 63(4):415−420.

第3章　垂直型牙体预备的车针选择和预备技术
The Utensils and Technique for Vertical Preparation

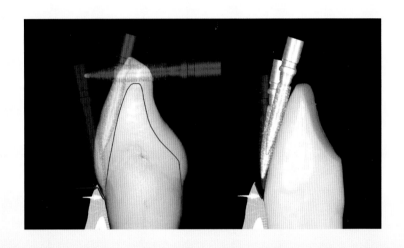

完成垂直型牙体预备的车针选择和预备技术,与进行水平型牙体预备的车针选择和预备技术有所区别。垂直型牙体预备要在预备体上形成自龈沟底到冠方移行的轴面。未来修复体边缘将根据要求设置在位于轴面上接近龈沟的完成区域内。预备车针的形态决定预备体边缘的形态。垂直型牙体预备在进行整体初步预备时与水平型牙体预备差别不大,但在进行轴面近龈缘区域和龈沟内预备时,需要选择火焰状尖端的车针,变换车针的角度进行牙体预备。本章将具体介绍进行垂直型牙体预备时经常使用的车针和预备技术。

第1节 车针与边缘形式的对应关系

一、牙体预备中车针的作用

车针是口腔医生重要的工具之一，它就像是战士的武器，有各种型号和形状，适用于不同的情况和需求。车针的主要功能包括去除龋坏的牙体组织，对健康牙体组织进行磨削、修整和抛光等。

在进行基牙的牙体预备过程中，车针主要的功能是对基牙进行可控的磨削、修整和抛光。根据牙体的不同形态和预备的位置，需要使用不同形态的车针，以保证基牙能够按修复要求被平滑地磨削，形成符合要求的形态，创造合理的修复空间。

牙体预备是口腔修复中极为常见的临床操作，其中边缘完成区域的预备，直接影响着修复体边缘形态的形成，是最重要的步骤之一。修复体的种类、材料与边缘完成区域的形态相关，不同的加工方式对边缘完成区域也有相应的需求。车针尖端的形态决定了边缘完成区域的形状，针对不同的要求，需要选择不同的车针进行边缘完成区域的预备，以便为不同的修复体边缘形态提供基础。

二、车针的国际标准化组织（International Organization for Standardization，ISO）编号

每根车针都有特定的长度、直径、形状、颗粒粗细，每个生产厂家都会对自己生产的产品进行命名，这些名字就是每个生产厂家的货号，就像每个人都有名字一样。为了方便交流，车针还有另一个国际通用的名称——ISO编号，即国际标准化组织编号。

国际标准化组织编号包含的信息分为5部分：车针工作端的材料、车针柄的长度、车针工作端的形状、车针颗粒的粗细度以及车针的最大直径。

如ISO编号为806 314 131534 014的车针（图3-1-1，图3-1-2），其各部分编号代表如下含义。

第一部分（806）：代表车针工作端的材料。806代表牙体预备中常用的金刚砂车针，500代表钨钢车针。

第二部分（314）：首位数字的1、2、3代表车针应用于直机、弯机和涡轮机；第二、第三位数字联合代表车针柄的长度，如标准柄、加长柄、短柄、细长颈等。314代表应用于涡轮机的标准柄的车针。

第三、第四部分（131534）：这6位数字可分为两组。前3个数字131代表车针工作端的形状，由于车针尖端的形状各种各样，这部分表示方式并没有一定的规律，主要是根据设计顺序命名，形状相近的车针的序号接近。后3个数字534代表金刚砂车针颗粒的粗细度，对于钨钢车针这3位数字代表切割刃的形状。534代表这根车针是粗颗粒金刚砂车针，如果是524则代表标准颗粒金刚砂车针，514代表细颗粒金刚砂车针。

第五部分（014）：代表车针的最大直径。这是最直观的一部分，014代表车针的最大直径是1.4mm，如果是012则代表车针的最大直径是

1.2mm。需要强调的是，这个编号代表的是车针最粗部分的直径，在临床上，如果车针的尖端并不是直径最大的部分，还需要使用测量工具测量相应区域的直径，以方便在临床中使用[1]。

总结来看，ISO编号为806 314 131534 014的车针是一根最大直径为1.4mm、柱形、尖端为135°斜面的粗颗粒金刚砂标准柄的涡轮机车针。

三、车针尖端的形态决定预备体的边缘形态

预备体的边缘完成区域形态是由车针的尖端形成的，因此选择适合的车针，形成所要求的边缘完成区域形态，是临床医生所必备的技能[2-3]。

前面章节中已经介绍，我们在本书中采用垂直型预备体和水平型预备体来对基牙预备完成形式进行分类。在本节中，我们将具体介绍不同类型的预备体边缘完成形式。

既往的文献中，也有采用面状边缘和线状边缘来分类不同预备体边缘的方法。预备体的边缘完成线可分为两类：面状边缘和线状边缘。如第1章所述，此类表述中的面状边缘对应垂直型预备体描述的边缘完成形式；而线状边缘所描述的各类完成线，符合水平型预备体描述的边缘完成形式；对于带斜面的肩台或带斜面的浅凹型预备形式，如果只考虑最接近修复体–预备体粘接界面与口腔环境相接触位置的预备体边缘形式，也可归类为垂直型牙体预备形式[4]。

在临床中，需要根据修复目标的要求，以及修复材料的特性，合理设计预备体边缘完成形式，再根据设计的牙体预备方式选择相应的车针，遵循正确的预备顺序，完成牙体预备[5-6]。

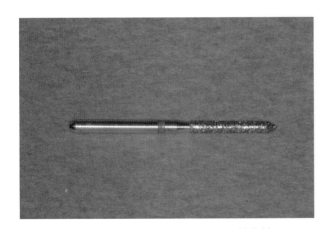

图3-1-1　ISO编号为806 314 131534 014的车针

图3-1-2　该车针对应的说明

第2节　垂直型牙体预备的常用车针及操作特点

一、关键车针

在多数有关垂直型牙体预备的文献报道中，牙体预备操作的车针都是类似的，轴面的预备通常采用火焰状车针完成[7-12]，而𬌗面和切端以及轴面的初步预备与水平型牙体预备中使用的车针差别不大。在本节中，结合笔者团队的临床经验，介绍垂直型牙体预备常用的车针，并具体标注国际标准编号，以供广大读者参考。

垂直型牙体预备的关键车针的主要特点包括：车针整体为长柱状的金刚砂车针，粗颗粒为常规预备车针，细颗粒为精修车针，最大直径为1.2～1.6mm为宜，车针尖端为火焰状（图3-2-1，图3-2-2）。根据不同的需求和部位，应选择不同直径的车针预备，对于唇颊侧、舌腭侧牙体组织建议使用1.6mm的大直径车针预备（ISO编号为

806 314 250534 016），邻面则建议选择1.2mm或1.4mm最大直径的车针进行预备（ISO编号为806 314 250534 012、806 314 250534 014）。

二、垂直型牙体预备中使用车针的特点

在进行基牙的垂直型牙体预备时，分为冠部预备（或称为龈沟外预备）和龈沟内预备。通常先进行冠部预备，再进行龈沟内预备。具体的操作步骤和预备体的设计将在后面的部分详细介绍。简单说来，冠部预备需要达成的目标是消除轴面倒凹和创造修复空间，此步骤中车针的使用方法和水平型牙体预备中轴面的预备差异不大；但在龈沟内预备过程中，垂直型牙体预备对车针的使用有特殊要求。

本节主要结合车针的结构特点介绍龈沟内预备中的注意事项。

预备体龈沟内预备的第一目标是消除冠部预备后，可能存在于近预备体边缘处的倒凹，包括位于龈下的微倒凹。形成自龈沟底到冠方移行的

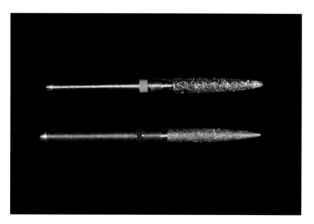

图3-2-1　最大直径为1.6mm、尖端为火焰状的车针

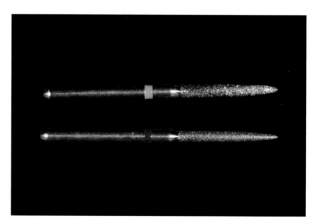

图3-2-2　最大直径为1.2mm和1.4mm、尖端为火焰状的车针

预备体轴面，才能确保未来修复体的顺利就位。在没有龈缘塑形需求的基牙，这一目标达成后，垂直型牙体预备已经完成；对于有龈缘塑形需求的基牙，龈沟内预备的第二目标是对龈沟内上皮进行轻刮治，为进一步牙龈软组织塑形打下基础。后者的操作是生物导向预备技术（BOPT）中的重要环节，本书后面的章节会进一步阐述垂直型牙体预备和BOPT的异同。而无论仅采取垂直型牙体预备或是采取BOPT，车针的特点及其具体操作是类似的。

1. 牙齿颈部形态和预备过程中的车针角度

牙齿颈部的解剖结构是从龈沟底部到牙龈边缘逐渐凸出，逐渐过渡到牙齿的外形高点处。以釉牙骨质界为界限，其冠方凸度与根方凸度存在明显差异（图3-2-3）。

由于颈部牙齿凸度的存在，车针进入龈沟内进行预备时，应与牙齿长轴形成约15°的反向角度，可以比较方便磨除牙齿颈部的凸度；然后逐渐减小车针与牙齿长轴的角度，并逐步退出龈沟，同时逐步磨除颈部牙体组织，使预备体颈部与整体连续并且消除倒凹。最终车针达到与牙齿长轴成适当的正向角度，以便形成适当的聚合度；而预备体的轴面则最终形成自龈沟底到冠方移行的预备面（图3-2-4，图3-2-5）[7-8,11]。

2. 车针的工作范围

垂直型牙体预备的龈下边缘区域预备过程中，并不直接使用车针的尖端进行牙体组织的磨除。车针在龈沟内的角度约为15°，其尖端约0.5mm的范围不与牙体组织接触，使用尖端0.5mm以上的部分进行牙体组织的磨除。车针的尖端在

龈沟内旋转，有时会与牙龈软组织接触，则会对沟内上皮产生轻刮治作用，但不能对牙龈方向加压，以免过度磨除边缘龈[7]。在实践操作中，车针的尖端不能超过龈沟底的深度，并且需要注意控制车针角度，避免形成倒凹。正确的牙体预备完成后，牙龈软组织的高度通常并不降低[13]。

总体来讲，我们可以看到在进行垂直型牙体预备的完成区域预备时，与进行水平型牙体预备的边缘区域预备有明显的不同。

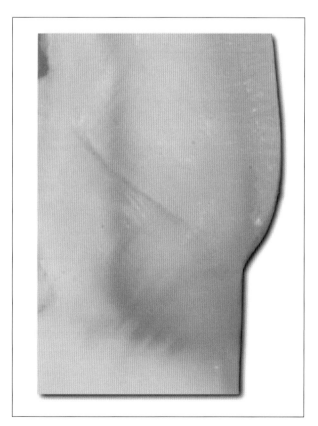

图3-2-3 牙齿颈部凸度变化示意图

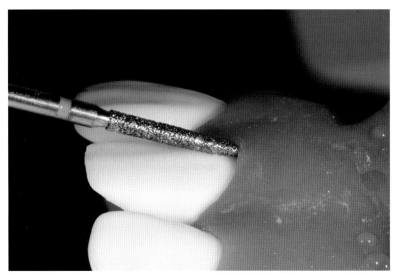

图3-2-4　龈沟内预备时车针与牙齿长轴成约15°的反向角度

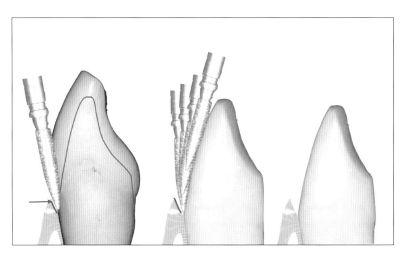

图3-2-5　车针角度逐渐变化示意图，从与牙齿长轴成15°的反向角度，到适当的正向角度

　　首先，是对于牙龈的处理。垂直型牙体预备边缘区域预备时，对牙龈上皮可能会有轻微的刮治效果，因此存在少量出血是正常的。而水平型牙体预备的龈下边缘区域预备时，需要尽量避免车针直接接触牙龈组织，必要时还会结合排龈操作进行预备，抑或使用非旋转器械预备，以尽量避免损伤牙龈软组织。

　　其次，是预备体边缘完成区域形态的形成。水平型牙体预备时，预备体边缘完成区域的形态主要是由车针的尖端形成的，预备时需选择适当的车针尖端形态，以形成需要的边缘完成区域形态。而垂直型牙体预备时，应用尖端为火焰状的车针，其本身并不能形成一定厚度的肩台，预备中车针长轴与牙齿长轴成约15°的反向角度、应用尖端0.5mm以上的部分磨削牙体组织，而车针的尖端不磨除牙体组织，这样才能获得正确的预备体边缘完成区域形态。一旦车针长轴与牙齿长轴的反向角度过大、车针尖端接触到牙体组织并有一定的压力，对牙体组织产生了磨削作用，就可能在牙体颈部形成一个类似楔状缺损的窄沟，后续也难以进行弥补处理，此时也可能对牙龈软组织造成较大的损伤（图3-2-6~图3-2-9）。

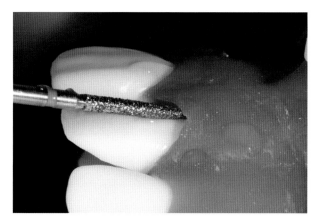

图3-2-6　车针长轴与牙齿长轴的正确角度

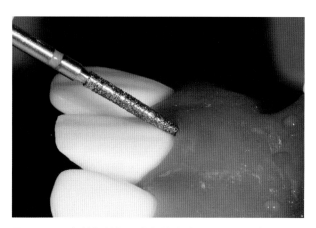

图3-2-7　车针长轴与牙齿长轴成过大的反向角度

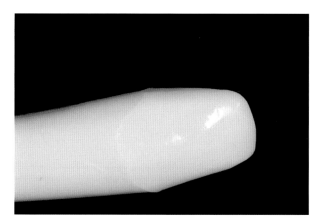

图3-2-8　预备出正确的边缘完成区域形态

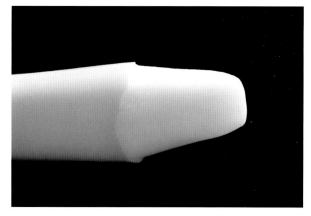

图3-2-9　牙体颈部形成类似楔状缺损的窄沟

第3节 垂直型牙体预备开始前的主要临床考量

一、垂直型牙体预备的预备量

1. 修复材料对预备量的影响

垂直型牙体预备全冠修复体可以选择多种材料，包括金属烤瓷材料、玻璃基陶瓷材料、氧化锆陶瓷材料等均可在临床中应用，根据修复材料的不同，牙体预备需要创造的空间也不同。

以临床较为常见的带有饰瓷层的高强度氧化锆全瓷冠为例，其预备空间为：轴面预备量 1～1.5mm，𬌗面/切端预备量1.5～2mm，颈部为无肩台预备。如果采取此类带有饰瓷结构的氧化锆全瓷冠修复垂直型预备体，那么应在颈部形成360°基底瓷颈圈，以保证修复体边缘处的机械强度[14]。目前，临床上更多的病例建议采用高透多层氧化锆陶瓷材料制作全解剖氧化锆全瓷冠，则可以进一步减少牙体预备量，其预备空间为：轴面预备量0.7～1mm、𬌗面/切端预备量1～1.5mm、颈部为无肩台预备。

2. 龈缘、龈沟底的位置对预备量的影响

牙体预备需要去除修复范围内的牙齿硬组织倒凹。牙龈退缩越明显，龈沟底位置越靠近牙齿根方，此时如果需要制备龈下边缘完成区域，则其牙体预备量就越大。当然此时进行垂直型牙体预备，可以比进行水平型牙体预备相对减少预备量，可以更多地保存牙体组织；如果可以不进行龈下预备，则可以进一步减少预备量。

3. 牙位对预备量的影响

前牙区为了满足修复的美学效果，有时需要将边缘完成线放置于龈下相对较深位置，相应地需要进行较多的牙体组织预备。而后牙区则可以进行齐龈甚至龈上的预备，相应的牙体组织预备量就可以减少。

4. 基牙颜色对预备量的影响

对于颜色异常的基牙，修复空间需要适当增加以满足遮色需求。如果存在可以利用的体外修复空间，则有机会在不增加预备量的前提下满足遮色要求；如果体外修复空间不足，则只能适当增加预备量，利用体内修复空间获得必要的遮色效果。

比较常见的颜色异常包括四环素牙、氟斑牙、死髓变色牙等；也包括已存在又不宜强行拆除的金属修复体或金属桩核引起的变色。

二、龈沟内预备

垂直型牙体预备应用于后牙区，或者在不需要进行牙龈塑形时，预备可以控制在齐龈甚至龈上，可以不深入龈沟内，此时牙体预备量较小，仅需要去除牙体硬组织的倒凹即可。

如果从美观考虑，或者从增加基牙临床冠高度、增加固位力角度考虑，或者存在牙龈塑形的需求时，则需要预备进入龈沟。

需要牙龈塑形时，龈沟内牙体组织的预备很重要。需要注意的是，预备之前应对拟预备的牙齿的龈沟深度进行全面的测量，以明确龈沟内预备的深度（图3-3-1）。预备过程中车针尖端不能超过龈沟底，避免破坏沟底结合上皮（图3-3-

2）。对于根据术前设计，修复体边缘不得不到达更深位置的基牙（如既往缺损已经达到龈下较深的位置或二次修复原有肩台位置过深有可能破坏生物学宽度时），需要以必要手段（如骨探诊、影像学检查等）在开始预备前检查牙槽嵴顶的位置和形态。

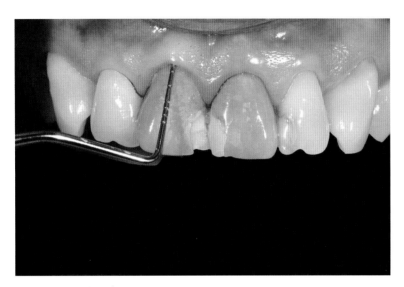

图3-3-1　龈沟深度测量

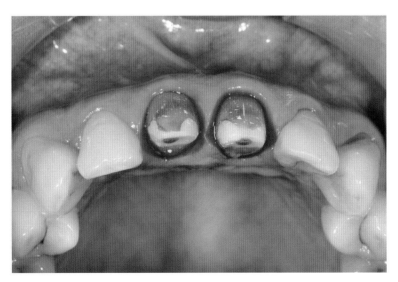

图3-3-2　龈沟内预备完成

第4节　垂直型牙体预备的基本流程

垂直型牙体预备的过程大体上可分为冠部预备和龈沟内预备两部分，冠部预备的方法与水平型牙体预备并无明显区别，可以使用常规牙体预备车针，也可使用垂直型牙体预备套装内的车针；龈沟内预备则应使用垂直型牙体预备套装内的车针，并采用正确的方法进行预备。

对于牙体预备量，也就是为修复体创造的修复空间，前文已进行讨论。根据选择不同的修复材料，需要的牙体预备量会有一定的差异。近年来，伴随着"微创、舒适"逐渐在口腔修复临床中成为一种重要的治疗理念，同时由于高透氧化锆全瓷修复材料的不断成熟与普及，采用该类材料加工解剖式单层结构氧化锆全瓷修复体，成为垂直型牙体预备后常见的修复形式。

因此，本节以前牙解剖式单层结构氧化锆全瓷冠修复为例，采用笔者团队临床预备中常用的垂直型牙体预备车针套装进行预备，讲解牙体预备的流程细节。其轴面预备量0.7~1mm，切端预备量1~1.5mm，颈部无肩台预备，车针尖端最深处不超过龈沟底。

一、垂直型牙体预备的车针套装

为方便进行垂直型牙体预备，我们选择适当的车针组成了垂直型牙体预备车针套装（REF TD 3116，Komet，德国），核心共包括8支车针（图3-4-1，图3-4-2），功能分工如下。

1. 轴面预备/龈沟内预备车针

最大直径为1.2~1.6mm、尖端为火焰状的车针，工作刃长度为8mm和10mm，是本预备套装与水平型牙体预备套装差异最明显的、具备特征性的关键车针，主要用于龈沟内预备，是形成垂直型预备体移行的轴面以及边缘完成区域的关键车针；此车针也可用于冠部预备中基牙轴面的预备。

2. 邻面打开车针

车针的最大直径为1mm，尖端直径为

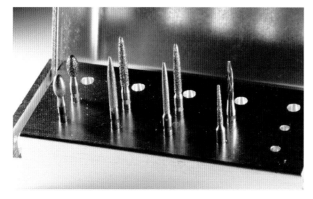

图3-4-1 垂直型牙体预备车针套装

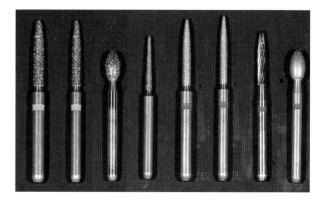

图3-4-2 垂直型牙体预备车针套装中各车针的功能：左侧3支为初步预备；左侧第4支为邻面打开；右侧4支为精修、抛光

0.4mm，主要用于打开邻面牙体组织的接触，同时可以最大限度地避免损伤邻牙。由于其直径较小，可以减少牙体预备量；同时其具有非常小的尖端直径，可以避免在颈部形成宽肩台，能够为后面的边缘完成区域预备做好准备。

3. 𬌗面预备车针

𬌗面包括前牙舌面及后牙𬌗面，橄榄状的车针能形成适合于牙齿𬌗面的预备，保证预备量相对均匀。

4. 精修车针

与轴面预备/龈沟内预备车针及𬌗面预备车针形态相对应的、细砂粒的车针。初步预备完成后，对预备体进行修整，形成线角圆钝、表面连续的预备体外形。

5. 抛光车针

本套装中的抛光车针为钨钢材料制成，尖端同样为火焰状，主要在精修完成后对预备体进行

抛光，尤其是对龈下部分进行抛光。

二、垂直型牙体预备的预备流程

1. 唇面预备

首先使用最大直径为1.4～1.6mm、尖端为火焰状的车针，进行唇面定深沟的预备。一般唇面需预备3条定深沟，均分为切1/2和颈1/2两部分进行。切端部分使用车针的后端进行定深，预备深度为车针的一半进入牙体组织内，深度为0.7～0.8mm；颈部使用车针的尖端进行预备，预备深度为车针全部进入牙体组织内，边缘位于龈上的位置，之后按照定深沟的指示完成唇面的预备，最终预备量为0.8～1mm（图3-4-3～图3-4-6）。

本步骤也可以采用水平型牙体预备的常用车针进行，需注意预备范围为龈上，并且以创造相应修复材料所需的修复空间为目的，不应制备出任何形式的肩台。

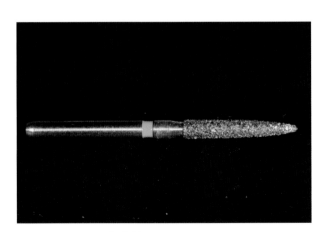

图3-4-3　唇面预备车针

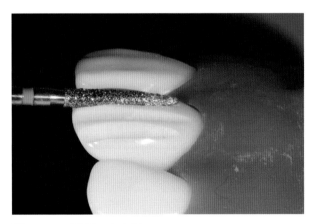

图3-4-4　唇面切1/2定深

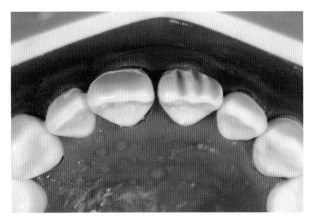

图3-4-5　唇面定深沟进针深度

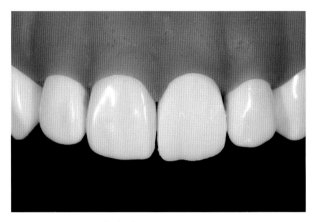

图3-4-6　唇面预备完成

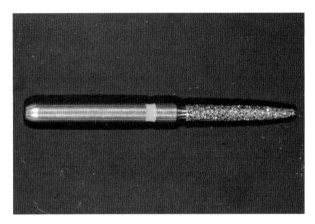

图3-4-7　用于切端预备的车针

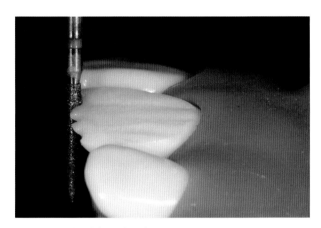

图3-4-8　切端定深沟预备

2. 切端预备

使用最大直径为1.4mm的车针进行切端定深，使用其工作端的颈部、进入牙体组织约2/3，即0.9～1mm。通常也需要3条定深沟，注意远中切角处需要有一个定深沟，以避免远中部分预备不足。然后均匀磨除切端牙体组织（图3-4-7～图3-4-10）。

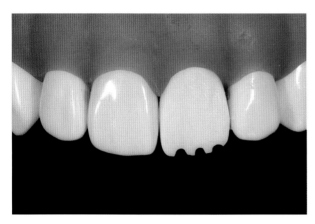

图3-4-9 切端定深沟预备完成

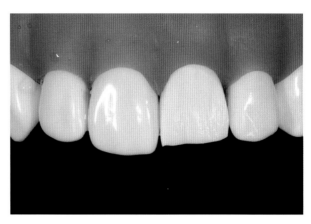

图3-4-10 切端预备完成

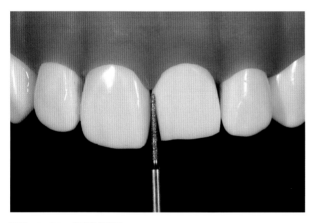

图3-4-11 打开邻面

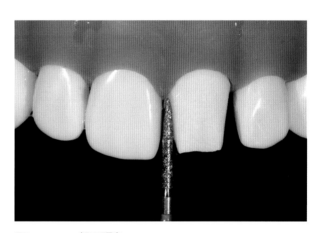

图3-4-12 邻面预备

3. 邻面打开

　　使用最大直径为1mm的车针打开邻面接触，避免损伤邻牙；此时只是打开的邻面的牙体组织，邻面牙体组织还需要进一步的磨除，后面的预备一般在边缘完成区域预备时同期完成，使用最大直径为1.2mm或1.4mm、尖端形态为火焰状的车针进行预备（图3-4-11，图3-4-12）。

4. 舌面预备

首先参考唇面颈1/2预备方法进行舌侧的轴面预备。需要注意上颌切牙舌侧的轴面是由近中份、远中份围成的中央圆角的三角形。根据笔者团队的操作经验，牙体预备过程中舌侧轴面的近远中部分易发生牙体预备量不足，而舌侧中部易发生磨除量过多。且舌侧轴面也是容易形成倒凹的区域。因此在进行此区域的预备中，应注意检查是否形成了均匀的磨除量（图3-4-13，图3-4-14）。

之后使用橄榄状的车针进行舌侧窝的预备，注意观察正中咬合和前伸咬合时预备量均应充足（图3-4-15，图3-4-16），必要时可以使用适当直径的球钻在舌侧窝定深。

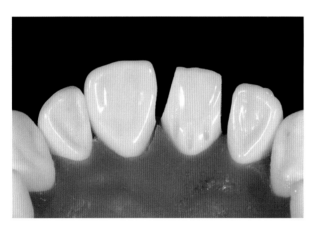

图3-4-13　舌侧轴面定深沟

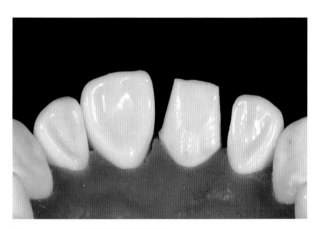

图3-4-14　舌侧轴面预备完成

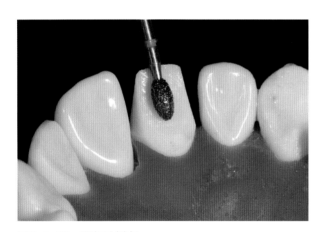

图3-4-15　预备舌侧窝

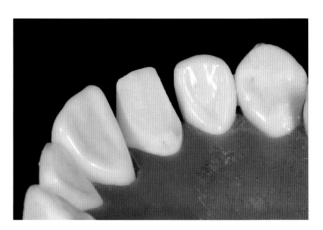

图3-4-16　舌侧预备完成

5. 颈部边缘完成区域预备

此步骤开始前，基牙已经完成冠部预备，冠部应已基本形成符合修复材料要求的预备量，并去除了冠部的硬组织倒凹。此时可以开始龈沟内预备。

再次强调，颈部边缘完成区域的预备中的两个操作要点：车针在尖端不超过龈沟底的前提下形成约15°的反向预备角度；应用车针尖端0.5mm以上的区域进行预备。

在开始垂直型牙体预备前，医生应对基牙进行详细的牙周检查，充分了解龈沟底的位置，有学者称为"绘制龈沟深度地图"，为龈下预备提供指导。

进行龈沟内预备前，首先在车针不旋转的状态下，用车针尖端贴紧牙齿颈部进入龈沟内；使用车针尖端触碰龈沟底，而后轻轻回退，调整车针的角度，使之与牙齿长轴成约15°的反向角度，此时车针尖端位于龈沟内，不参与牙体组织的磨除，用尖端0.5mm以上的车针腹部进行磨除，去除牙齿颈部的凸度。使车针沿着牙齿凸度切线的角度磨削牙体组织，磨除牙体组织（图3-4-17，图3-4-18）。

之后逐步调整车针尖端角度，减小其与牙长轴的反向角度，并且逐步退出龈沟内，继续磨削牙体组织，直至使车针长轴与牙齿长轴成3°~4°的正向角度，并逐渐使用车针的中部进行预备，使边缘区域预备后的牙体组织与之前冠部预备后的轴面牙体组织相连续，最终形成整体6°~8°的聚合度（图3-4-19，图3-4-20）。

车针最初进入龈沟内预备时反向角度控制非常重要，且应注意在预备时车针应靠向牙体组织，不可向软组织方向施压。如果控制不好，车针尖端可能造成牙龈的损伤（图3-4-21）。

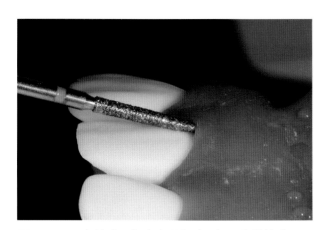

图3-4-17　车针进入龈沟内预备时，与牙齿长轴成15°的反向角度

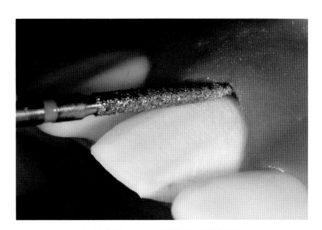

图3-4-18　车针尖端0.5mm不接触牙体组织

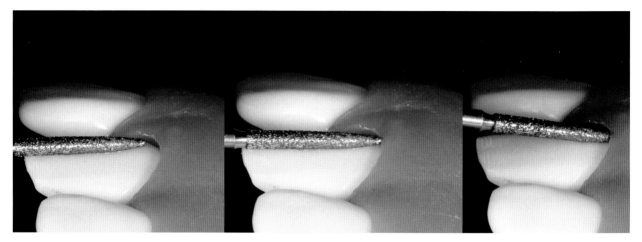

图3-4-19 车针角度逐渐调整并逐步退出龈沟

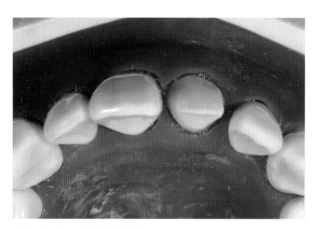

图3-4-20 初步预备完成

6. 预备体精修

使用细颗粒车针进行精修，注意各个轴面的连续移行、线角圆钝，切端与轴面预备的转角也需圆钝；龈下部分到龈上部分的精修方式与预备方式接近，也需要采用车针的不同位置、不同角度，达到轴面形态连续的效果（图3-4-22，图3-4-23）。

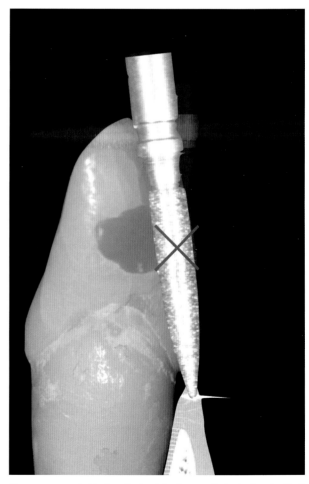

图3-4-21 车针进入龈沟时角度不正确会造成牙龈的明显损伤

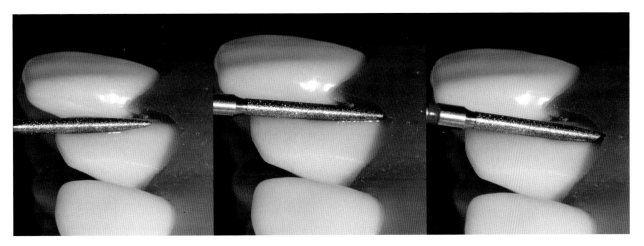

图3-4-22　唇面精修时车针角度变化

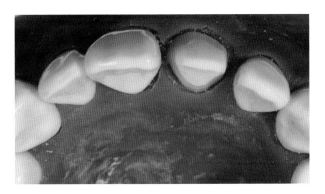

图3-4-23　预备体精修完成

7. 预备体抛光

　　使用钨钢车针进行预备体的抛光，尤其是对龈下边缘完成区域部分的牙体组织进行精细的抛光。使用钨钢车针时应注意调整手机的转速为20000r/min（图3-4-24～图3-4-27）。

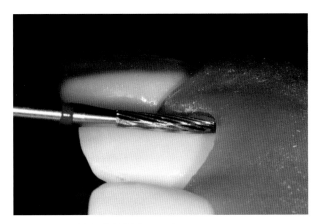

图3-4-24　钨钢车针抛光唇面龈下

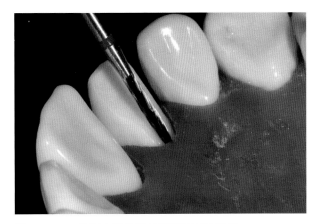

图3-4-25　钨钢车针抛光舌侧龈下牙体组织

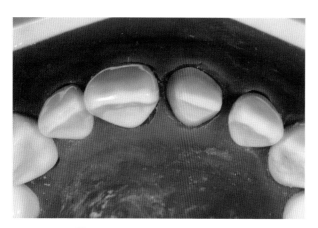

图3-4-26　抛光完成

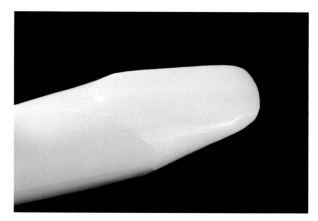

图3-4-27　取出树脂牙观察边缘完成区域的预备效果

三、二次修复中颈部牙体组织的处理方法

1. 什么情况下需要进行垂直型牙体预备

二次修复中，首先需要评估是否有必要、是否可以进行垂直型牙体预备，主要评价标准是现有肩台的预备深度、宽度、连续性，以及龈沟深度。

如果肩台的位置位于龈下0.5～1mm，未侵犯生物学宽度，边缘光滑、连续，形态满足修复体需求，而且该病例没有牙龈塑形需求，则可以继续使用原有肩台预备的形式进行再次修复，无需调整为垂直型牙体预备。

如果肩台位置距离龈沟底深度大于0.5mm，肩台宽度基本正常，但肩台形态不规范、连续性不佳，既可以精修形成肩台，也可以考虑直接将原有肩台更改为垂直型牙体预备；如果需要进行牙龈塑形，则更加建议考虑使用垂直型牙体预备。

如果肩台位置过深、破坏了生物学宽度，则根据对修复效果宽长比的要求，选择不同的处理形式。如果修复体的宽长比可以减小，即修复体可以"更长"，则可以进行冠延长术，术后精修

肩台或者调整为垂直型牙体预备；如果修复体的宽长比不能减小，即修复体不能"更长"，则应进行牙周翻瓣手术，并在术中进行垂直型牙体预备、去除原有肩台，之后通过过渡修复体进行软组织塑形，待术后牙周组织愈合并成熟后再完成修复。

2. 基牙原有肩台过宽或颈部有缺损的牙体预备前处理

如果肩台位置距离龈沟底深度大于0.5mm，但原有肩台宽度过大、难以直接通过垂直型牙体预备调整为无肩台预备；或者由于边缘龋坏、修复体拆除时破坏颈部边缘，使预备体的肩台及颈部有明显缺损或损坏，此时如果希望将预备体调整为垂直型牙体预备，则需要在预备前做相应的处理。

如果肩台过宽，可以进行树脂粘接修复肩台，然后按照垂直型牙体预备龈下完成区域的预备方式进行龈下预备（图3-4-28～图3-4-31）。

如果基牙颈部存在龋坏组织，则首先应去净龋坏组织；然后修整缺损的边缘，使用树脂粘接技术修复颈部缺损的牙体组织。在这些处理后，

可以使用前面介绍的龈下预备方法进行边缘完成区域的预备（图3-4-32～图3-4-35）。

在所有以上操作过程中，需注意在进行龈下粘接修复过程中必须做好隔湿处理，并且修复体边缘需要达到树脂充填体根方。如果牙体缺损过深，或者原有肩台位置过深，通过这些操作仍无法进行良好的预备，或者有可能因预备过深而破坏生物学宽度，则应考虑结合牙周手术进行同期垂直型牙体预备。

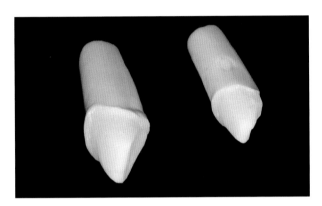

图3-4-28　基牙原有肩台过宽

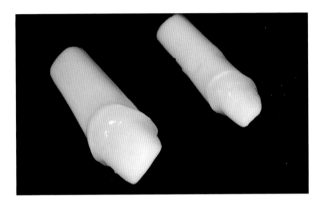

图3-4-29　树脂充填肩台区域

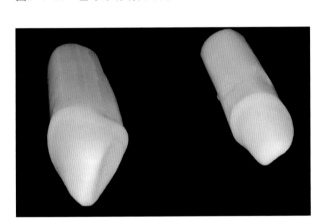

图3-4-30　垂直型牙体预备初步预备后

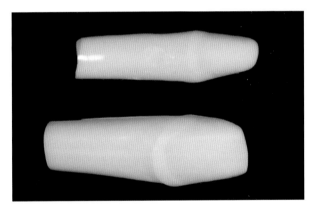

图3-4-31　垂直型牙体预备完成

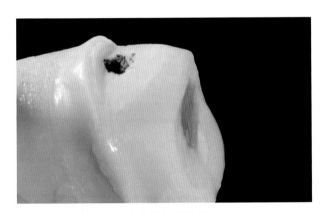

图3-4-32　基牙颈部存在龋坏等缺损

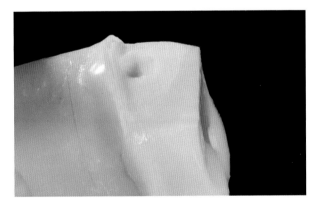

图3-4-33　去净龋坏牙体组织

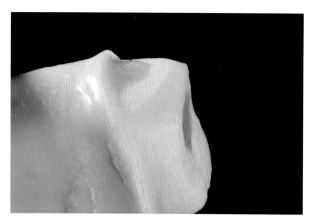

图3-4-34　树脂充填缺损牙体组织

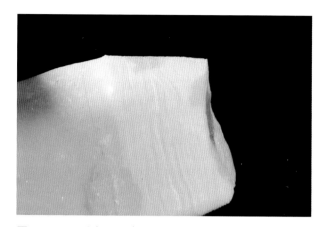

图3-4-35　垂直型牙体预备完成

参考文献

[1] 冯海兰, 徐军. 口腔修复学[M]. 2版. 北京:北京大学医学出版社有限公司, 2013.

[2] 刘荣森, 曹均凯. 口腔精密美学修复-临床与工艺制作[M]. 北京:人民军医出版社, 2011.

[3] 罗天, 李俊颖, 于海洋. 制备高精度牙预备体肩台的临床路径和预备方法[J]. 华西口腔医学杂志, 2020, 6(38):712-716.

[4] Goodacre CJ, Campagni WV, Aquilino SA. Tooth preparations for complete crowns: an art form based on scientific principles[J]. J Prosthet Dent, 2001, 85(4):363-376.

[5] Aminian A, Brunton PA. A comparison of the depths produced using three different tooth preparation techniques[J]. J Prosthet Dent, 2003, 89(1):19-22.

[6] Loi I, Di Felice A. Biologically oriented preparation technique (BOPT): a new approach for prosthetic restoration of periodontically healthy teeth[J]. Eur J Esthet Dent, 2013, 8(1):10-23.

[7] Agustín-Panadero R, Solá-Ruíz MF. Vertical preparation for fixed prosthesis rehabilitation in the anterior sector[J]. J Prosthet Dent, 2015, 114(4):474-478.

[8] Agustín-Panadero R, Solá-Ruíz MF, Chust C, et al. Fixed dental prostheses with vertical tooth preparations without finish lines: a report of two patients[J]. J Prosthet Dent, 2016, 115(5):520-526.

[9] Bruna E, Fabianelli A, Pavolucci G. 口腔固定修复中的垂直边缘设计[M]. 张晓欣译. 北京:化学工业出版社, 2020.

[10] Pei DD, Meng YC, Fayed AS, et al. Comparison of crown fit and operator preferences between tooth preparation with electric and air-turbine handpieces[J]. J Prosthet Dent, 2021, 125(1):111-116.

[11] Ottria L, Tettamanti L, Guzzo F, et al. FDPS finish line design and tooth preparation technique[J]. J Biol Regul Homeost Agents, 2018, 32(2 Suppl. 1):223-229.

[12] Donovan TE, Chee WW. Cervical margin design with contemporary esthetic restoration[J]. Dent Clin North AM, 2004, 48(2):417-431.

[13] 于海洋. 关于牙体预备里的数字追问——从目测经验类比到数字引导[J]. 中华口腔医学杂志, 2021, 39(1):9-19.

[14] Beuer F, Aggstaller H, Edelhoff D, et al. Effect of preparation design on the fracture resistance of zirconia crown copings[J]. Dent Mater J, 2008, 27(3):362-367.

第4章

垂直型牙体预备的排龈和印模
The Gingival Troughing and Impression Taking for Vertical Preparation

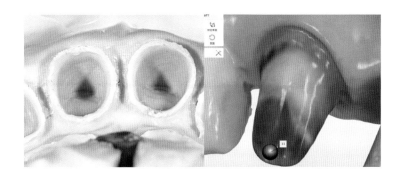

垂直型牙体预备的印模技术与水平型牙体预备的印模技术一致。垂直型牙体预备制取印模前的重点在于止血和开敞龈沟，以完全暴露出龈沟内至龈沟底的预备体。

数字化印模技术为垂直型牙体预备提供了更为便捷的技术支持，在垂直型牙体预备中应用数字化印模技术可以为后续的修复体设计、制作提供便利。

第1节　排龈的目的和常用技术

一、排龈的目的

全冠、贴面等修复体制取印模之前一般需要进行排龈操作，排龈的目的是使龈缘软组织和牙体组织之间呈现出间隙，为印模材料提供空间。有研究证实，当龈缘软组织和牙体组织之间的间隙达到0.2～0.4mm[1]，印模材料才能进入间隙，并在制取的印模和模型中完整呈现这一间隙，以利于修复体制作。

临床上将排龈分为物理排龈、化学排龈、物理+化学排龈的方式，文献研究和临床实践均证实物理+化学的排龈能获得更好的效果。无论使用哪种排龈方法，如果操作不慎，都有可能对牙龈造成或大或小的损伤；如果牙周组织健康，微小的创伤会在短时间内自愈[2]。

二、常见排龈方法

排龈需要在健康的牙龈组织上进行，需要根据医生的操作经验、牙体预备的方式、龈沟的深度等情况选择适当的方式。总体上应尽量选择临床易操作、对牙龈损伤概率低的方式。

1. 物理排龈

（1）排龈线排龈

排龈线是目前临床中应用最为广泛的排龈材料，单独使用排龈线属于物理排龈，也可以联合其他药物进行排龈，则属于物理+化学排龈。

在临床中应用最广泛的排龈线是一种编织网状的织物线，根据临床需要有不同直径（图4-1-1，图4-1-2）。编织型排龈线容易被压缩，同时其网状结构有利于保持其浸润的化学制剂的长时间存留，保证化学作用时间充足。

（2）电刀排龈

临床上可以使用电刀来进行辅助排龈，其原理是利用高频波诱导电流切割牙龈组织并凝结伤口。通俗地说就是可以切除龈沟内的少量软组织，同时达到很好的凝血效果，以清晰暴露预备体颈缘部位的结构，为制取清晰的印模奠定基础。

电刀排龈最大的风险是高温风险。如果温度太高，电极会使组织碳化，造成额外的组织损伤；但是如果温度太低，也会导致电极黏附组织，不能达到很好的排龈效果。

使用电刀进行排龈时，建议应用高频率、小直径电极，医生需要仔细观察术野，可以借助放大设备操作，少量逐次切除多余组织，每次切割后建议使用酒精纱布清洁工作尖。高频电刀通常建议用于基牙邻面和舌侧，不建议应用于颊侧，否则有可能造成龈缘组织损伤，影响美观[1]。

需要注意的是，使用高频电刀切除牙龈组织时，精确控制去除牙龈的深度、宽度具有一定难度，并且对损伤的预估并没有明确的指标；同时，电刀如果直接作用到牙槽骨，还有可能导致骨坏死。因此，目前临床上已经较少使用电刀进行排龈。

（3）激光辅助排龈

激光辅助排龈是近年来逐渐被临床医生所接受的治疗技术，其作用机制是使靶组织发生气化，从而达到排龈的目的。同时受控的热效应可以产生凝固、止血或切割的效果，根据临床具体

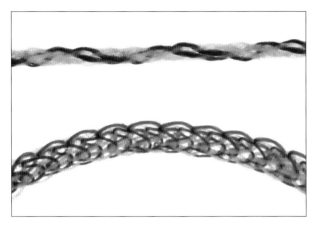

图4-1-1 编织型排龈线的微观结构

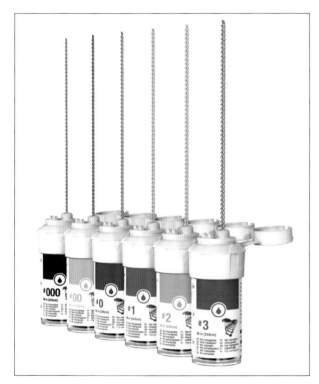

图4-1-2 不同型号的排龈线

情况，可以达到抑制龈沟液、停止出血或修整龈缘的目的，为获得清晰的印模创造有利条件。

激光辅助排龈在临床应用中具有定位准确和抑制出血的优势，在常规深度的排龈过程中，患者的不适感也处于很低的限度。因为在排龈过程中患者不会感觉到疼痛[3]，所以大部分患者在激光辅助排龈操作中无需进行麻醉。

临床操作激光辅助排龈较为便利快速，排龈后即刻可以开始印模制取。对于牙龈存在一定增生的临床情况，激光可以同时进行增生组织的切除和龈缘的修整，避免了缝合与术后不适，并且在牙龈修整的同一次就诊中即可制取印模[3-4]。

激光辅助排龈可以规避误用过大力量向根方压入排龈线导致结合上皮损伤的风险，正确的激光辅助排龈操作不会增加术后牙龈退缩或龈缘位置改变的风险；激光辅助排龈后，术区的龈组织可获得稳定且可预期的愈合，并且激光治疗还可以为术区带来额外的杀菌效果[4]。

口腔临床工作中常用的激光包括：Er:YAG激光、Er,Cr:YSGG激光、Nd:YAG激光及半导体激光（图4-1-3）等，均可用于排龈操作。操作中应注意选用适宜形态和尺寸的工作尖进行排龈，Er:YAG激光通常配备适宜直径的蓝宝石或石英工作尖；CO_2激光通常配有细直径的中空金属工作尖；近红外激光器（如Nd:YAG激光、半导体激光）则需采用适当直径的光纤。

排龈时工作尖应指向牙龈方向，避免指向牙体硬组织方向。近红外激光在排龈时应对光纤进行激活，以使激光能量集中在光纤尖端并限制其向组织深部透射。临床医生应根据不同种类的激光器和临床情况，选择适当的参数进行操作（图4-1-4）。

2. 化学排龈

　　化学排龈是指在龈沟内应用具有一定作用的化学试剂，获得清晰的龈沟内形态的方式。用于排龈相关处理的化学制剂包括止血剂或收敛剂。常用止血剂是指硫酸亚铁（图4-1-5）；常用收敛剂是氯化铝（图4-1-6）或硫酸铝，以往也曾应用肾上腺素。

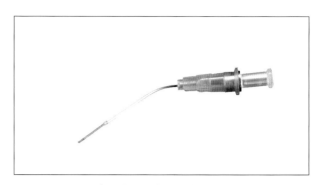

图4-1-4　近红外激光器的光纤工作尖

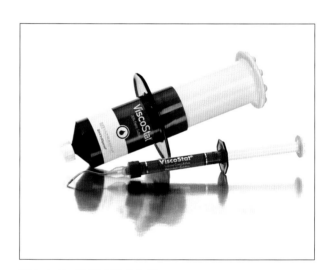

图4-1-5　硫酸亚铁止血剂

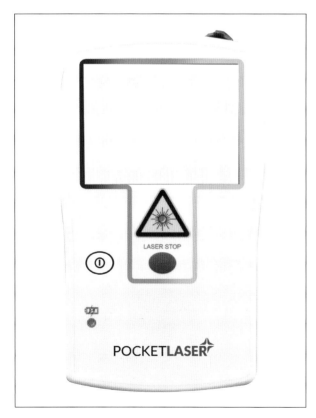

图4-1-3　口腔半导体激光器

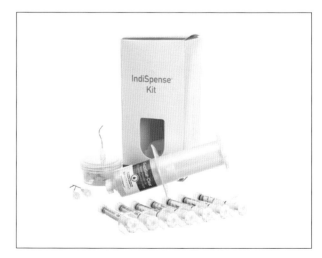

图4-1-6　氯化铝收敛剂

硫酸亚铁制剂能够提供良好的止血效果，但使用后牙龈会变色，与组织液形成的沉积物不易去除，且硫酸亚铁与聚醚橡胶印模材料不相容，如果采用聚醚橡胶印模材料制取印模，会影响工作印模精度，因此目前在临床中应用较少。

氯化铝作为一种收敛剂在临床中经常会被应用，其不会导致全身不良反应，但浓度较高时会导致牙龈组织损伤。氯化铝制剂的残留会抑制聚乙烯硅橡胶的聚合，影响硅橡胶印模的精度。因此使用氯化铝制剂后，应使用大量水气充分去除修复体表面的化学残留，再制取印模。

肾上腺素也具有明显的血管收缩作用，在局部应用可以获得止血的效果，因此以往也曾作为排龈化学制剂应用。但由于其对全身情况有一定的影响，从医疗安全角度考虑，目前已经不再将其用于排龈处理。

各种化学制剂对于控制牙龈出血都有较好的作用，可以单纯地涂抹应用，获得化学排龈的效果；但在临床实际工作中，更多的是将其配合一定的机械压迫，获得物理+化学排龈的作用。

3. 物理+化学排龈

（1）排龈线+止血剂/收敛剂

临床最常用的方法即为物理+化学排龈的方法，就是排龈线+止血剂或收敛剂的方法。使用排龈线排龈结合止血剂或收敛剂同时进行，分为单线排龈法和双线排龈法。

单线排龈法适用于较浅的龈沟，选择一个较小直径的排龈线，使用排龈器置入龈沟内，一般从邻面开始，止于舌侧。通常舌侧牙龈较厚，可以容纳排龈线末端的交叉（图4-1-7）。

双线排龈法适用于牙周组织较厚、龈沟较深、预备边缘深入龈下较深的病例，是进行水平型牙体预备后最常应用、最规范的排龈方法。其需要两根排龈线，具体方法是先用一根较细的排龈线压入预备的肩台下方的龈沟之内，在龈沟内暴露肩台边缘；然后再使用一根较粗的排龈线，水平推移牙龈；在制取印模时，取出较粗的排龈线，较细的排龈线仍置于龈沟内，使肩台边缘获得清晰的暴露；取出粗排龈线后，需要迅速制取印模，以避免龈缘塌陷，影响印模清晰度（图4-1-8）。

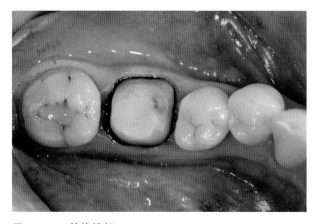

图4-1-7　单线排龈

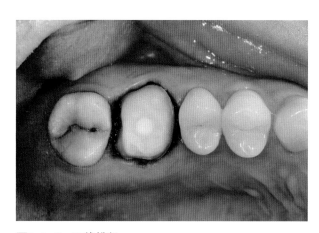

图4-1-8　双线排龈

（2）排龈膏

排龈膏主要由高岭土和氯化铝制成的混合物（图4-1-9）。排龈膏的成分具有化学止血的功能，同时有较为明显的吸水膨胀效果，其体积增大能够为水平推移牙龈提供支持，因此形成物理+化学排龈的效果。临床使用中通常配合专用的推注枪为膏体提供一定压力（图4-1-10）。

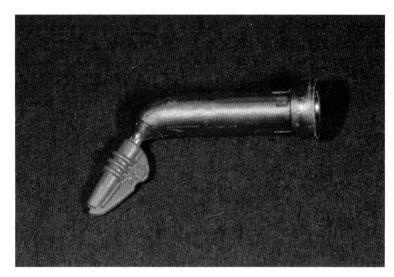

图4-1-9　排龈膏

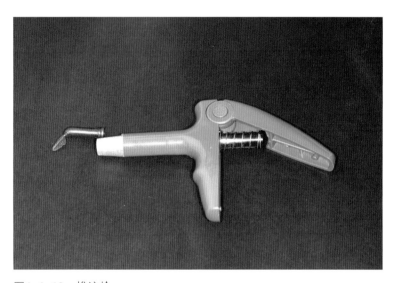

图4-1-10　推注枪

第2节　垂直型牙体预备的排龈目的和要求

一、垂直型牙体预备排龈的目的和常用方法

垂直型牙体预备排龈的主要目的是止血和开敞龈沟，取得精准的龈缘–龈沟底部的预备体形态和龈沟形态。

垂直型牙体预备在预备过程中车针的尖端可能会对龈沟内上皮有轻刮治的过程，此时牙龈组织最直接的反应就是轻微出血。虽然这样的微损伤会在很快的时间内愈合，甚至对于牙龈塑形还是有利的，但是牙体预备之后印模制取过程中，无论是物理印模还是口内扫描数字化印模，牙龈出血都是需要迅速控制、解决的问题。

垂直型牙体预备中预备体没有明显肩台形态。但就像常规牙体预备中排龈的目的是充分暴露出预备体肩台的边缘一样，垂直型牙体预备也需要充分暴露出龈缘–龈沟底–预备体边缘完成区域，因此只有充分开敞龈沟才能达到目的。

对于垂直型牙体预备后马上制取印模时的出血问题，临床上最常应用的是使用收敛剂或排龈膏等物理+化学排龈方法，能够获得良好的止血，同时开敞龈沟的作用（图4-2-1，图4-2-2）。对于垂直型牙体预备后制作了过渡修复体的基牙，也可以利用过渡修复体的边缘对龈沟进行压迫达到开敞的作用。

二、垂直型牙体预备排龈的操作技术

1. 单独使用收敛剂的操作技术

前文已介绍，收敛剂可以提供较好的止血作用（图4-2-3），但对于垂直型牙体预备来讲，还需要和其他物理方法共同使用，增加物理的作用以获得开敞龈沟的效果，比如进行机械推移，或者使用排龈线或过渡修复体进行物理压迫等。

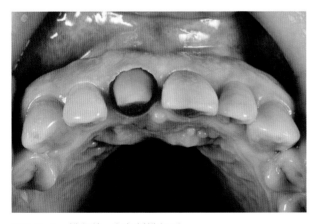

图4-2-1　排龈线+止血剂排龈后

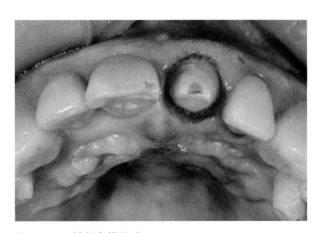

图4-2-2　排龈膏排龈后

临床上最简便的方法是使用收敛剂自带的毛刷头（图4-2-4），通过不断地旋转涂抹、压迫、推移龈缘，起到物理撑开龈缘的作用（图4-2-5）。在出血量较少的情况下，可以获得很好的排龈效果（图4-2-6），是临床上最推荐的排龈方式。

2. 使用排龈线+收敛剂的操作技术

如果预备后牙龈出血稍多，可以采用排龈线+收敛剂的操作技术。

排龈线本身的体积为开敞龈沟提供了便利，建议采用较粗（0号或者1号）的排龈线，以尽量充分开敞龈沟；首先将排龈线浸满收敛剂（图4-2-7），再使用排龈器轻压排龈线进入龈沟内，尽量深入放置，放置3~5分钟，起到对牙龈的物理压迫以及化学收敛作用；对于较深的龈沟，也可以采用双线排龈的方式；还可以在排龈线排入龈沟后，使用小毛刷继续涂抹止血剂/收敛剂，增强止血和牙龈推排效果（图4-2-8，图4-2-9）。

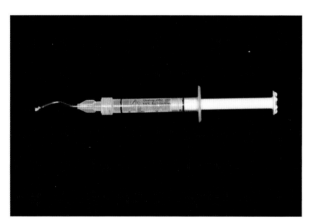

图4-2-3　氯化铝收敛剂

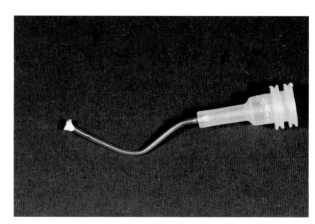

图4-2-4　毛刷头

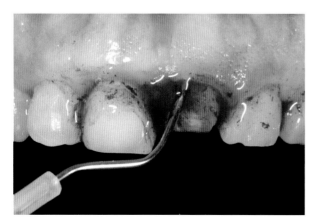

图4-2-5　反复压迫牙龈

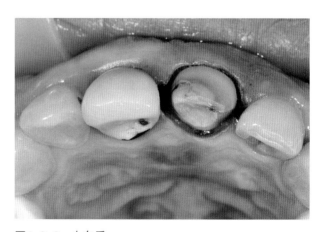

图4-2-6　止血后

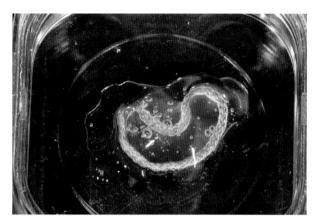

图4-2-7　浸泡排龈线

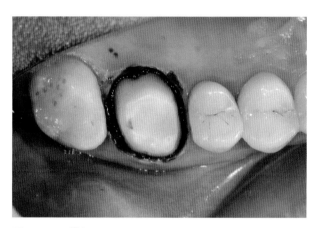

图4-2-8　排龈

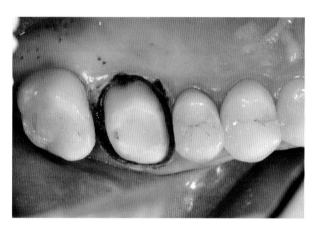

图4-2-9　排龈后

3. 使用排龈膏的操作技术

排龈膏的成分具有化学止血的作用，同时，排龈膏的吸水膨胀体积增大也能够为开敞龈沟提供便利，因此能更好地开敞龈沟。

排龈膏应用于垂直型牙体预备后的排龈处理，可以获得良好的止血、排龈效果。需要注意的是，由于垂直型牙体预备的预备量相对较少，龈沟开敞程度可能会显得没有宽肩台预备量后的明显，去除排龈膏时，需要仔细处理，不要在龈沟内残留排龈膏，否则会妨碍印模的制取。

放置排龈膏时，先在口外打出一点排龈膏，然后把注射头放置于龈沟底，用力压住注射头，在龈沟内注入排龈膏，注意注射头一直保持在排龈膏内，避免形成气泡。注射完成后，可以使用小棉球压迫排龈膏，使其充分进入龈沟，放置3~5分钟后，使用水气枪充分去净排龈膏后吹干，即可制取印模（图4-2-10，图4-2-11）。

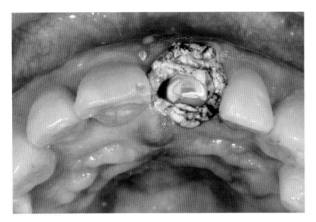

图4-2-10　排龈膏放置

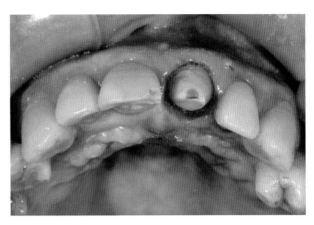

图4-2-11　排龈后

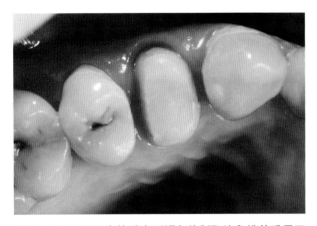

图4-2-12　24牙齿的垂直型预备体制取终印模前采用了915nm半导体激光辅助排龈（400μm光纤激活，1.5W，10kHz，40%占空比），采用较低的激光能量进行脉冲发射，起到抑制龈沟液的目的

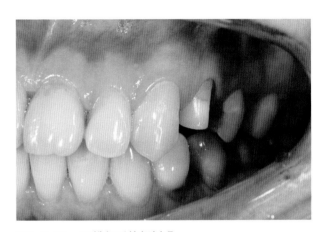

图4-2-13　24排龈后的颊侧观

4. 使用激光辅助排龈的操作技术

口腔临床工作中常用的激光器根据工作光源的波长不同，具有不同的特性，操作医生应了解所用激光器的特点并进行合理的参数设置，选择适当的工作用具，以正确的手法操作进行排龈。正确的激光辅助排龈较少引起患者的不适。如有必要，可在排龈时同期进行止血或龈缘成形，而排龈操作完成后可以即刻制取印模。排龈后的龈缘可以获得快速的愈合。

以下简要介绍1例应用半导体激光辅助垂直型预备体排龈的操作过程（图4-2-12～图4-2-16）。应注意到激光器的参数设置应当根据患者的组织对激光的反应进行个性化的调整，本病例中的具体参数仅供参考。

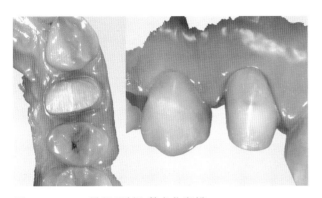

图4-2-14　24排龈后制取数字化印模

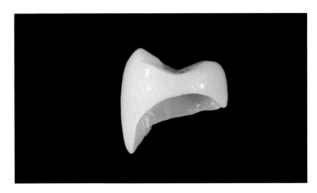

图4-2-15　采取数字化流程加工完成的单层二硅酸锂加强型玻璃陶瓷全冠

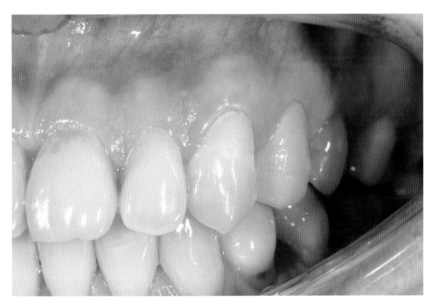

图4-2-16　24戴牙后8周复查

5. 借助过渡修复体的牙龈塑形作用

垂直型牙体预备后如需牙龈塑形，需要先制作过渡修复体以塑形牙龈。戴入过渡修复体后2~4周复查，此时牙龈上皮改建完成；由于过渡修复体边缘的机械压迫作用，取下过渡修复体后可见龈沟处于开敞状态，即可制取印模（图4-2-17~图4-2-20）。如果垂直型牙体预备后，过渡修复体的边缘设置在龈上位置，对龈缘不存在机械作用，则无法使用过渡修复体来进行排龈操作。

此种治疗流程实际上属于生物导向牙体预备技术（BOPT），其中的细节问题将在后续章节详细介绍。临床操作中，此方法仅用于软组织塑形完成后终印模的制取。

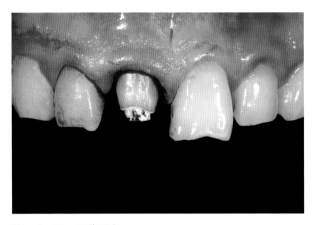

图4-2-17 牙体预备

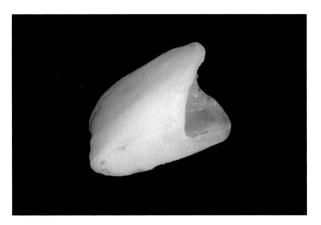

图4-2-18 过渡修复体

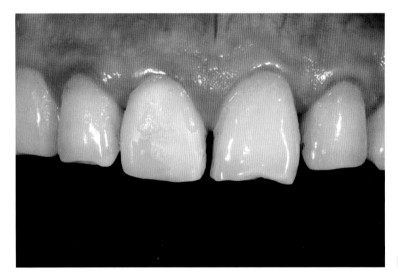

图4-2-19 2~4周复诊

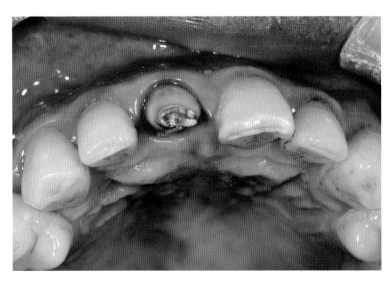

图4-2-20 取下过渡修复体时的牙龈状态

第3节 垂直型牙体预备的精细物理印模技术

物理印模技术是较为传统的印模技术，精细物理印模技术通常采用硅橡胶材料或者聚醚橡胶材料。

硅橡胶或者聚醚橡胶的印模技术是很成熟的物理印模技术，在口腔修复临床技术中发挥着重要的作用。两种材料的性质略有差异，但临床应用方法差异很小，成熟的临床医生都能在临床中熟练应用。

在垂直型牙体预备后制取精细印模，相对于传统水平型牙体预备难度更低，只要在临床操作中控制住牙龈出血，通常就能制取质量较好的印模。

对于大部分不需要牙龈塑形、仅进行了单纯的垂直型牙体预备的基牙，在牙体预备后就直接制取印模，此时需要使用前文介绍的方法充分止血、排龈后即可；对于过渡修复体牙龈塑形完成后进行印模制取的病例，如果过渡修复体对于牙龈有明显撑开的作用，并且此时牙龈状态非常健康，可以考虑依赖过渡修复体的排龈作用制取精细印模。

常用的精细物理印模的制取方法可以分为双相一次印模技术、双相两次印模技术两种[5-6]。

一、双相一次印模技术

对于个别基牙，经过良好的排龈止血处理后，制取双相一次印模就可以获得良好的印模效果。制取印模前吹干牙齿表面和龈沟内的唾液、龈沟液，保证龈沟内没有出血。

操作助手在调拌重体材料的同时，医生把轻体材料注入牙齿和龈沟内，注入的顺序是先注入非预备牙的𬌗面、轴面，再注入预备牙的龈沟，之后可以使用气枪轻吹龈沟内的印模材料（轻体材料），使材料充分进入龈沟底，然后继续在龈沟内注入轻体。注入完成后，助手已把调拌好的重体放入托盘内，医生可以在工作区增加部分轻体材料，然后把带有印模材料的托盘放入口内，垂直于牙齿长轴缓慢放入患者口内（图4-3-1~图4-3-4）。

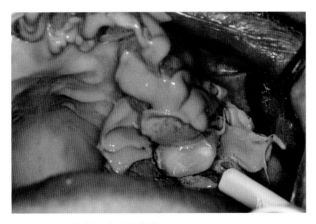

图4-3-1 轻吹龈沟内的轻体

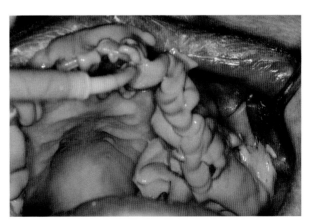

图4-3-2 继续放置轻体

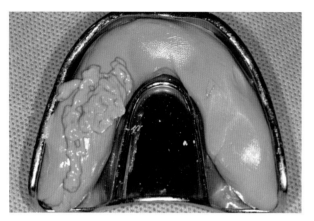

图4-3-3　放入重体+轻体材料的托盘

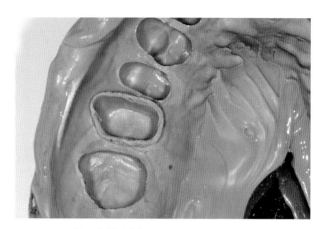

图4-3-4　制取好的印模

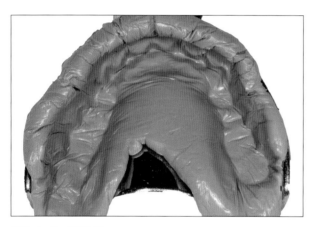

图4-3-5　初印模

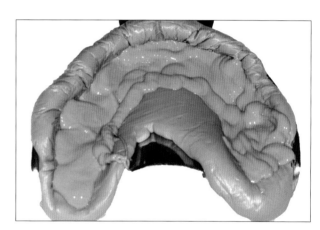

图4-3-6　轻体放置到初印模上

二、双相两次印模技术

对于存在较多基牙的情况，为了获得更加精准的印模效果，更加推荐双相两次印模技术。先采用重体材料制取一个初印模，制取时推荐使用聚乙烯薄膜，阻止印模材料进入牙齿倒凹区，同时预留出轻体材料的空间；然后再使用轻体材料注入口内，以获得预备基牙、牙龈的细节部分；同时在初印模的牙列空间也注入轻体材料；之后将初印模重新置入口内，获取终印模。这种印模方法对于轻体材料的压力更大，能促使轻体材料更好地流入龈沟内，制取更加清晰的印模（图4-3-5～图4-3-8）。

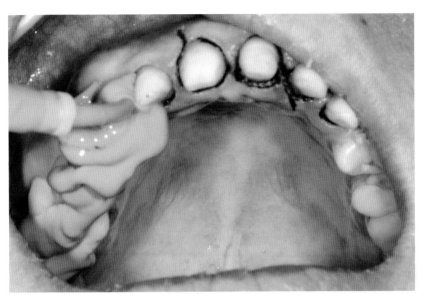

图4-3-7　轻体放置到口内（此病例中使用了排龈线进行排龈止血，制取印模时一边取出排龈线，一边注入印模材料）

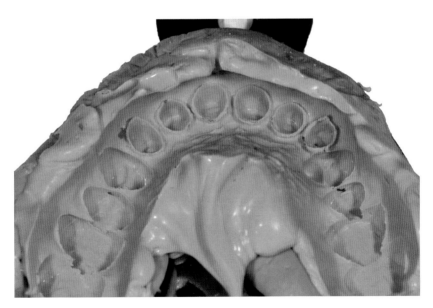

图4-3-8　制取好的双相两次印模

第4节 垂直型牙体预备的数字化印模技术

随着数字化口腔诊疗理念和技术的发展，数字化印模技术已经逐渐成为每一位口腔修复医生必备的基本技术，这项技术也是数字化修复的入门。良好的数字化印模获取为后续的数字化辅助设计及加工奠定了基础，因此如何正确并精准地获取数字化印模成为了关键。

一、数字化印模技术的优势

从水平型牙体预备开始，数字化印模技术已经充分展示了其相较于传统硅橡胶、聚醚橡胶及藻酸盐类等印模材料获取修复印模的优势——快捷、舒适、精准及信息丰富[7-9]。这些优势是由数字化印模技术本身的特点应运而生的，在垂直型牙体预备完成的预备体制取光学印模时，这些优势依旧存在，甚至还有一些意料之外、情理之中的新优势。

对于物理印模技术，水平型预备体在充分排龈后，其肩台形态可以暴露于外，流动性较好的印模材料可以在相对较长的时间内，充分地包裹肩台轮廓，进而获得清晰准确的印模；而垂直型预备体由于牙体预备量相对较小，龈沟扩展空间相对有限，因此采用传统印模材料获取印模时，需要在排龈材料或器械取出后的较短时间内充分推挤印模材料进入龈沟内，避免牙龈弹性回缩造成的影响，并且保证预备体完成区域内尽可能大范围的形态信息的充分采集，从而为修复体边缘设定奠定基础。

而对于数字化印模技术，由于熟练的操作者进行数字化印模扫描的时间相对传统物理印模需要的时间更短，明显少于印模材料堆塑、调拌及成型所需时间。即便是采用常规口内扫描的顺序路径，如后牙区印模顺序扫描：远中邻牙→基牙→近中邻牙，在取出排龈材料后，数字化印模技术获取完整印模的速度也明显快于传统物理印模技术[10-12]，从而减少牙龈形态变化或液体渗出的影响。而如果选用本书中推荐的更加优化的扫描技术路径时，单颗预备体关键区域的获取时间甚至可以控制在5秒以内，几乎可以避免上文所述不利因素的影响，从而更便利地获得高质量的数字化印模。

此外，由于现代的口内数字化印模设备均可以获得软硬组织色彩分明的数字化印模，有利于判断软硬组织交界的位置（图4-4-1，图4-4-2），对于后续数字化设计和加工具有显著的提示意义。

综上所述，数字化印模技术在获取垂直型预备体的印模时，相较于传统物理印模技术具有不可忽视的巨大优势。

二、制取数字化印模之前的准备工作

1. 术前准备

垂直型预备体的数字化印模扫描，在术前用物准备阶段与常规的水平型预备体的数字化印模扫描时并无明显区别，主要涉及隔湿用物、排龈用物、止血用物、数字化印模设备等。

隔湿用物：棉球、棉卷、橡皮障、吸唾管、口镜、拉钩等。

排龈用物：排龈线、排龈膏等。

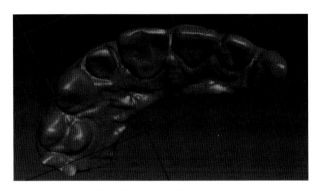

图4-4-1　无色彩印模及模型扫描图

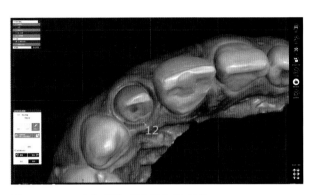

图4-4-2　口内扫描软硬组织交界表现

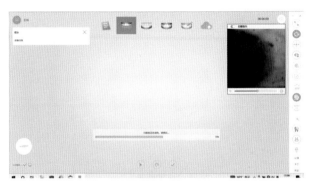

图4-4-3　起雾状态下扫描效果图

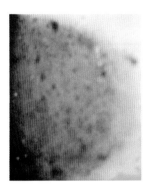

图4-4-4　未充分预热的扫描头起雾

止血用物：止血收敛制剂、肾上腺素、电刀、激光等。

数字化印模设备：口内数字化扫描仪、扫描头、笔记本电脑等。

其中隔湿、排龈及止血方法与前文所述物理印模获取时的操作方法基本一致，在此不再赘述，需要额外注意的主要是隔湿操作。隔湿用物在扫描过程中，不得进入关键区域扫描范围内。

与物理印模技术前用物准备差异最大之处即数字化印模设备和环境的准备。在对患者进行口内扫描前，临床所用数字化扫描仪需要替换消毒后的扫描头，并且完成预热。由于室温放置的扫描仪和替换头温度通常远低于患者口内温度，而扫描过程是在一个相对潮湿的口内环境中完成，这种温差和湿度会导致光学扫描镜头在进入口内后容易产生一层雾气，分布于部分甚至全部镜面（图4-4-3，图4-4-4），影响扫描光路，使之产生折射甚至阻射，导致扫描过程的中断或扫描数据的误差。

另外，由于数字化印模技术基于光学原理，外来光源对扫描头会产生不同程度的影响，因此，在获取数字化印模前，需尽可能使扫描区域进入暗光甚至无光状态，保证扫描过程中投射至目标区域的光线绝大部分来源于扫描头发射光源，避免杂光产生的影响。

2. 患者准备

在患者准备方面，与物理印模相比要简单许多，由于现代数字化印模设备的头部体积越来越小，扫描速度也越来越快，患者在整个扫描过程中不需要太多的配合，并且不适感也更少，甚至往往在其不经意间已完成了印模获取。

数字化印模获取时，一般只需要患者处于高度合适的仰卧位，张开嘴充分暴露口腔内的扫描区域即可。

三、垂直型牙体预备的数字化印模获取要求和流程

1. 垂直型牙体预备数字化印模的关键区域

（1）牙体硬组织的关键区域

牙体硬组织的关键区域包括预备体整体、相邻非预备体的殆面和唇颊面。前者直接影响到预备体虚拟模型的计算，如果隔湿用物或异物直接接触阻挡了预备体，计算机在计算三维形态数据时会将连续数据纳入计算范围，就容易产生预备体形态不准确或变形（图4-4-5，图4-4-6）。

后者之所以成为关键区域是由于在扫描咬合关系时，计算机通过唇颊侧的咬合状态下数字化印模数据匹配上下颌，而如果扫描单颌与咬合时颊侧数据不一致，且可参考数据范围较小的情况下，会出现咬合匹配偏移甚至无法匹配的情况（图4-4-7，图4-4-8）；基于错误的咬合匹配计算出的模型设计加工的修复体将难以试戴甚至无

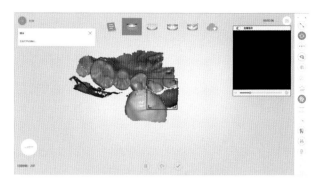

图4-4-5 异物阻挡并接触预备体扫描的异常数据

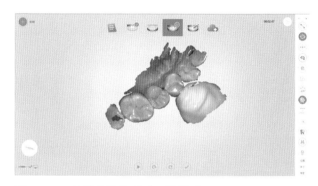

图4-4-6 异常数据处理后三维模型

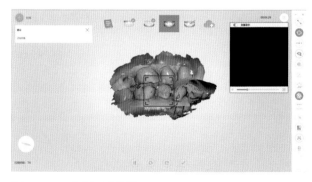

图4-4-7 咬合匹配偏移

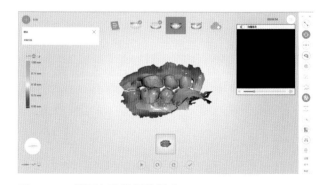

图4-4-8 殆面杂乱数据的影响

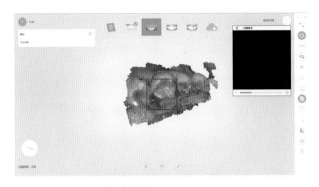

图4-4-9　舌腭侧异常数据

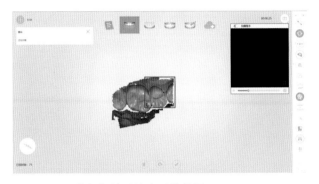

图4-4-10　软组织外形轮廓异常数据

法戴用。而如果咬合匹配良好的情况下，𬌗面数据不准确，同样会导致后续修复体设计时，咬合设计出现偏差影响戴用的情况，这都将对临床工作带来不必要的麻烦，因此关键区域数据的清晰准确获取是数字化印模获取的核心目标。

另外需要注意的是，在一些特殊情况下，邻牙舌腭侧及软组织也会有特殊用途成为次关键区域（图4-4-9，图4-4-10）。所以通常情况下，操作者需要尽可能保证所有牙体硬组织扫描全程无遮挡，如此方可万无一失。

（2）牙龈软组织的关键区域

牙龈软组织的关键区域包括龈缘、龈沟及附着龈区域的外形轮廓，龈沟内区域为预备体边缘的最关键区域，此处的扫描精确度要求与预备体

扫描接近，而龈缘和附着龈外轮廓同样会影响咬合匹配，特别是对于有牙龈塑形需求的情况，外形轮廓的准确记录有着重要意义，因此也要尽可能充分隔湿无遮挡地完成扫描。

2. 扫描流程

在扫描技术路径方面，对于预备体排龈充分、龈沟暴露良好的患者可以采用与传统水平型预备体相同的扫描方式。但为了能最大化保证龈沟暴露，并充分发挥数字化印模技术的独特优势，建议操作者采用垂直型预备体推荐路径进行扫描，具体如下：

在修复治疗操作开始之前，操作者可以提前获取患者口内数字化印模——术前印模，由于数字化印模特有的可编辑性，该印模数据可以作为基础数据反复使用，我们可以称为基线数据（base-line）。

基线数据的获取范围应包括目标工作数字化印模的全部范围，且宁大勿小，甚至可以获取全牙列数据作为患者整体基线数据（图4-4-11，图4-4-12），在其后的不同时间段内，针对患者不同牙位进行治疗时，可以多次复制截选全口数据中的目标数据区域来使用，避免重复劳动，提高工作效率。

在完成基线数据获取后，通过扫描界面中的编辑或剪切工具，删除需要进行精细扫描的预备体及周边数据（图4-4-13，图4-4-14），删除范围应包括预备体本身及其牙龈区域、近远中邻牙邻接面，至此即完成了数据准备。

然后在完成预备体准备、充分排龈止血后，完全取出排龈止血材料，特别是要避免潮湿、液态及胶状物质的残留。取出即刻对预备体进行补

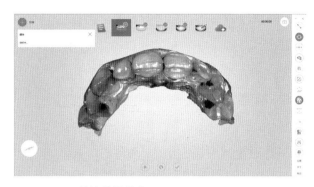

图4-4-11 基线数据的获取

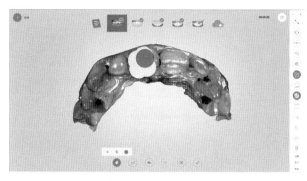

图4-4-12 基线数据的复制、调用与编辑

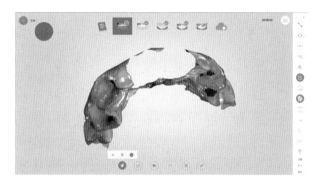

图4-4-13 数字化印模编辑

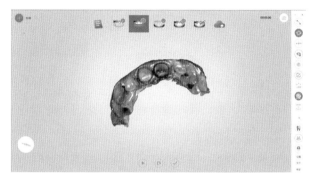

图4-4-14 补扫完成的数字化印模

扫，这一过程通常仅需几秒钟即可完成。如果时间较长还未能获取完整，则说明排龈或隔湿工作处理不到位，需要重复剪辑数据及补扫以获得最终准确完整的预备体及周围软组织的印模数据。

3. 扫描技术

新型扫描设备绝大部分不需要术前喷粉等额外操作，只需充分隔湿、吹干及避光后，便可扫描，扫描技术要领包括：

（1）扫描头尽可能贴近目标扫描区域表面（如牙面、龈缘等）（图4-4-15，图4-4-16）。

（2）扫描移动速度均匀适中，不宜过快或过慢，如果扫描头移动过快，会出现取像数据不足或者终止的情况，而移动过慢则会导致同一区域获取的重复数据量过多，对于部分扫描仪会出现数据反复修正造成偏差，或数据计算缓慢等情况。

（3）扫描头应尽可能平行于被扫描面，使扫描光线尽可能充分垂直投射到目标表面，进而提高扫描数据准确性（图4-4-17，图4-4-18）。

（4）扫描顺序针对前后牙列区域是有所差别的。在后牙区，由于牙体组织解剖形态丰富，较少有单薄尖锐或单层刀状结构，因此扫描起来较为简单，数据连续性及精确度较高，建议扫描

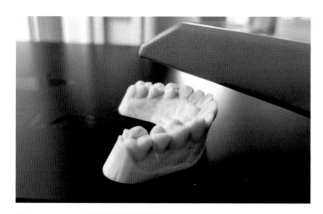

图4-4-15 扫描头错误放置

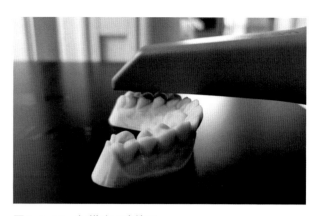

图4-4-16 扫描头正确放置

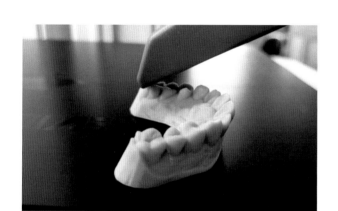

图4-4-17 扫描头错误角度

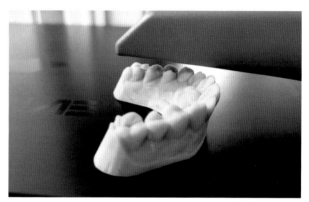

图4-4-18 扫描头正确角度

顺序为远中邻牙→基牙→近中邻牙；𬌗面→颊舌面。在前牙区，牙齿多为尖刃状形态，若采取如后牙般先扫描咬合区域——切端，后扫描唇腭（舌）侧的顺序，可能会导致轴壁连接处的数据拼接出现误差，产生牙齿变形、牙列异常弯曲甚至"双刃牙列"等情况。因此，建议的扫描顺序为前磨牙→前牙→对侧前磨牙；带有切端形态唇侧或舌腭侧→切端→带有切端形态舌腭侧或唇侧。

整体完成数据框架扫描后，再进行局部扫描不完整区域的补扫。由于牙体组织通常存在不同程度的倒凹，以及预备体邻面及龈沟空间和扫描角度的问题，可以稍大幅度调整扫描头的角度（图4-4-19），充分补扫有孔洞的关键区域，最终完成的数据要达到清晰完整、无畸变、无缺陷的状态（图4-4-20）。

4. 数据处理

大部分数字化印模设备的配套软件都具有必要的编辑和优化功能，在数据扫描完成后，会自动处理游离的多余杂乱数据，如唇颊黏膜、舌体，甚至是意外入镜的口镜、拉钩、手指等（图4-4-21）。但很多设备软件在多余数据与目标数据不完全游离、有连接的情况下，软件无法自行判定是否为多余数据，则需要操作者手动切除多余数据，保证进入后处理阶段的数字化印模数据是正确的。如果多余数据与上文所述的关键扫描区域相连接，如基牙、邻牙秴面等，那么建议切除杂乱数据及与之相连接的目标区域数据后进行补扫（图4-4-22～图4-4-24），之后再进行后处理，确保数据准确性。

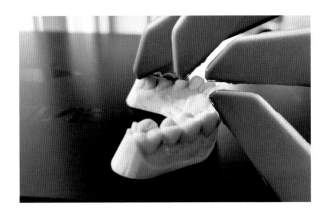

图4-4-19 补扫扫描角度范围

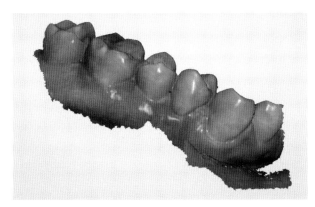

图4-4-20 补扫扫描完成后印模

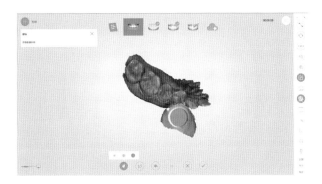

图4-4-21 连接多余数据的修剪

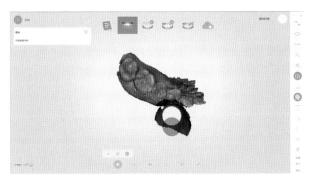

图4-4-22 补扫前修剪的合理区域

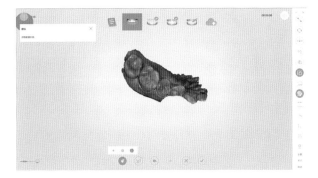

图4-4-23 补扫前修剪的合理区域删除后

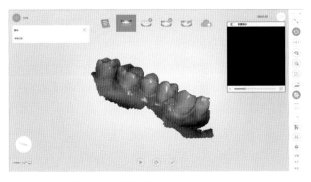

图4-4-24 补扫后完善数据

参考文献

[1] Laufer BZ, Baharav H, Ganor Y, et al. The effect of marginal thickness on the distortion of different impression materials[J]. 1996, 76(5):466−471.

[2] Christensen GJ. Simplifying and improving soft−tissue management for fixed−prosthodontic impressions[J]. J Am Dent Assoc, 2013, 144(2):198−200.

[3] 赵强. 口腔激光疗法[M]. 北京:人民卫生出版社, 2016.

[4] Convissar RA. Principles and Practice of Laser Dentistry[M]. St Louis:Mosby, 2011.

[5] Shillingberg HT, Hobo S, Whitsett LD, et al. Fundamentals of fixed prosthodontics[M]. 3rd ed. Chicago:Quintessence, 1997.

[6] Punj A, Bompolaki D, Garaicoa J. Dental impression materials and techniques[J]. Dent Clin North Am, 2017, 61(4):779−796.

[7] Su TS, Sun J. Intraoral digital impression technique: a review[J]. J Prosthodont, 2015, 24(4):313−321.

[8] Shen C, Rawls HR, Esquivel−Upshaw JF. Phillip's Science of Dental Materials[M]. 13th Ed. St Louis:Elsevier, 2022.

[9] Takeuchi Y, Koizumi H, Furuchi M, et al, Use of digital impression systems with intraoral scanners for fabrication restorations and fixed dental prostheses[J]. J Oral Sci, 2018, 60(1):1−7.

[10] Ahlholm P, Sipilä K, Vallittu P, et al. Digital versus conventional impressions in fixed prosthodontics: a review[J]. J Prosthodont, 2018, 27(1):35−41.

[11] Chochlidakis KM, Papaspyridakos P, Geminiani A, et al. Digital versus conventional impressions for fixed prosthodontics: a systematic review and meta−analysis[J]. J Prosthet Dent, 2016, 116(2):184−190.

[12] 刘峰. 椅旁数字化修复实战——从入门到精通[M]. 北京: 人民卫生出版社, 2017.

第5章　垂直型牙体预备的修复体材料选择和加工流程

The Restoration Materials and Fabrication Procedures for Vertical Preparation

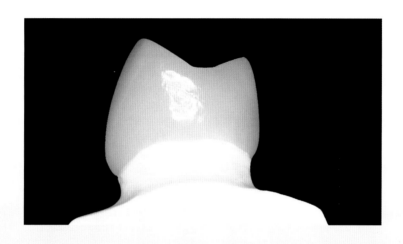

随着非金属修复材料的快速发展，同时数字化印模–修复体设计–数字化材料制作这一全流程数字化修复技术的实现，医生和技师可以选择很多非金属材料制作垂直型牙体预备后的美学区或非美学区修复体，扩大了垂直型牙体预备的适用范围。

本章内容将主要介绍用于垂直型牙体预备的非金属材料、修复体的力学分析、垂直型牙体预备修复体的传统加工流程与数字化加工流程，以及垂直型牙体预备修复体的试戴与粘接。

第1节 垂直型牙体预备修复体的材料选择和性能分析

医生与学者们最初提出垂直型牙体预备的主要目的是，最大限度保留牙颈部的健康牙体组织，以便获得具有充足厚度的牙本质肩领结构。有实验室研究表明，颈部牙本质厚度从1mm增至1.5mm、高度保持不变时，在桩核冠修复后，牙齿在侧向力的作用下，其抗折强度会有显著提高[1-3]。这是支持垂直型牙体预备应用的重要循证基础。

一直以来，限制垂直型牙体预备应用的主要原因是材料因素。以往，适用于制作刃状边缘或羽状边缘的修复材料只有金属材料。这意味着，全冠修复时采用垂直型牙体预备虽然有利于保存牙体组织，但必须接受牙颈部存在金属边缘，这必然会造成美学缺陷，使得垂直型牙体预备难以广泛应用。

非金属材料能够成功地用于制作垂直型牙体预备修复体，是经过了较长时间的探索与改进，最终在修复体边缘厚度、加工流程以及粘接流程等方面形成了标准化共识，并且经过了中长期临床应用的考验。目前，可用于制作垂直型牙体预备修复体的非金属材料主要有二硅酸锂加强型玻璃陶瓷和氧化锆陶瓷。

一、二硅酸锂加强型玻璃陶瓷用于垂直型牙体预备修复体

二硅酸锂加强型玻璃陶瓷用于制作垂直型牙体预备修复体，既可以采用传统的热压铸工艺，也可以采用数字化的计算机辅助设计与制造（computer aided design and manufacture，CAD/CAM）技术。热压铸工艺，即传统加工工艺，通过灌注石膏模型→制作代型→雕塑蜡型→压铸成型的步骤制作修复体，可以制作出垂直型牙体预备修复体所特有的边缘形态。

数字化技术，是通过制取数字化印模→计算机设计修复体形态→切削尚未完全烧结的二硅酸锂加强型玻璃陶瓷瓷块→二次烧结，使材料完全结晶，完成修复体。由于未完全烧结的瓷块具有较低的机械强度、较好的切削性能，因此也可以完整切削出垂直型牙体预备修复体的边缘。

1．二硅酸锂加强型玻璃陶瓷修复体的近边缘厚度

在贴面修复病例中使用垂直型牙体预备时，预备体表面存在完整的牙釉质层，此时，采用二硅酸锂加强型玻璃陶瓷制作修复体粘接于牙釉质表面，修复体近边缘区域的厚度可设计为0.2～0.3mm，唇侧厚度为0.5mm，切端厚度为1～1.5mm。

在全冠修复病例中使用垂直型牙体预备时，预备体表面几乎都是牙本质，此时，二硅酸锂加强型玻璃陶瓷制作的全冠修复体粘接于牙本质表面，修复体近边缘区域厚度应设计为0.5mm，逐渐过渡至颊舌侧轴壁厚度为0.8～1mm，粭面厚度为1.5～2mm。

如果将垂直型牙体预备修复体边缘部分放大，可以观察到修复体边缘在龈下部分与龈上轴壁部分是光滑连续、没有棱角并具有足够厚度，即前文所述的"刀片状"。修复体边缘与预备体轴壁之间形成一定的补偿角度。

2. 二硅酸锂加强型玻璃陶瓷修复体的力学分析

采用二硅酸锂加强型玻璃陶瓷制作垂直型牙体预备修复体，其边缘部分的结构特点是否能够满足牙齿日常所承受的咬合力，尤其是侧向力，这一问题引起了很多临床医生与研究者的关注。

在没有临床实战经验之前，比较有说服力的循证医学证据来源于实验室条件下模拟咀嚼条件的应力测试。这种研究方法能够提供一个完全可重复的应力环境。在这类研究设计时，甚至可以将两组实验样本设计为修复体外部形态完全相同以及受力点完全相同。我们可以在这样的实验条件下，比较垂直型牙体预备修复体与传统水平型牙体预备修复体在模拟咀嚼力作用下，发生断裂或破损的受力数值。如果实验结果具有显著差异，那么就可以得出一个初步的结论：垂直型牙体预备修复体与传统水平型牙体预备修复体的机械强度的差异，完全是由于颈部边缘形态差异造成的。

有研究者采用上述方法分析了二硅酸锂加强型玻璃陶瓷制作的垂直型牙体预备修复体的抗压强度以及断裂模式[4]。采用了第一磨牙作为实验样本，实验组和对照组分别采用垂直型牙体预备全冠修复（近边缘区域厚度为0.3mm）和水平型牙体预备全冠修复（边缘厚度为0.8mm）。结果显示，在垂直向外力作用下，两组实验样本的抗压强度与断裂模式均没有显著差异。两组样本修复体的断裂点均为外力加载的位置，而不是在修复体边缘。因此研究结论认为，垂直型牙体预备与水平型牙体预备方式以及修复体边缘设计并不会影响二硅酸锂加强型玻璃陶瓷全冠修复体的抗压强度。

实验室研究结果可以为临床应用提供一些支持，当然更有力的循证基础还是来源于临床研究结果。

3. 二硅酸锂加强型玻璃陶瓷修复体的临床研究

二硅酸锂加强型玻璃陶瓷用于垂直型牙体预备贴面修复，具有良好的长期应用效果。有多中心临床研究报道了垂直型牙体预备下贴面修复的临床应用结果[5]。医生们为53位患者制作了265个贴面修复体，均采用垂直型牙体预备，在平均随访54.4个月期间，只有1例因外伤原因造成修复体失败，成功率可达99.63%。除此之外，颜色匹配度、表面形态、边缘着色性和边缘完整性均达到令人满意的结果。

二硅酸锂加强型玻璃陶瓷也用于垂直型牙体预备下微创全冠修复，这是一种介于标准贴面修复与全冠修复之间的修复方式。牙体预备范围为360°，而非仅局限于唇颊侧，修复体就位道为龆龈向。不过，牙体预备量在牙颈部约为0.3mm，颊舌侧轴面预备量约为0.5mm，这一点与贴面修复相似，预备体颈部可保存360°完整的牙釉质。有研究者采用垂直型牙体预备，同时对前后牙进行微创全冠修复，所选修复材料为二硅酸锂加强型玻璃陶瓷[6]。研究者为76位患者制作了235个全冠修复体，其中136个前牙、99个后牙。在随访的2~5年间，仅有一个后牙修复体在使用3年后断裂。其余均未发生生物学并发症或机械并发症。结论认为，采用垂直型牙体预备进行微创全冠修复，修复体的短期应用结果显示可以满足临床需求。

二硅酸锂加强型玻璃陶瓷同样可以用于垂直型牙体预备下标准全冠修复。有研究者在110例全冠修复的病例中全部采用垂直型牙体预备，其中前牙修复体为40例、后牙修复体为70例，在9年随访期间，2例后牙修复体折断，1例发生局部崩瓷；总体来说，9年内修复体成功率为96.1%，失败率为1.8%[7]。另一项相似的临床研究中，627个后牙区全冠修复体全部采用垂直型牙体预备，修复体为单一结构的二硅酸锂加强型玻璃陶瓷，在平均随访48.17个月期间，有9个修复体发生断裂而进行了更换，总体成功率为97.93%[8]。

二硅酸锂加强型玻璃陶瓷修复体用于垂直型预备体全冠修复的临床应用结果，与水平型牙体预备全冠修复的结果相比基本相近，并没有显著降低。由此可以认为，当对于适合的全冠修复病例采用垂直型牙体预备，并选择二硅酸锂加强型玻璃陶瓷，能够获得较好的长期修复效果。

当然，在氧化锆陶瓷材料日渐成熟的今天，更多的临床医生会选择采用合适的氧化锆陶瓷材料加工垂直型牙体预备的修复体。

二、氧化锆陶瓷用于垂直型牙体预备修复体

氧化锆陶瓷可用于垂直型牙体预备的全冠修复体和固定桥修复体。氧化锆陶瓷只能采用CAD/CAM技术进行修复体的加工制作，切削修复体是在预烧结的二氧化锆胚体中进行，胚体的体积大于最终完成的修复体体积；切削完成后的胚体需进行二次烧结完全结晶，在二次烧结的过程中发生约20%的收缩比例。氧化锆胚体的硬度较低，具有良好的切削性能，适合用于制作垂直型牙体预备修复体所特有的边缘形态。

1. 氧化锆全瓷修复体的近边缘厚度

虽然氧化锆陶瓷的强度更大，但因其具有

低温老化的特性，因此修复体颈部近边缘区域厚度建议设计仍为最低0.5mm，以避免在长期应用过程中发生修复体颈部的断裂或缺损。修复体轴面厚度建议为0.8～1mm，殆面厚度建议为1～1.5mm。

氧化锆陶瓷用于垂直型牙体预备的全冠修复体，其颈部边缘的形态与二硅酸锂加强型玻璃陶瓷修复相同，修复体边缘在龈下部分与龈上轴壁部分是光滑连续、没有棱角，并具有足够厚度。修复体边缘处的截面形成前面章节所述的"刀片状"，修复体边缘处的穿龈轮廓与预备体长轴之间形成一定的穿龈角度。

2. 氧化锆全瓷修复体的力学分析

氧化锆陶瓷用于制作全冠修复体，其修复体轴面厚度、修复体边缘厚度都会对其抗折强度产生一定影响。

很多体外实验对比了不同的边缘设计（垂直型边缘与水平型边缘）对氧化锆全冠修复体抗折强度的影响。其中有一些研究表明，水平型牙体预备形成标准肩台结构的氧化锆修复体，抗折强度优于垂直型牙体预备氧化锆修复体[9-10]。但另一些研究发现，无论是有肩台的水平型牙体预备修复体还是垂直型牙体预备修复体，两组对应的氧化锆修复体的抗折强度没有显著差异[11]，还有一部分研究认为垂直型牙体预备修复体的抗折强度更高[12-13]。由于不同研究中的具体实验条件和方法不同，因此不能直接对比不同研究的结果。

尽管上述体外实验的结果存在不一致，但在实验室条件下，无论基牙采取了垂直型牙体预备还是水平型牙体预备，相应的氧化锆全冠修复体的断裂强度均超过了人类咀嚼力上限。因此可以

推测，采用垂直型牙体预备并选择氧化锆陶瓷作为修复材料是可以满足咀嚼功能需要的。这一点也被越来越多的临床研究证实。

在这些体外研究中，作者通过观察试件的断裂模式，发现最多见的断裂模式中，修复体的破坏起始于𬌗面[9-10]。在垂直型牙体预备组和水平型牙体预备组均观察到了此现象。由此可以推测，为修复体𬌗面设计足够的材料厚度是确保修复体强度的重要因素。

在一些研究中，作者观察到在水平型牙体预备组，将修复体粘接到基牙上之后，加载至断裂发生，修复体与基牙均发生断裂的比例更高；而在垂直型牙体预备组，修复体发生了断裂，基牙并未发生折断的比例更高[10]。这提示垂直型牙体预备可能通过减少基牙的磨除量，提高了修复后基牙的整体抗力。

3. 氧化锆修复体的临床研究

氧化锆陶瓷用于垂直型牙体预备全冠修复的时间早于二硅酸锂加强型玻璃陶瓷。

早期应用于垂直型预备体的全冠修复的氧化锆全瓷材料为四方氧化锆多晶体陶瓷，口腔医学临床常用的材料是加入3%氧化钇作为稳定剂的3Y-TZP，如第1章中所述，本书为方便叙述统称此类材料为高强度氧化锆陶瓷。这类氧化锆陶瓷抗裂纹扩展性能佳、机械强度高，但是半透明性有限，需要使用饰面瓷提高美学效果。有研究者在19例前牙全冠修复病例中采用了垂直型牙体预备[14]，修复体为氧化锆（3Y-TZP）基底加表面饰瓷，在治疗完成后的3年随访期间，没有发现修复体失败或破损的情况，修复体成功率与保存率均为100%。另一项相似的临床研究中[15]，研究者在

102例全冠修复病例采用垂直型牙体预备，修复体同样为带有饰面瓷的氧化锆全冠，其中51例为前牙修复体、51例为后牙修复体。在随访的20.9个月中，没有发生基底冠折裂的机械并发症，仅有2例修复体表面存在小面积崩瓷。

近些年应用广泛的高透氧化锆陶瓷，改变了材料中氧化钇的含量。稳定相含量的增加引起了材料内部晶体结构的改变，四方相含量下降、立方相含量增加。目前临床常用的高透氧化锆全瓷修复材料中，稳定相的含量有所差异，如4Y-TZP或5Y-TZP等，均属于此类材料。这一类氧化锆陶瓷材料的半透明性增加，抗折强度较早期的高强度氧化锆陶瓷有所降低，但仍可达600~900MPa。并且市售的一些高透氧化锆陶瓷已经具备了瓷块内部稳定相含量多层梯度渐变的特性，这使得材料的半透明性、机械强度也实现了多层梯度渐变。这样的物理特性既改善了材料的美观性能，又解决了高强度氧化锆全瓷材料表面饰瓷结合较差的问题。在多数病例中，采用这类材料制作修复体时，建议制作单层结构氧化锆全瓷冠，而无需进行饰瓷。

高透氧化锆全瓷材料从目前阶段的应用效果来看，是最适宜应用于垂直型牙体预备全冠修复的材料，其修复体近边缘区域厚度要求仍然是0.5mm，以便保证获得稳定的长期应用效果。

4. 氧化锆修复体的边缘密合性

1980年，McLean和Wilson[16]就对垂直型牙体预备修复体的边缘密合性进行了研究。那时的研究对象还是金属烤瓷修复体，边缘为刃状边缘。研究中发现，如果仅仅是试戴修复体，垂直型牙体预备下，刃状金属边缘的密合度非常高。然

而，当考虑到水门汀厚度之后，情况则有所不同。由于刀状边缘会降低水门汀的溢出速度，可能会使得修复体内部水门汀流动性降低，水门汀厚度增加，反而在修复体边缘处形成间隙。

这项研究启发了很多临床医生，在粘接垂直型牙体预备修复体时，需要选择流动性更好的树脂水门汀进行粘接，并严格遵守粘接流程，以获得良好的修复体边缘封闭性。

由于氧化锆陶瓷的粘接性能不及玻璃陶瓷，它与牙体组织之间仅能形成较弱的化学联结，因此氧化锆陶瓷用于垂直型牙体预备修复体时，修复体的边缘密合性更加值得注意。如果修复体密合度不佳，就会造成菌斑堆积、继发龋等问题，影响基牙的健康。

以现代化的修复体制作工艺以及加工精度，氧化锆修复体边缘与牙体组织之间的间隙可以控制在30~40μm之间[17-18]，也可认为修复体边缘密合度足够高。曾有研究者在患者中选取牙周条件不佳，需要拔除的患牙，在拔除前进行全冠修复[19]。将这些患牙分为两组，分别进行了垂直型牙体预备和水平型牙体预备。修复体均为氧化锆单一结构全冠。在相同的处理和粘接流程处理后，将患牙拔除，进行切片处理和扫描电镜下测量修复体边缘密合性。结果显示，垂直型牙体预备修复体边缘间隙为35.44μm，水平型牙体预备修复体边缘间隙为35.45μm。

基于以上研究可以认为，当对于适合的全冠修复病例采用垂直型牙体预备，选择氧化锆修复体可以获得密合度良好的修复体边缘。

5. 氧化锆修复体的边缘封闭性

修复体具有很好的边缘密合度并不代表着边缘封闭性好。修复体的边缘封闭性需要通过理想的粘接处理来获得。

氧化锆陶瓷用于垂直型牙体预备的全冠修复，其修复体边缘通常位于龈下。为了获得理想的粘接效果，实现良好的边缘封闭，需要进行一系列粘接处理：氧化锆修复体的组织面需要进行喷砂，涂布含有甲基丙烯酰氧基癸基磷酸二氢盐（methacryloxydecyl dihydrogen phosphate，MDP）成分的预处理剂；牙体组织表面需要涂布用于牙本质的预处理剂；粘接时使用含有MDP成分的粘接剂和树脂水门汀。

有研究者将离体牙的近远中两侧分别进行了垂直型牙体预备和水平型牙体预备，然后通过数字化技术进行氧化锆全冠修复[20]。氧化锆全冠的粘接过程采用了上述的标准化粘接流程，包括喷砂、涂布含MDP的预处理剂、涂布粘接剂、使用含MDP树脂水门汀或玻璃离子水门汀粘接修复体。粘接后将离体牙样本放入含颜料的液体中浸泡，再行切片处理，观察边缘微渗漏情况。结果显示，垂直型牙体预备边缘比水平型牙体预备边缘存在更少的微渗漏情况；使用树脂水门汀粘接后边缘微渗漏少于玻璃离子水门汀。

上述研究的结果提示，垂直型牙体预备的修复体边缘与水平型牙体预备的修复体边缘在微渗漏方面未检出显著差异，甚至可能更有优势；边缘微渗漏与修复体边缘形态未检出明显相关性，而与粘接流程、表面处理、水门汀成分等因素具有更高相关性。

第2节 垂直型牙体预备修复体的传统加工流程

这一节中将会详细描述垂直型牙体预备修复体的传统加工流程，包括：传统方式制取印模与灌制模型、石膏模型的处理，以及修复体的设计与制作。传统加工流程通常是指采用热压铸技术制作二硅酸锂加强型玻璃陶瓷修复体。

需要注意的是，本节介绍的是在垂直型预备体上加工完成修复体的传统流程。如果仅依据收到的印模或模型，技师无从知晓经过了垂直型牙体预备的基牙是只需要制作永久修复体完成固定修复，还是需要制作过渡修复体对龈缘进行塑形［即进入生物导向预备技术（BOPT）修复体加工流程，详见第7章］。

临床上需要由临床医生掌握好适应证，在简单的垂直型牙体预备与BOPT之间做出决策，确认基牙应当如何完成修复，并明确地告知技师。通常，如果基牙不存在明显的牙龈塑形需求，则可以直接进入垂直型牙体预备修复的流程，由技师

加工永久修复体；如果基牙的牙龈需要借助过渡修复体穿龈轮廓的引导塑形，才能达到理想的治疗效果，那么应当制作过渡修复体，进入BOPT修复流程。

一、传统方式制取印模与灌制模型

采用垂直型牙体预备进行预备后，如果采用传统加工工艺制作修复体，需要制取硅橡胶精细印模，并灌制石膏模型（图5-2-1）。具体印模方法在前面第4章已经有详细阐述，这里不再赘述。

二、石膏模型的处理

理想的工作模型应该能够使技师容易辨认和确认修复体边缘所在范围，技师进行的首要工作就是确定修复体边缘位置。

在未做任何修整的工作模型上，技师首先要辨认出龈缘位置，并用红色铅笔在预备体上勾勒出一条平对龈缘的曲线（图5-2-2）。这条曲线对应当前龈缘的高度。根据治疗设计，这一高

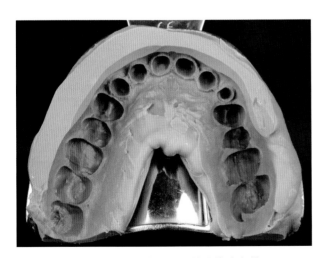

图5-2-1 双相一次印模技术制取的硅橡胶印模

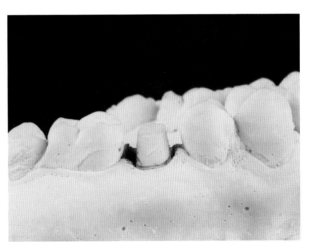

图5-2-2 在石膏模型上标记龈缘线

度应无需在戴牙后改变；或戴牙后即使发生轻微改变，也不会引起美学风险（如果当前龈缘线不满足此要求，那么就需要制作过渡修复体对其塑形，即进入BOPT修复流程）。这一点应由临床医生确认。如果技师看到模型时存在疑问（如发现多颗基牙的龈缘线不协调），应向医生询问，确认基牙确实只需要进行简单的垂直型牙体预备修复。

在这一步完成之后，开始修整预备体代型，去除牙龈部分。代型修整完成后，用蓝色铅笔标记模型上可见的龈沟底的位置。龈沟底与龈缘线之间的区域即垂直型预备体上的完成区域。在简单垂直型牙体预备和生物导向预备技术（BOPT）的加工流程中，修复体边缘都应该设置在完成区域内，可控地进入龈沟内，不能侵犯结合上皮。修复体边缘在完成区域内的具体位置，应综合考虑龈沟深度和美学需求[21]。

对于简单的垂直型牙体预备修复来讲，由于没有牙龈塑形的需求，因此设置修复体边缘在完成区域内的具体位置时，主要考虑不侵犯结合上皮即可。只要在离开蓝线（龈沟底）一定安全距离的位置（推荐可以设置在距离蓝线约0.5mm处）设置修复体边缘线即可（图5-2-3）。标记边缘线后的模型可以进行代型分割和修整，去除边缘线根方的部分（图5-2-4）。

设置修复体边缘的位置时，应考虑以下因素确定。

1. 生物学宽度

设置修复体边缘在完成区域内的具体位置时，首要考虑是不侵犯结合上皮，确保戴牙后基牙具有合理的生物学宽度。因此修复体边缘应设置在离开龈沟底（黑线）一定安全距离的位置（推荐黑线冠方约0.5mm以上）。确定基本安全位置后，接下来应参考龈缘线的位置确定边缘具体位置。在牙周健康的基牙，龈沟深度平均约1.8mm，最深不超过3mm[22]。从目前见刊的有关垂直型预备体修复的临床研究看，多数文献建议的修复体边缘位置在龈沟内0.3～1mm的范围内[6,23-24]。因此在多数位点，龈沟底冠方约0.5mm的位置会位于龈缘下0.3～1mm的范围内。但在少数位点可能会发生龈沟较深或较浅的情况。

2. 龈沟过浅

设定修复体边缘线时，如果发现龈缘线距离龈沟底不足0.5mm，应告知临床医生。深度不足0.5mm的龈沟比较少见，临床医生应考虑到未能清晰取得龈沟底细节的可能。如果印模确实未能取得龈沟底，应重新制取印模。如果印模清晰准确，而龈沟底确实较浅，按照龈沟底冠方0.5mm设置的修复体边缘线非常接近龈缘线，那么照此边缘线加工出的修复体边缘可能处于平齐龈缘的位置。此时医技之间应进行沟通，确定齐龈水平的修复体边缘在此处是否满足预期的修复效果。如果满足，则可以按照齐龈边缘加工；如果不满足，可以考虑在加工修复体时把边缘设置在更接近龈沟底的位置（但不可超过龈沟底）。医生在临床试戴时再次确认修复体边缘在龈沟内的位置。在必要时由医生调整修复体边缘，完善抛光，再进行粘接操作。

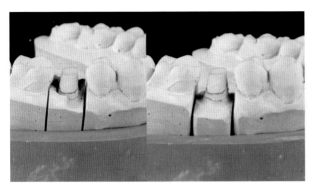

图5-2-3 标记龈沟底（黑线）

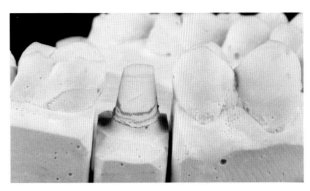

图5-2-4 完成分割和修整的代型，蓝线标记修复体边缘线

3. 龈沟过深

如果在某些位点设置边缘线时，发现龈沟较深，按照龈沟底冠方0.5mm设定的位置已经到达龈缘线下超过1mm，那么建议调整修复体边缘位置，将其设置在进入龈沟内1mm以内的位置即可。由于简单的垂直型预备体的修复不涉及使用过渡修复体塑形龈缘，因此直接制作永久修复体时把边缘设置在此范围内是比较安全的。如果将修复体边缘按照这一要求设置后，穿龈轮廓对于龈缘的支持无法满足修复后的美观要求，那么应当考虑进入生物导向预备技术（BOPT）的操作流程，此时应改为制作过渡修复体，待基牙戴用过渡修复体、调整和塑形龈缘至满意后，再制取终印模、加工永久修复体。

三、修复体的设计与制作

技师在已修整过牙龈部分、进行了代型分割

的工作模型上，制作蜡型（图5-2-5）；首先按照常规要求设计修复体的形状、长宽比、咬合接触点等；如果进行过术前美学设计，可以参考术前美学设计来设计永久修复体外形。

修复体颈部穿龈轮廓的形态应按照理想的穿龈形态设计，即在边缘处与基牙根面移行、近边缘处有充分的材料厚度。近边缘处如果设计了足够的厚度，则穿龈角度不会过锐，这样在加工和试戴过程中修复体边缘不会存在易破损的问题，也可以为医生在临床试戴过程中适当调整穿龈角度留出余地。但是应注意穿龈角度也不宜过大，不超过45°的穿龈角度较为常见（图5-2-6，图5-2-7）。

如果患者对修复体的美观效果要求极高，不得不进行回切后增加饰瓷才能达到要求，那么应保留穿龈部分的基底瓷颈圈，仅在影响美学效果的唇颊侧进行回切烤瓷（图5-2-8）。

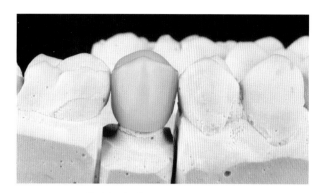

图5-2-5 制作修复体蜡型

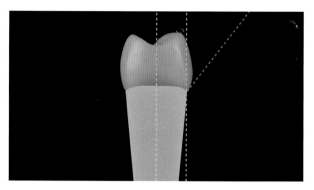

图5-2-6 修复体蜡型的颈部穿龈轮廓（蓝色虚线）应与基牙长轴方向（绿色虚线）形成适当的穿龈角度

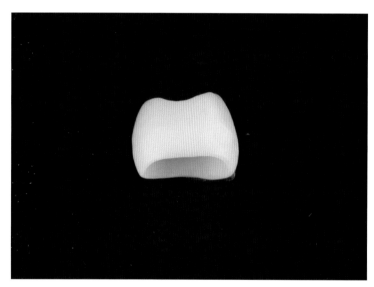

图5-2-7 单层全瓷修复体

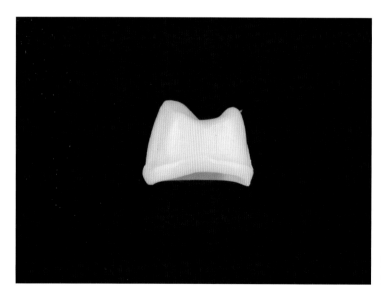

图5-2-8 如不得不进行饰瓷，应保留穿龈轮廓处的基底瓷颈圈

第3节 垂直型牙体预备修复体的数字化加工流程

一、数字化设计的边缘确定

对于取像清晰、完整的数字化印模（图5-3-1），垂直型预备体边缘的初步确定是非常容易的，在CAD软件中，可以清晰地看到预备体牙体组织与软组织经过排龈充分暴露龈沟后龈沟底的位置（图5-3-2），而数字化设计的初步边缘位置可以首先设定在龈沟底最深的位置（图5-3-3）。当然，这个位置并非修复体完成后的实际位置——修复体切削完成后，还需要对边缘区域进行整体的形态修整。在修整过程中应适当修短修复体边缘，避免其直接到达龈沟底的位置。根据笔者团队的临床经验，将其修整至龈沟底冠方0.5mm是比较安全的，可以有效规避侵犯生物学宽度的风险。边缘长度确定后，再形成适当的穿龈轮廓并完善抛光。

此处划设边缘线时，不同患者或同一患者不同牙位往往可能存在龈沟开敞程度不同的问题，该程度往往受牙体预备量、牙龈生物型、排龈操作等多重因素的影响，此外，不同口内扫描设备及扫描操作方法和时间也会对龈沟扫描的深度产生一定的影响，因此，有时我们扫描获得的龈沟形态可能并不是非常圆润光滑，可能出现不同程度的起伏或缺损，但在扫描范围足够的情况下，这种问题并不会造成无法划设边缘线的结果，CAD过程中的边缘线可以存在不完全平整的情况；这个问题可以在切削后通过打磨抛光处理，不会对修复效果产生不良的影响（图5-3-4～图5-3-6）。

二、数字化设计的修复体参数确定

除了边缘线的划设外，数字化设计最为关键的部分便是修复体参数设定，良好合理的参数设定可以大大减轻后续技工室技师打磨修整的工作负担，特别是椅旁修复时，可以大量节约医生戴牙时调整边缘形态的时间。

此外，由于垂直型预备体上的修复体的边缘在参数设定不正确的情况下，容易产生较薄锐的类似于刃状边缘，如果以这样的数据完成CAM加工，切削过程中极易出现边缘部分崩缺的问题，特别是玻璃基陶瓷材料，如此便会导致修复体边缘位置变化。尽管切削完成后，可以通过打磨修形，形成正确的边缘形态，但在修整完后的修复体边缘往往会变短，有时可能达不到预期的基牙覆盖范围，就会导致返工或修复失败的风险。因此，充分了解关于修复体边缘的参数，并合理地设置它们，成为了数字化修复设计不可忽视的重要环节。

具体的参数关键包括以下6个，下面将分别阐述这些设定参数时的要点，而参数的具体数值还与所选材料及加工设备有关，应参考材料、设备厂商的推荐值结合以下内容确定。

1. 边缘线宽度

由于垂直型牙体预备修复体的边缘与水平型牙体预备修复体不同，它并非一条线状边缘，而呈现出一条带状的边缘区域，因此在修复体设计的时候，该区域的宽度需要在CAD软件中进行调整（图5-3-7，图5-3-8），以避免由于CAD软件保留粘接间隙的设定，导致修复体与完成区域的不贴合。因此我们需要调整接触区域宽度至约1mm，从而保证边缘的密合性。

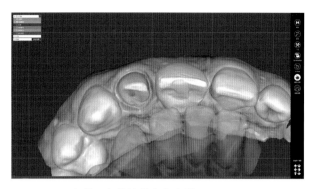

图5-3-1 清晰、完整的数字化印模

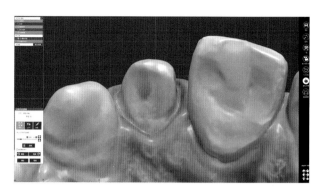

图5-3-2 清晰的龈沟形态

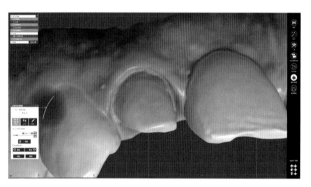

图5-3-3 龈沟底划设边缘线

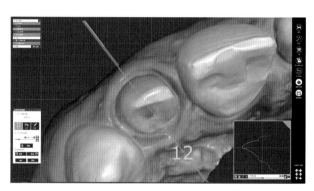

图5-3-4 边缘截面图

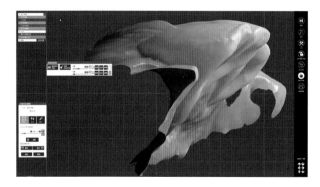

图5-3-5 断面最深处显示

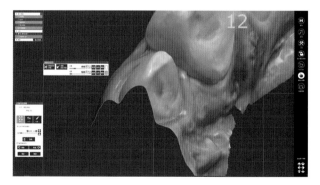

图5-3-6 边缘线最深处并不完全平整

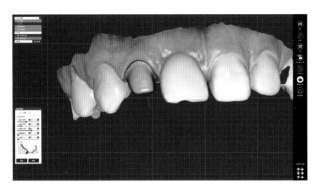

图5-3-7　完成区域较窄

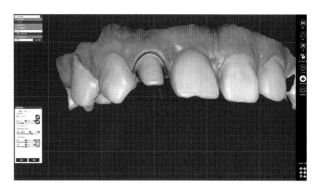

图5-3-8　完成区域较宽

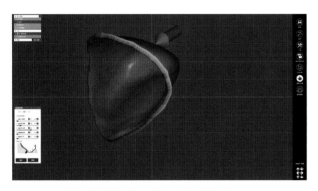

图5-3-9　修复体边缘水平宽度过小的状态

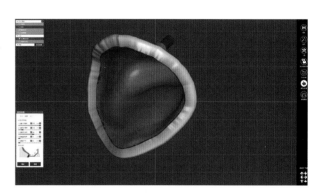

图5-3-10　修复体边缘水平宽度过大的状态

2.边缘水平宽度

在完成修复体边缘接触的范围设定后，修复体边缘形态的关键参数会以5种细节参数出现，包括边缘水平宽度、边缘倾斜宽度、边缘倾斜角度、边缘垂直高度及边缘线下移。

修复体边缘水平宽度的调节决定了修复体最下缘的薄厚，当这一参数调小时边缘变得非常薄弱（图5-3-9），当这一参数设定至最小，也即0时，表示该修复体边缘无水平宽度，那么此时极易形成刃状边缘，因此应尽量避免该参数变为0；当这一参数调大时（图5-3-10），我们可以得到一个较为宽的修复体边缘厚度；若参数过大，在临床上我们试戴时探诊边缘就会发现修复体存在明显的卡探针的感觉，即产生了悬突结构。因此该参数的设定应参考加工修复体所用的材料切削所需的最小厚度，以一个相对最小但能顺利完成切削的参数设定来设定。首先不能产生刃状边缘，以免造成加工困难；也不能产生过于明显的悬突，给切削后处理带来过大工作量。如在图中所示的病例中，选用了高透氧化锆全瓷材料，在五轴切削仪完成切削，在软件中设计修复体时，边缘水平宽度设置为0.15mm。

3. 边缘倾斜宽度

修复体的倾斜宽度是连接修复体水平宽度的区域设定，与水平宽度不同，由于它的位置更偏向冠外，因此在倾斜角度参数设定合理的情况下，加大该数值并不容易形成悬突，并且在一定程度上加强边缘强度。但过度加长该区域会形成形似"草帽沿"一样的形态结构，不利于修复体边缘的圆滑过渡，也会造成技师打磨时间的消耗；而参数设定得过小同样会造成边缘过渡形态丧失，无法形成圆滑自然的修复体边缘（图5-3-11，图5-3-12）。

4. 边缘倾斜角度

与修复体倾斜宽度相关的另一个参数是边缘倾斜角度，该参数可以调整设定好宽度的倾斜段的倾角，这一角度配合宽度设定决定了修复体从边缘向修复体颈1/3的过渡形态是否圆润自然。当这一角度设定为0时，即无倾斜角度，那么边缘倾斜段则转变成为水平段，丧失了该参数设定的意义，造成修复体的方形下缘及较大的悬突；但若这一参数设定过大，则会造成边缘过早和过度地内收，产生一个窄长形边缘，丧失过渡曲线，也会降低边缘强度。因此，角度与宽度的配合设定旨在产生一个移行顺滑圆润且具有一定厚度的边缘冠向延伸区域。常见的修复体边缘倾斜角度可以参考垂直型牙体预备修复体的穿龈角度设置，设置在30°～60°之间通常是比较安全的（图5-3-13，图5-3-14）。

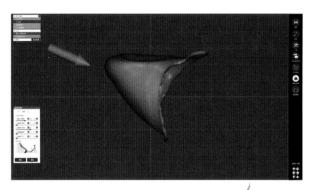

图5-3-11　边缘倾斜宽度过小

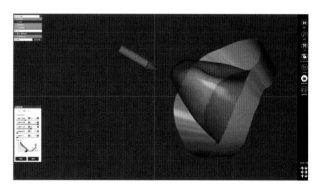

图5-3-12　边缘倾斜宽度过大

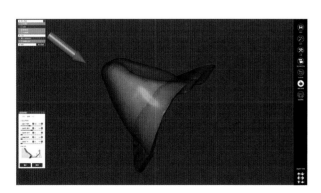

图5-3-13　边缘倾斜角度过小

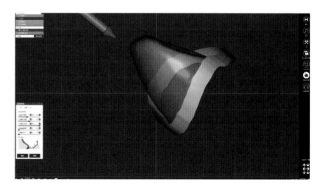

图5-3-14　边缘倾斜角度过大

5. 边缘垂直高度

边缘垂直高度产生于边缘倾斜区段的冠方，其作用是产生修复体颈1/3区域向中1/3区域的过渡。与倾斜区段的设定不同，它的方向是固定的，其过渡作用相对于倾斜区段来说较弱，其角度与预备体颈部的方向一致。因此其高度数值不宜设置得过大，否则会产生几乎均厚的一段修复体颈部，造成颈部修复体隆突结构丧失，影响修复体的美观，颈部防止食物过度冲击牙龈的作用减弱（图5-3-15，图5-3-16）。因此，这一参数的设定不宜过大，能够满足自然过渡至修复体体部的目的即可。

6. 边缘线下移

这一参数较为特殊，属于非常用参数，对于垂直型牙体预备修复体而言，如数字化印模取像范围及深度充足且清晰，这一参数需设定为0；如果取像深度不足，建议重新进行排龈及口内数字化印模；如出现患者无法复诊二次取模的情况，可以慎重调整这一参数，从而延展修复体边缘至更深的区域，但这种做法往往会容易造成边缘密合度的下降或修复无法完全就位，因此会产生大量试戴的检查、调整工作（图5-3-17，图5-3-18）。

至此，与垂直型牙体预备修复体设计相关的重要参数设定已经全部设定完成，其后的牙冠设计步骤与传统水平型牙体预备修复体设计并无明显差别。

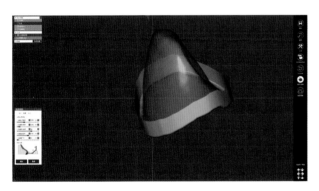

图5-3-15 边缘垂直高度过小

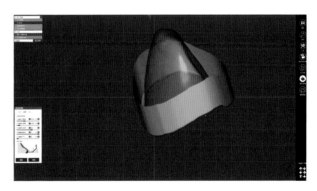

图5-3-16 边缘垂直高度过大

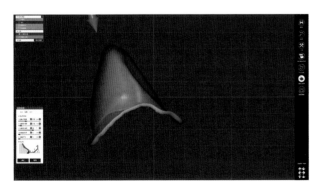

图5-3-17 边缘线无下移

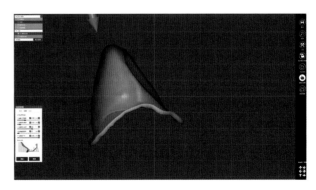

图5-3-18 边缘线下移后的效果

三、完成修复体设计

与传统水平型牙体预备的修复体设计流程相同，在设定就位道，选择牙形库中的牙形并合理摆放后，计算机会根据我们设定的参数自动生成修复体（图5-3-19，图5-3-20）。我们可以看出，在边缘参数设定合理的情况下，自动生成的修复体边缘形态几乎接近于理想边缘形态；如果因为设计软件或者版本不同，参数设置不是非常完善，有可能生成的边缘形态并不理想，技师可以利用软件中相关的形态调整工具，对边缘形态进行精确修整，使其达到较为理想的边缘形态。

由于上文所提及的边缘深处龈沟底印模数据可能存在的不光滑性，修复体的边缘可能并非完全圆滑，这就需要之后在模型或口内试戴修复体时进一步调整至光滑圆整的状态（图5-3-21，图5-3-22）。其他的关于邻接区接触力度及咬合点的设计与传统水平型牙体预备修复体设计无异，此处不再赘述。

至此，垂直型牙体预备的修复体设计已经完成，导出输出STL文件即可转回技工室或在椅旁CAM系统切削完成修复体。

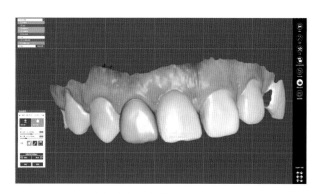

图5-3-19　自动生成的修复体1

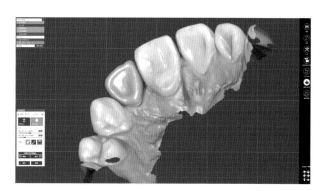

图5-3-20　边缘线下移

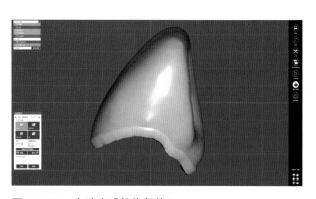

图5-3-21　自动生成的修复体2

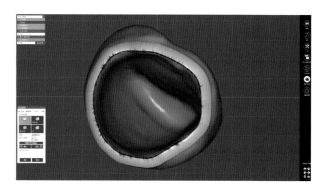

图5-3-22　自动生成的修复体边缘

四、切削后修复体的处理

切削完成后的修复体在进入临床试戴操作前，应根据修复材料的特性和临床需要进行后处理。常见的全瓷修复体后处理方式包括外染色、上釉、添加饰面瓷、精细抛光等。

总体来说，对于垂直型牙体预备的修复体，切削后的处理在穿龈轮廓冠方的部分与水平型牙体预备的修复体并无太大差别，不再赘述；但在

修复体颈部穿龈部分应特别注意以下几点。

修复体颈部应形成光滑的穿龈轮廓，以确保未来修复体利于患者口腔卫生的维护。单层结构氧化锆全瓷修复体需要选用合适的打磨、抛光材料，并按照正确的方法逐级打磨、完善抛光（图5-3-23 ～图5-3-28）。如果修复体需要通过外染色达到所需的临床效果，应该避免在颈部穿龈轮廓处染色，并应在颈部抛光前完成。对于带有饰瓷结构的氧化锆全瓷基底冠，颈圈部分不建议添

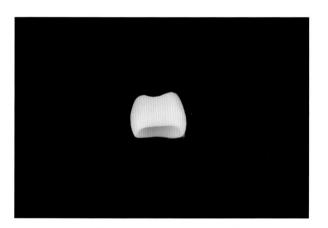

图5-3-23 切削烧结完成的单层结构氧化锆全瓷冠

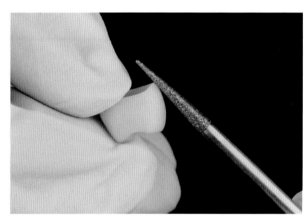

图5-3-24 完成边缘形态初步修整，形成符合要求的穿龈轮廓

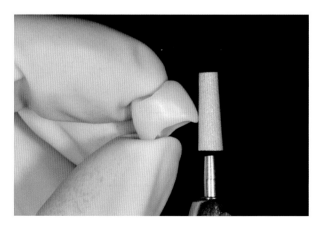

图5-3-25 采用氧化锆陶瓷抛光车针进行逐级抛光，图中以氧化锆打磨抛光系统ZiLMaster套装为例展示，首先使用玻化金刚石磨头初步打磨（转速20000 ～30000r/min）

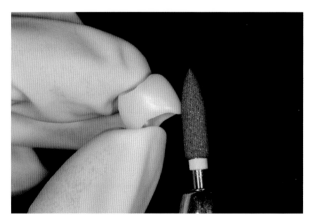

图5-3-26 使用ZiLMaster粗颗粒（Coarse，黑色）车针磨光（转速10000 ～20000r/min）

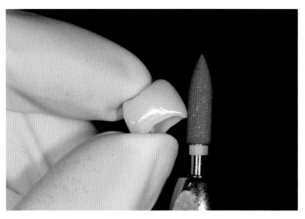

图5-3-27　使用ZiLMaster中颗粒（Medium，淡红色）车针抛光（转速10000～20000r/min）

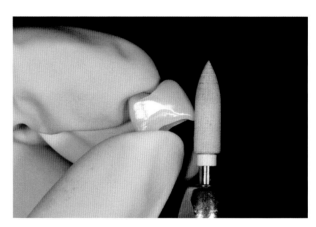

图5-3-28　使用ZiLMaster细颗粒（Fine，淡灰色）车针精细抛光（转速5000～10000r/min）

加饰瓷或上釉，应保留基底瓷构成的颈圈并对其完善抛光。

如此后处理的理由是，对氧化锆陶瓷进行不同的表面处理后，其微观结构会有所不同，这会影响与牙周组织细胞的结合能力。当氧化锆表面经过完善的精细抛光形成光滑表面时，有利于牙周组织成纤维细胞附着于材料表面，不利于菌斑堆积，因此可认为有利于牙周组织健康与长期稳定[25-26]。

由于在口内试戴垂直型牙体预备的修复体的临床操作中，医生需要进一步确认边缘进入龈沟的深度以及颈部的穿龈角度，因此垂直型牙体预备的修复体有时需要在试戴中再次调磨。采用单层结构的氧化锆全瓷冠最便于在临床试戴时由医生调磨后再次完善抛光。不过，对于美学效果要求极高的病例，如果单层结构的氧化锆全瓷冠不能达到理想效果，那么不得不考虑采取带有饰瓷结构的氧化锆全瓷冠或二硅酸锂加强型玻璃陶瓷全冠进行修复。

对于二硅酸锂加强型玻璃陶瓷制作的垂直型牙体预备的修复体，在完成打磨抛光后，可先进行临床试戴。在临床试戴时，如果临床医生对修复体边缘进行了少量的边缘调整，对穿龈部分可进行完善抛光以便保持光滑的穿龈轮廓，其余部分进行上釉处理，完成后即可进行粘接。

第4节　垂直型牙体预备修复体的试戴和粘接

一、试戴的关键问题

1. 修复体边缘的位置

试戴时首先调整冠的邻接使修复体可以完全就位。根据修复体的设计，边缘的位置应位于完成区域内，不可进入龈沟内过深，离开龈沟底0.5mm以上的深度通常是安全的。

试戴时应在口内检查修复体进入龈沟内的深度（图5-4-1，图5-4-2）。修复体的边缘应位于龈缘下1mm以内，多数情况下在龈下0.5～1mm。如果试戴时发现修复体进入龈沟超过此深度，需要调整边缘长度，并重新形成穿龈轮廓后，再进行完善抛光。如果最终修复体是复制的过渡修复体的穿龈轮廓，则可在佩戴过渡修复体时测量过渡修复体边缘位于龈下的深度，用来参考永久修复体的龈下深度。

2. 牙龈组织的支撑和美学状态

修复体完全就位后需要检查修复体边缘对于牙龈组织的支撑效果。适当的修复体边缘形态，可以对牙龈起到适当的支撑效果，保证牙龈组织的健康。

对于美学区修复，戴入修复体后还需要检查牙龈形态的美学效果。单颗牙齿修复主要是和同名牙的龈缘形态一致，多颗牙齿修复需要观察两侧牙龈形态是否对称。如果存在问题，有可能需要对修复体进行调整，调整后的修复体边缘需要进行重新抛光。

修复体边缘的龈下边缘部分尽量使用氧化锆的材料。如前所述，金属、玻璃基陶瓷、氧化锆材料都可以作为垂直型牙体预备修复体的材料，但从材料强度、美观性、生物相容性、操作便利性等多方面考虑，高透氧化锆全瓷材料是目前垂直型牙体预备修复体的首选。

如果试戴修复体的穿龈部分与塑形好的牙龈之间接触不够紧密，则意味着穿龈部分应进行添加而非调磨。这时不得不通过添加饰面瓷的方式

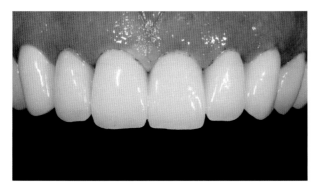

图5-4-1　在口内就位修复体后在修复体上标记龈缘线

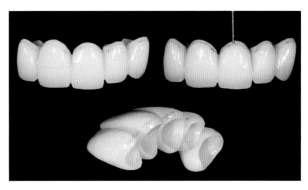

图5-4-2　取下修复体测量边缘深度

来调整形态，以达到最佳的美学效果。实验室研究发现，精细抛光的二硅酸锂加强型玻璃陶瓷表面具有更好的可润湿性，在与液体接触时会形成更大的接触角；而上釉处理后的玻璃陶瓷表面与液体接触时形成的接触角更小，亲水性较低[27]。颈部穿龈轮廓的亲水性低可能会不利于牙周组织细胞与修复体表面的结合，因此如果需要大范围增加颈部穿龈轮廓的维度，不宜采取增加饰瓷的方法，应考虑根据试戴情况修改修复体设计、重新制作修复体。

不同材料与牙周组织细胞的结合能力因表面处理方式不同而有差异，如果将抛光后的氧化锆陶瓷、二硅酸锂加强型玻璃陶瓷以及饰面瓷进行比较，有研究发现抛光后的氧化锆陶瓷和抛光后的二硅酸锂加强型玻璃陶瓷均具有更好的牙周组织细胞附着及定植能力，其中氧化锆陶瓷表面的牙周细胞附着量更多，而饰面瓷表面附着的牙周组织细胞最少[28]。

因此，在永久修复体的穿龈部分最好采用氧化锆材料或二硅酸锂加强型玻璃陶瓷形成。对于需要通过修复体调控牙龈轮廓的病例，制作过程中最理想的方案还是首先通过过渡修复体进行软组织塑形，牙龈状态满意后，再完全复制过渡修复体的颈部穿龈形态，将过渡修复体塑形完成的软组织形态完美呈现，尽量减少在试戴后增加饰瓷的可能，而这就需要进入BOPT体系，相关内容将在第7章详细介绍。

二、修复体的粘接

对于多数天然基牙，垂直型牙体预备的修复体粘接与水平型牙体预备的修复体粘接并无明显区别。如前文所述，正常的垂直型牙体预备的永久修复体的边缘进入龈沟深度不应过深，与常规水平型牙体预备的修复体进入龈沟的深度并无区别；修复体–基牙的整体外形轮廓也没有明显区别，因此并没有增加粘接的难度，也没有增加粘接剂清洁的难度和风险。

建议使用流动性好的树脂进行粘接，高流动性的粘接剂有利于其排溢，保证修复体完全就位。同时流动性较好的粘接剂容易溢出龈沟外，较易去除，避免粘接剂残留造成的牙龈炎症。在健康的基牙牙周状态下、在适当的边缘深度和形态控制下，粘接后由于龈沟内上皮结合的阻挡，粘接剂能顺利地溢出，使用常规的清洁工具就能顺利地清洁粘接剂。

对于个别龈沟深度过深、粘接剂溢出流入龈沟深部可能难以清除的基牙，可以考虑采用预粘接技术或者排龈粘接技术。这种风险在应用BOPT体系存在的可能性更大一些，具体操作方法也将在第7章进行详细介绍。

参考文献

[1] Xie W, Yang S, Hai Q, et al. Effect of Ferrule Thickness on Fracture Resistance of Endodontically Treated Incisors Restored with Fiber Post and Metal Crown[J]. Int J Prosthodont, 2020, 33(3):321-327.

[2] Kivanç BH, Alaçam T, Ulusoy OI, et al. Fracture resistance of thin-walled roots restored with different post systems[J]. Int Endod J, 2009, 42(11):997-1003.

[3] Da Silva NR, Raposo LH, Versluis A, et al. The effect of post, core, crown type, and ferrule presence on the bio-mechanical behavior of endodontically treated bovine anterior teeth[J]. J Prosthet Dent, 2010, 104(5):306-317.

[4] Davide C, Angelo C, Rodrigo OAS, et al. Durability and Weibull Characteristics of Lithium Disilicate Crowns Bonded on Abutments with Knife-Edge and Large Chamfer Finish Lines after Cyclic Loading[J]. J Prosthodont, 2015, 24(8):615-619.

[5] Mario I, Davide C, Marco V. Minimally invasive vertical preparation design for ceramic veneers: a multicenter retrospective follow-up clinical study of 265 lithium disilicate veneers[J]. Int J Esthet Dent, 2019, 14(3):286-298.

[6] Cortellini D, Canale A. Bonding lithium disilicate ceramic to feather-edge tooth preparations: a minimally invasive treatment concept[J]. J Adhes Dent, 2012, 14(1):7-10.

[7] Valenti M, Valenti A. Retrospective survival analysis of 110 lithium disilicate crowns with feather-edge marginal preparation[J]. Int J Esthet Dent, 2015, 10(2):246-257.

[8] Schmitz JH, Cortellini D, Granata S, et al. Monolithic lithium disilicate complete single crowns with feather-edge preparation design in the posterior region: A multicentric retrospective study up to 12 years[J]. Quintessence Int, 2017, 20:601-608.

[9] Skjold A, Schriwer C, Øilo M. Effect of margin design on fracture load of zirconia crowns[J]. Eur J Oral Sci, 2019, 127(1):89-96.

[10] Findakly MB, Jasim HH. Influence of preparation design on fracture resistance of different monolithic zirconia crowns: a comparative study[J]. J Adv Prosthodont, 2019, 11(6):324-330.

[11] Beuer F, Aggstaller H, Edelhoff D, et al. Effect of preparation design on the fracture resistance of zirconia crown copings[J]. Dent Mater J, 2008, 27(3):362-367.

[12] Kasem AT, Sakrana AA, Ellayeh M, et al. Evaluation of zirconia and zirconia-reinforced glass ceramic systems fabricated for minimal invasive preparations using a novel standardization method[J]. J Esthet Restor Dent, 2020, 32(6):560-568.

[13] Reich S, Petschelt A, Lohbauer U. The effect of finish line preparation and layer thickness on the failure load and fractography of ZrO_2 copings[J]. J Prostate Dent, 2008, 99(5):369-376.

[14] Schmitt J, Wichmann M, Holst S, et al. Restoring severely compromised anterior teeth with zirconia crowns and feather-edged margin preparations: a 3-year follow-up of a prospective clinical trial[J]. Int J Prosthodont, 2010, 23(2):107-109.

[15] Poggio CE, Dosoli R, Ercoli C. A retrospective analysis of 102 zirconia single crowns with knife-edge margins[J]. J Prosthet Dent, 2012, 107(5):316-321.

[16] McLean JW, Wilson AD. Butt joint versus bevelled gold margin in metalceramic crowns[J]. J Biomed Mater Res, 1980, 14(3):239-250.

[17] Raigrodski AJ, Chiche GJ, Potiket N, et al. The efficacy of posterior three-unit zirconium-oxide-based ceramic fixed partial dental prostheses: a prospective clinical pilot study[J]. J Prosthet Dent, 2006, 96(4):237-244.

[18] Bindl A, Mörmann WH. Marginal and internal fit of all-ceramic CAD/CAM crown copings on chamfer preparations[J]. J Oral Rehabil, 2005, 32(6):441-447.

[19] Vigolo P, Mutinelli S, Biscaro L, et al. An in vivo evaluation of the fit of zirconium-oxide based, ceramic single crowns with vertical and horizontal finish line preparations[J]. J Prosthodont, 2015, 24(8):603-609.

[20] Ferrari M, Marucci A, Cagidiaco EF, et al. Sealing ability of new translucent zirconia crowns made with digital workflow and cemented with different types of cement[J]. Int J Periodontics Restorative Dent, 2021, 41(5):703-710.

[21] Loi I, Di Felice A. Biologically oriented preparation

technique (BOPT): a new approach for prosthetic restoration of periodontically healthy teeth[J]. Eur J Esthet Dent, 2013, 8(1):10–23.

[22] 曹采方. 临床牙周病学[M]. 北京:北京大学医学出版社, 2006.

[23] Agustín-Panadero R, Serra-Pastor B, Loi I, et al. Clinical behavior of posterior fixed partial dentures with a biologically oriented preparation technique: a 5-year randomized controlled clinical trial[J]. J Prosthet Dent, 2021, 125(6):870–876.

[24] Paniz G, Nart J, Gobbato L, et al. Clinical periodontal response to anterior all-ceramic crowns with either chamfer or feather-edge subgingival tooth preparations: six-month results and patient perception[J]. Int J Periodontics Restorative Dent, 2017, 37:61–68.

[25] Moretti D, Teixeira LN, Carvalho P, et al. Biologic behavior of pressed lithium disilicate ceramic and zirconia on human gingival fibroblasts: an in vitro study[J]. Int J Periodontics Restorative Dent, 2022, 42(5):e153–e159.

[26] Dal Piva A, Contreras L, Ribeiro FC, et al. Monolithic ceramics: effect of finishing techniques on surface properties, bacterial adhesion and cell viability[J]. Oper Dent, 2018, 43(3):315–332.

[27] Brunot-Gohin JL, Duval EE, Azogui R, et al. Soft tissue adhesion of polished versus glazed lithium disilicate ceramic for dental applications[J]. Dent Mater, 2013, 29(9):205–212.

[28] Tetè S, Zizzari VL, Borelli B, et al. Proliferation and adhesion capability of human gingival fibroblast onto zirconia, lithium disilicate and feldspathic veneering ceramic in vitro[J]. Dent Mater, 2014, 33(1):7–15.

第6章

生物导向预备技术的理念和应用
The Concept and Application of Biologically Oriented Preparation Technique

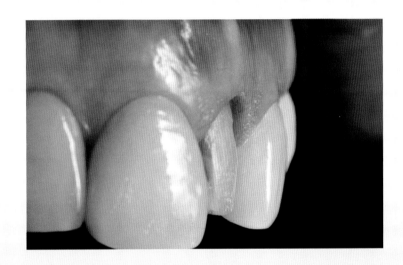

前文中已经对垂直型牙体预备进行了介绍。从文献报道看，水平型牙体预备和垂直型牙体预备在临床均已应用了较长时间。21世纪初，学者们在总结既往文献和临床工作的基础上，提出了生物导向预备技术（biologically oriented preparation technique，BOPT）。尽管文字直译是"预备技术"，但其包含内容远远大于"牙体预备技术"。在应用这项技术时，不仅要掌握预备技术，更要关注修复体周围软组织的管理。

本章中，我们在回顾既往文献的基础上，介绍BOPT提出的背景，尝试解读提出这一技术的思路。

第1节　垂直型牙体预备与龈沟内预备技术的提出

一、垂直型牙体预备的早期应用

在本书的第1章中已经提及，在全冠和固定桥基牙的固定修复当中，垂直型牙体预备与水平型牙体预备一样，其应用历史由来已久。

垂直型牙体预备的早期临床应用，主要以保存更多的牙体硬组织为目的，常常用于既往因牙周炎导致牙周支持组织受损的基牙。在这类临床病例中，为达到微创和便于自洁的目的，可以将修复体边缘设置于龈上或齐龈位置（图6-1-1）。当修复体边缘位置设置在龈上水平时，修复体的颈部形态满足移行的要求，表面进行完善的抛光或上釉后，即可达到利于患者自洁的目的。此时，修复体的颈部形态对边缘龈的形态与质地并无太多直接的作用。但垂直型牙体预备显然可以比进行水平型牙体预备降低牙体预备量。

而对于不存在明显牙周支持组织丧失的基牙，如果制备垂直型预备体，那么仍然会比制备水平型预备体保存更多的牙体组织。在牙颈部靠近预备体完成线的部位尤其如此。这一点也在第1章和第2章进行了较为详细的讨论。因此，即使在早期，非金属修复材料的性能尚不适宜加工垂

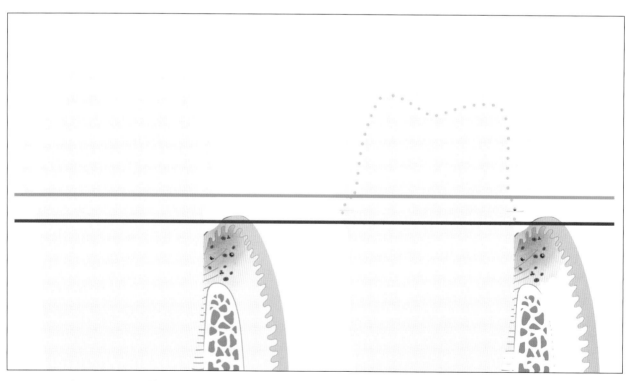

图6-1-1　对于图示牙周支持组织受损的基牙，如果将修复体边缘设置在红线所示齐龈位置，那么不得不去除更多的牙体组织（如虚线所示），以获得全冠的就位道；如果将修复体边缘设置在绿线所示的龈上位置，则可以更多地保存牙体组织

直型预备体所需的修复体时，仍有很多医生尝试制备垂直型预备体，并采用金属修复体来完成修复。

在临床医生设计修复体边缘位置的时候，除去考虑如何保留更多的牙体硬组织之外，还要综合考虑基牙既往缺损的位置、牙本质肩领的完整性、临床冠的殆龈向高度、固位力等因素。在必要时，修复体边缘的位置需要设计在齐龈或龈下的位置。

尽管有研究者认为将修复体边缘设置在龈下可能对未来的龈缘健康产生不利影响[1]，但是也有研究结果提示，修复体边缘的精确性对于未来维持修复体边缘牙龈的健康稳定更加重要[2]。在一项纳入了510颗基牙（其中311颗基牙的修复体设计了龈下边缘）的回顾性临床研究中，作者对患者进行了最长达9年的临床观察和个性化的牙周维护。作者分析了此项研究结果认为，患者经过了规范有效的牙周治疗后，在保持良好的口腔卫生维护和个性化牙周维护治疗的前提下，采用龈下边缘修复体进行基牙的全冠或固定桥修复，不会提高基牙在修复后发生牙周炎症的风险[3]。

当修复体边缘位置被设计于齐龈或龈下时，修复体边缘的形态与质地将对边缘龈的形态、健康及稳定性产生更多直接的作用。无论预备体的完成形式是垂直型还是水平型，都应设计适当的修复体边缘形态，并通过规范的临床与技工室操作获得修复体与预备体之间高度的密合性，如此才能获得边缘龈组织的长期健康稳定。正如第2章中所讨论的，在设计修复体边缘形态时，适当的凸度可以创造适当的体外修复空间（ETRS）。修复体戴入后，边缘龈将获得修复体边缘凸度的适当支撑。

如果修复体边缘的凸度适当，且患者的口腔卫生维护良好，边缘龈的形态将逐渐适应修复体边缘的形态并达到稳定的状态。对于需要配合牙周手术的基牙，边缘龈逐渐适应修复体边缘形态而达到稳定形态的现象，很早就被观察到并在文献中进行了报道。有研究者提出了复合预备（combined preparation）技术，即在牙周手术中，翻瓣后对基牙进行预备，以更好地消除预备体轴面倒凹和形成有利的预备体根面形态[4-5]。根据作者对术后的观察，这种牙周翻瓣手术中配合基牙牙体预备，使牙周组织在过渡修复体引导下愈合的方式获得了良好的愈合。

二、龈沟内预备的提出

修复体周围软组织在修复体的边缘形态引导下完成愈合和塑形的情况，不仅在进行了牙周翻瓣手术的病例中被观察到，在不需要牙周翻瓣手术的基牙上也同样常见。无论制备水平型预备体，还是制备垂直型预备体，当修复体边缘被设置在齐龈或龈下时，正确的修复体边缘形态都会适当地支撑边缘龈，对边缘龈起到塑形的作用。这种作用在第2章中进行了讨论和举例。

在这样的临床操作中，龈缘受到了修复体边缘的支撑和引导塑形，但是因为没有进行牙周手术，所以并没有经过愈合与成熟的过程。在不进行牙周手术的基牙上，如果在牙体预备过程中加入一个采用旋转器械对龈沟内上皮进行轻微预备的过程，那么龈缘在戴用过渡修复体后，就不仅会受到支撑与塑形，还会经历愈合与成熟的过程。这样的技术被称作Gengittage（意大利语）或Gingitage（英语）。我国学者在相关译著中，曾将此技术译为片切预备[6]。

"Gingitage"这一术语的构词事实上对这一技术本身做出了很好的解释。牙周治疗中的刮治术可称为curettage[7]，在治疗操作中，刮治器的工作刃紧贴牙周袋内的牙根表面，进行去除牙石、肉芽组织及病变牙骨质的动作；在龈沟内预备中，旋转器械预备的对象不仅局限于牙体硬组织，也会接触到牙龈（gingiva）组织，形成的效果是对龈沟内上皮进行了一定的预备。那么把牙龈（gingiva）和刮治术（curettage）的词根拼接出Gingitage这样一个术语来描述这种操作，是一个非常合理的创造，神似于我们中文中"骱"字的创造。

上述的复合预备技术和龈沟内预备技术的不同点，在于前者对基牙进行了牙周手术，而后者没有翻瓣手术的操作。两种技术的理念共通之处在于通过完成牙体预备与过渡修复体，使牙龈在修复体边缘形态的引导下愈合、成形并逐渐成熟。在运用这样的技术时，医生和技师需要认真考虑一个具有重要临床意义的问题——那就是修复体的边缘应设置在什么位置。

根据经典教科书的要求，医生在全冠修复中需要考虑修复体固位、牙周健康状况、覆盖已有充填体、牙本质肩领、美观需求、自洁能力等因素，进行综合判断，结合患者的实际情况，最终确定修复体边缘的位置。

无论设置在龈上、龈下或齐龈，此时修复体边缘位置的确定是以龈缘位置为参考的。但在牙周手术后，或龈沟内预备后，未愈合的龈缘难以作为确定修复体边缘位置的准确参考。较为可靠的方法是参考牙槽嵴顶的位置，在其冠方以不侵犯生物学宽度为界，设置修复体的边缘。

由于这种设计龈缘位置的方法有赖于以文献数据为根据的估计，因此在牙龈愈合过程中，修复体边缘的位置仍有可能需要优化。那么在这样的治疗过程中，在预备体上形成移行的完成区域来取代由牙体预备唯一确定的完成线将会更加便利。

在牙龈愈合与成熟的过程中，如果医生发现修复体边缘位置需要调整，只需对过渡修复体进行修形与抛光，而无需再次修整预备体形成新的完成线。这一点无疑是只有垂直型牙体预备能够做到，而水平型牙体预备无法做到的。因此无论是否对基牙进行牙周翻瓣手术，采用垂直型牙体预备来配合龈沟内预备，看来都是预备基牙的最佳选择。

第2节　生物导向预备技术的提出

从上节的内容可见，采用垂直型牙体预备对基牙进行牙体预备，配合对基牙的牙龈组织进行必要的准备（翻瓣手术或不翻瓣预备），再通过过渡修复体的颈部形态，对龈缘的位置和形态进行引导，是一种由来已久的临床技术。在早期应用这类技术的临床实践中，受限于当时广泛应用的非金属修复材料的机械性能，永久修复体的制作常常需要采用金属颈缘。但是这样的修复体在美学区有时无法获得令人满意的美学效果。

有关修复垂直型预备体的修复材料选择及修复体边缘特点的内容在本书的第1章、第2章、第5章进行了具体的讨论。

随着非金属固定修复材料机械性能的不断提高和加工技术的不断进步，全瓷材料用于加工修复体来完成垂直型预备体的修复不仅得以实现，并且被越来越多地应用于临床工作中，取得了令人满意的功能和美学效果[8]。生物导向牙体预备技术（biologically oriented preparation technique，BOPT）正是在这样的基础上被不断总结而提出的。

在归纳既往文献的基础上，意大利医生Ignazio Loi和技师Antonello Di Felice总结了他们的临床工作与追踪观察，于2013年在《欧洲美学牙科杂志（The European Journal of Esthetic Dentistry）》上以英文发表了题为"Biologically oriented preparation technique (BOPT): a new approach for prosthetic restoration of periodontally healthy teeth"的文章。文中提出了术语"生物导向预备技术（biologically oriented preparation technique，BOPT）"来描述一种应用垂直型牙体预备进行基牙的预备，同期采用旋转器械进行龈沟内的预备，通过戴用树脂过渡修复体在龈缘愈合过程中对龈缘进行塑形，由此获得健康稳定的修复体周围软组织的方法。这是较早提及BOPT的文献中，颇具代表性的英文文献。BOPT概念的提出实际上早于这一时间，但此前的文献常以意大利语撰写[9]，阻碍了这一概念在世界范围的广泛传播。

该文中较为详细地描述了BOPT的临床操作步骤和技工室加工流程。在牙体预备阶段的临床操作中，BOPT结合了经典文献中的垂直型牙体预备和采用旋转器械完成的龈沟内预备技术。BOPT的提法尽管从文字含义看是一种预备技术（preparation technique），但在从文中的描述及既往文献的阐述来看，在临床应用此方法的过程中，须遵循一系列技术要点，才能获得健康、稳定的边缘龈组织，从而达成理想的粉白美学效果。

过渡修复体的边缘形态设计及调整，是修复体周围牙龈组织愈合中的关键步骤。在过渡修复体及永久修复体的加工过程中，技工室操作也有诸多关键操作与水平型牙体预备的修复体加工流程有所不同。

由此看来，BOPT的含义不应局限于术语本身的文字含义，至少应该包括牙体预备技术、软组织塑形技术、相应的印模技术以及技工室操作技术等[9]。除去技术含义，Loi医生本人及其他很多研究BOPT的研究者均认为BOPT应作为一种理念，在临床工作中应用各项技术的目的，是为了在修复体周围的软组织愈合过程中，利用过渡修复体来引导软组织的塑形。

以这样的理念来看，BOPT的内容不局限于天然基牙的固定修复；通过应用具有一定形态的无肩台型基台，或专为此理念设计的种植系统，BOPT理念也被应用于种植体支持的单冠或固定桥修复[10-13]。

而对于天然基牙，BOPT也包含了牙周翻瓣手术中进行垂直型牙体预备，术中即刻进行过渡修复，利用过渡修复体对术后的牙龈愈合进行引导，塑形修复体周围边缘龈的方法[8]。

有关牙体预备技术的临床操作步骤在第3章已做了具体介绍，相应的印模技术及修复体加工流程则分别在第4章、第5章进行了讨论，而修复体周围软组织塑形的相关内容将在第7章进行具体讨论，BOPT理念在种植修复中的应用将在第8章进一步讨论。

第3节 生物导向预备技术的应用

通常在讨论临床治疗方法时，明确的适应证与禁忌证对于指导其临床应用具有重要作用。但对于生物导向预备技术（BOPT），尽管近年来的临床研究和实验室研究不断增加，但是未见文献明确提出其适应证或禁忌证。这可能与BOPT的含义有关。如上一节所述，BOPT的内涵并不局限于一种单一的技术；BOPT作为一种理念，其涵盖的不同技术可以应用于不同的临床情况。

例如，BOPT主要应用于天然基牙的全冠修复，那么在讨论其适应证与禁忌证时，可参考全冠修复的适应证与禁忌证。而BOPT也可应用于天然基牙的贴面修复、固定桥修复中基牙的预备，以及种植体支持的单冠和固定桥修复。那么在讨论各种情况下BOPT的适应证与禁忌证时，需要参考相应修复治疗的适应证与禁忌证。如果以这样的方式来讨论BOPT的适应证与禁忌证，那么似乎是在重复地讨论全冠修复、贴面修复、固定桥修复、种植体支持的单冠或固定桥修复等修复治疗的适应证与禁忌证。而这样的讨论对临床指导意义似乎并不大。

在多数见刊的有关BOPT的文献中，常被作者提出和讨论的是其优势与局限性。在本节中，我们以文献为基础，结合笔者团队的临床体会，讨论BOPT的优势和局限性，由此尝试讨论BOPT的临床应用范围，希望对临床工作提供参考。

一、保存更多的健康牙体硬组织

在应用BOPT预备全冠或固定桥基牙时，相比于采用水平型牙体预备，BOPT的应用有利于保存更多的牙体硬组织，尤其体现在基牙颈部[8,10-11,14-16]。这一点与应用此技术进行全冠/固定桥预备时，基牙牙体硬组织部分的预备采用了垂直型牙体预备有关，这在第1章、第2章中已经进行过具体的讨论，此处不再展开。

在应用BOPT进行贴面预备时，健康牙体硬组织也得到了较好的保存，符合微创的理念[17]。专门针对BOPT应用于天然基牙贴面修复研究的文献较少，从相关病例报道中对其临床与技工室操作步骤的描述来看，将BOPT理念应用于贴面修复时，其具体的操作步骤与进行微创或无创贴面修复所采取的步骤类似。在美学设计以及与患者的沟通中，采取诊断蜡型（wax-up）、诊断饰面（mock-up）等进行三维美学与功能评估。在评估完成并确认美观预评估过渡修复体（aesthetic pre-evaluative temporary，APT）后，由诊断饰面引导牙体预备过程，以期获得精确、微创的牙体预备效果。无论从BOPT理念还是从微创理念出发，以二者的理念指导形成的操作步骤殊途同归，均达到了保存更多健康牙体组织的目的。

由此可见，在天然基牙的全冠、固定桥及贴面修复中，应用BOPT比采取水平型牙体预备更利于保存健康的牙体硬组织。对于希望保存更多健康牙体硬组织的临床情况，BOPT具有一定优势。

二、易于调整修复体边缘的位置

BOPT的一个非常重要的临床优势，在于有可能在一定范围内调整修复体边缘相对于龈缘的位置。这一点首先需要在牙体预备阶段通过垂直型牙体预备去除原有的釉牙骨质界（CEJ），形成预备体的完成区域。在接下来的临时修复阶段，需要适当调整过渡修复体的边缘位置与形态，在一定的范围内调整龈缘的形态，并创造新的修复体釉牙骨质界（PCEJ）[10-11,14-17]。

在第3章和第5章中，我们已经具体讨论过垂直型牙体预备的具体操作和修复体的加工与调整，此处不再详细讨论。简单来说，在不采取翻瓣手术的情况下应用BOPT，可以对永久修复体的边缘在冠根向进行一定范围内的调整，而这一范围的冠方边界不超过成熟的龈缘位置，根方边界不超过生物学宽度所允许的最根方界限。通常认为修复体边缘位置不深于龈沟底冠方的0.5mm是安全的。根据这样的技术要求加工出的永久修复体，其边缘位置通常在龈缘下0.5～0.7mm的深度[18]。

在应用BOPT时，临床医生一方面应当利用好这一优势，在一定范围内通过过渡修复体调整龈缘的位置、形态与质地；另一方面，也应认识到其局限性，即当根据美学与功能设计的理想龈缘位置超出这一范围时，仅仅通过垂直型牙体预备后过渡修复体的塑形不足以安全有效地调整龈缘的位置，那么此时应当考虑联合翻瓣手术进行治疗处理。

三、采用BOPT对条件受限基牙进行二次修复

在第1章第4节中，我们讨论了在二次修复的病例中应用垂直型牙体预备或BOPT需要考虑的因素。对于二次修复的病例，在开始治疗前首先应进行合理的设计。

例如，如果更换修复体仅仅是因为需要更换修复材料，或更换缺损的修复体，而基牙预备体完好，且基牙周围的龈缘位置和形态无需改变，那么原有的水平型完成线无需改变，保留或者精修原有肩台即可。

如果确实有必要将原有的水平型预备体重新预备，采取垂直型牙体预备或BOPT的方法二次修复，那么应对基牙进行详细的牙周检查，并结合原有预备体的肩台情况来判断是否需要联合翻瓣手术治疗完成修复。

正如第1章中所述，对于原有的过宽和/或位置过深的水平型完成线，如果仅仅依赖垂直型牙体预备或BOPT来重新预备基牙，而不进行必要的牙周手术，那么重新建立的修复体边缘侵犯生物学宽度的风险将大大提高。

四、基牙的牙周状况与患者的口腔卫生状况考量

尽管见刊的文献中未见明确指出应用BOPT的适应证与禁忌证，但是在相关的临床研究中，作者列出的病例纳入与排除标准对于此技术的临床应用无疑具有重要的参考意义。

表6-3-1列出了目前见刊的大部分关于BOPT的临床研究中，作者列出的纳入与排除标准。可

表6-3-1 部分关于BOPT的临床研究中列出的纳入与排除标准

第一作者与发表年份	纳入标准	排除标准
Paniz G et al (2017)[18]	1. 患者需要进行上前牙或第一前磨牙全冠修复 2. 术前牙周探诊深度（PD）≤4mm，未见探诊出血（BoP） 3. 大于21周岁 4. 全口菌斑指数（full-mouth plaque score，FMPS）与全口牙龈出血指数（full-mouth bleeding scores，FMBS）＜20% 5. 角化龈宽度＞2mm	1. 具有禁忌牙科治疗的病史 2. 局部或全身疾病或用药，可能影响牙周组织愈合 3. 余牙未治疗的龋或牙周病 4. 吸烟 5. 不能或不愿按规律复诊
Agustín-Panadero R et al (2018)[19]	1. 大于18周岁 2. 不吸烟 3. 牙周健康或既往牙周病控制良好 4. 前牙旧冠桥修复体因龈缘与修复体边缘不协调，引起美观问题、继发龋或其他并发症，需要更换	
Serra-Pastor B et al (2019)[20]	1. 大于18周岁 2. 不吸烟 3. 牙周健康或既往牙周病控制良好 4. 美学区存在固定修复体因生物学、美学或其他并发症需要更换	1. 吸烟 2. 未控制的口腔副功能 3. 严重的系统疾病
Agustín-Panadero R et al (2020)[21]	1. 大于18周岁 2. 全身健康 3. 不吸烟或每天吸烟＜10支 4. 活髓基牙或经过完善根管治疗 5. 经医生检查确认口腔卫生良好 6. 基牙牙周健康，不存在根尖病变，PD 0~3mm 7. 咬合关系稳定且对颌为天然牙	1. 固定桥超过3单位 2. 口腔卫生差 3. 口内存在高活跃度龋 4. 基牙周围牙列存在活动期牙周病 5. 磨牙症 6. 未控制的糖尿病或其他可能对修复治疗存在不利影响的全身疾病 7. 服用双膦酸盐者
Serra-Pastor B et al (2021)[22]	1. 前牙区旧的固定修复体存在并发症需要更换 2. 大于18周岁 3. 不吸烟或每天吸烟＜10支 4. 牙周健康（PD 0~3mm） 5. 既往牙周病控制良好 6. 咬合正常或副功能控制良好	1. 无法进行固定修复 2. 未治疗或未控制的牙周病 3. 未控制的口腔副功能（磨牙症） 4. 严重的系统疾病

见除外一些有关固定修复体的临床研究的常规标准，如患者的年龄、全身情况等，不同研究中，判断病例是否纳入的一项重要标准是患者的牙周状况与口腔卫生状况[18-22]。

BOPT在应用时，永久修复体的边缘通常最终会置于龈下，且修复体近边缘处存在必要的凸度。因此从这一技术应用早期，甚至是在BOPT被系统总结提出之前，应用垂直型牙体预备进行固定修复时，临床医生和研究者们都对这样的修复体边缘是否会增加修复体周围牙龈发生炎症的风险非常关切。在一些有关应用垂直型牙体预备进行天然基牙全瓷修复的临床研究中，尽管作者可能采用了不同的指数或具体检查，但是也在纳入与排除标准中，提出了明确的有关基牙牙周健康与患者口腔卫生的要求[15,23-24]。

在BOPT被提出时，作者对于此技术的阐述中，提及了此方法可以增厚修复体边缘龈的厚度并增加其稳定性[10]。这一点在多项病例报道中被观察到[11,14,17]。而在对于BOPT的短期临床观察中，有研究指出相比于龈下的水平型完成线，BOPT完成的修复体在戴入永久修复体后，发生牙龈退缩的风险较低，但探诊出血（BoP）会在一定程度上增加。从这样的结果来看，并不能排除修复体周围龈缘炎症造成了轻微水肿，掩盖了龈缘退缩的可能性[18]。因而无法从这样的短期临床研究结果来确认BOPT提出时所阐述的增厚了边缘龈的优势。

从近年来发表的中长期临床研究来看，采用BOPT修复的天然基牙周围，边缘龈的健康稳定得到了临床观察数据的进一步支持[19-22,25]。牙周的长期健康稳定使得研究者们在很多文献中都进行了BOPT修复后龈缘获得了增厚的推论。

但是龈缘的增厚仍然需要更多的证据证实，仅从病例报道中的图片来做出推论仍然是不够严谨的。当然，获得龈缘增厚的确切证据确实存在较大的难度。测量龈缘厚度的方法虽然很多，但是尚难以找到一种标准化的方法兼顾简便可行、准确可靠，同时又保持无创或者微创；而天然牙龈缘厚度在修复前后的改变量又是一个很小的数值，因此获得统计学上非常可靠的结果也是有一定困难的。这无疑是未来值得研究者们深入探索的问题。

从临床工作的角度来看，增厚牙龈并不是临床治疗的目标，获得健康稳定的牙周组织的前提下，达到令人满意的粉白美学效果才是我们临床工作的目标。为了达到这一目标，临床应用BOPT之前，确认患者具有良好的牙周健康和口腔卫生状况无疑是至关重要的。

五、临床操作与技工室操作的技术敏感性

在临床应用BOPT进行天然牙修复治疗时，基牙牙体预备、龈沟内预备、印模技术以及技工室加工步骤，已经在第3章～第5章中分别展开加以讨论，过渡修复体进行牙龈塑形的方法将在第7章进行讨论。在这一部分中，我们不探讨其中的具体步骤，而是希望通过回顾不同文献中对于此技术的分析，得出一些可能具有临床参考价值的推论。

有些研究者认为，BOPT的临床与技工室操作比采取水平型牙体预备进行修复要更加简化[10,17]。也有研究者指出，BOPT的操作步骤，相比采取水平型牙体预备完成修复治疗，具有更高的技术敏感性[18]。BOPT采用了垂直型牙体预备，

预备体颈部由完成区域取代了水平型预备体上唯一确定的完成线，这使得习惯于存在唯一完成线的医生或技师在需要定位修复体边缘时感到难以适应。

具体的临床和技工室操作我们已在其他章节讨论，总的来说，临床传递给技工室的修复体边缘定位参考信息，从一条唯一的完成线变成了一个由龈沟底和龈缘线界定的带状区域。如果医生和技师都充分理解了BOPT的原理，那么在模型上定位龈沟底和龈缘线的操作是比较容易完成的。并且在采用了垂直型牙体预备或BOPT预备的基牙，定位完成区域只需要在预备体上定位龈沟底和龈缘的冠根向位置，即可以进行正确的设计；而对于水平型预备体，技师在修代型的操作中需要特别注意正确地识别预备体边缘的宽度信息。从这一点看来，定位垂直型预备体的完成区域实际上降低了技师识别预备体边缘信息的难度。但是这一改变确实增加了检查基牙的龈下预备效果和预备量时的难度[6]，以及试戴时检查修复体完全就位、检查和确定修复体边缘位置与形态的难度[11]。

而在需要调整修复体边缘位置、排龈以及制取印模时，采用BOPT则更加简单[6,11,20]。在以物理印模技术将临床信息传递给技工室的工作流程中，BOPT的操作看起来似乎增加了额外的步骤，医生与技师需要投入时间去学习这一技术[11]。但是显而易见的是，既然希望额外传递有关基牙龈缘的准确信息给技师，那么当然需要采用适当的可靠技术在印模上清晰地复制这一信息[26]。随着近年来数字化印模或光学印模技术的广泛应用，用数字化技术来实现BOPT的技术路线越来越清晰、简便，其可行性逐渐得到了证实[27-28]。

对于BOPT这样一项包含多个步骤的系列技术，笼统地评价其难易是不全面的，以其难易来指导临床适应证的选择也是欠妥的。如果我们全面地考查这一技术的完整步骤，那么不难发现，在不同文献中对于这一技术的技术难度和操作敏感性评价并不是对立的。只有全面地了解这一技术的原理，并详细地掌握了各个步骤的操作细节后，才能在临床工作中合理地加以应用。

参考文献

[1] Larato DC. Effect of cervical margins on gingiva[J]. J Calif Dent Assoc, 1969, 45:19–22.

[2] Lang NP, Kiel RA, Anderhalden K. Clinical and microbiological effects of subgingival restorations with overhanging or clinically perfect margins[J]. J Clin Periodontol, 1983, 10(6):563–578.

[3] Carnevale G, di Febo G, Fuzzi M. A retrospective analysis of the perio–prosthetic aspect of teeth re–prepared during periodontal surgery[J]. J Clin Periodontol, 1990, 17(5):313–316.

[4] Carnevale G, Freni Sterrantino S, Di Febo G. Soft and hard tissue wound healing following tooth preparation to the alveolar crest[J]. Int J Periodont Rest, 1983, 3(6):36–53.

[5] Di Febo G, Carnevale G, Sterrantino SF. Treatment of a case of advanced periodontitis: Clinical procedures utilizing the "combined preparation" technique[J]. Int J Periodont Rest, 1985, 5(1):52–62.

[6] Bruna E, Fabianelli A, Pavolucci G. 口腔固定修复中的垂直边缘设计[M]. 张晓欣译. 北京:化学工业出版社, 2020.

[7] 宿玉成. 口腔种植学词典[M]. 北京:人民卫生出版社, 2020.

[8] Patroni S, Chiodera G, Caliceti C, et al. CAD/CAM technology and zirconium oxide with feather–edge marginal

preparation[J]. Eur J Esthet Dent, 2010, 5(1):78–100.

[9] Pettinicchio M, Murmura G, Caputi S, et al. Risultati clinici e istologici delle preparazioni subgengivali a lama di coltello. Casi clinici[J]. Dent Cadmos, 2011, 79(5):420–429.

[10] Loi I, Di Felice A. Biologically oriented preparation technique (BOPT): a new approach for prosthetic restoration of periodontically healthy teeth[J]. Eur J Esthet Dent, 2013, 8(1):10–23.

[11] Agustín-Panadero R, Solá-Ruíz MF. Vertical preparation for fixed prosthesis rehabilitation in the anterior sector[J]. J Prosthet Dent, 2015, 114(4):474–478.

[12] Solá-Ruíz MF, Del Rio Highsmith J, Labaig-Rueda C, et al. Biologically oriented preparation technique (BOPT) for implant-supported fixed prostheses[J]. J Clin Exp Dent, 2017, 9(4):e603–e607.

[13] Canullo L, Menini M, Covani U, et al. Clinical outcomes of using a prosthetic protocol to rehabilitate tissue-level implants with a convergent collar in the esthetic zone: A 3-year prospective study[J]. J Prosthet Dent, 2020, 123(2):246–251.

[14] Agustín-Panadero R, Solá-Ruíz MF, Chust C, et al. Fixed dental prostheses with vertical tooth preparations without finish lines: a report of two patients[J]. J Prosthet Dent, 2016, 115(5):520–526.

[15] Valenti M, Valenti A. Retrospective survival analysis of 110 lithium disilicate crowns with feather-edge marginal preparation[J]. Int J Esthet Dent, 2015, 10(2):246–257.

[16] Findakly MB, Jasim HH. Influence of preparation design on fracture resistance of different monolithic zirconia crowns: a comparative study[J]. J Adv Prosthodont, 2019, 11(6):324–330.

[17] Imburgia M, Canale A, Cortellini D, et al. Minimally invasive vertical preparation design for ceramic veneers[J]. Int J Esthet Dent, 2016, 11(4):460–471.

[18] Paniz G, Nart J, Gobbato L, et al. Clinical periodontal response to anterior all-ceramic crowns with either chamfer or feather-edge subgingival tooth preparations: six-month results and patient perception[J]. Int J Periodontics Restorative Dent, 2017, 37:61–68.

[19] Agustín-Panadero R, Serra-Pastor B, Fons-Font A, et al. Prospective clinical study of zirconia full-coverage restorations on teeth prepared with biologically oriented preparation technique on gingival health: results after two-year follow-up[J]. Oper Dent, 2018, 43(5):482–487.

[20] Serra-Pastor B, Loi I, Fons-Font A, et al. Periodontal and prosthetic outcomes on teeth prepared with biologically oriented preparation technique: a 4-year follow-up prospective clinical study[J]. J Prosthodont Res, 2019, 63(4):415–420.

[21] Agustín-Panadero R, Serra-Pastor B, Loi I, et al. Clinical behavior of posterior fixed partial dentures with a biologically oriented preparation technique: a 5-year randomized controlled clinical trial[J]. J Prosthet Dent, 2021, 125(6):870–876.

[22] Serra-Pastor B, Bustamante-Hernández, Fons-Font A, et al. Periodontal behavior and patient satisfaction of anterior teeth restored with single zirconia crowns using a biologically oriented preparation technique: a 6-year prospective clinical study[J]. J Clin Med, 2021, 10(16):3482.

[23] Cortellini D, Canale A. Bonding lithium disilicate ceramic to feather-edge tooth preparations: a minimally invasive treatment concept[J]. J Adhes Dent, 2012, 14(1):7–10.

[24] Cagidiaco EF, Discepoli N, Goracci C, et al. Randomized clinical trial on single zirconia crowns with feather-edge vs chamfer finish lines: four-year results[J]. Int J Periodontics Restorative Dent, 2019, 39(6):817–826.

[25] Abad-Coronel C, Manosalvas JV, Sarmiento CP, et al. Clinical outcomes of the biologically oriented preparation technique(BOPT) in fixed dental prostheses: A systematic review[J]. J Prosthet Dent, 2022.

[26] Llansana F, Magne I, Bauza G, et al. Transferring the finish line of an interim restorative to the definitive cast in biologically oriented preparation technique (BOPT) procedures: a dental technique[J]. J Prosthet Dent, 2022, 128(5):847–851.

[27] Agustín-Panadero R, Loi I, Fernández-Estevan L, et al. Digital protocol for creating a virtual gingiva adjacent to teeth with subgingival dental preparations[J]. J Prosthodont Res, 2020, 64(4):506–514.

[28] García-Gil I, Perez de la Calle C, Lopez-Suarez C, et al. Comparative analysis of trueness between conventional and digital impression in dental-supported fixed dental prosthesis with vertical preparation[J]. J Clin Exp Dent, 2020, 12(9):e896–e901.

第7章　生物导向预备技术的软组织塑形处理
The Soft Tissue Management in Biologically Oriented Preparation Technique

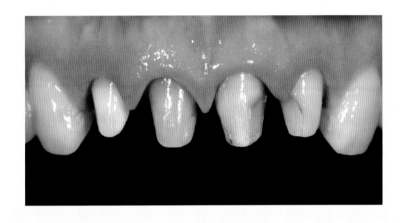

在应用生物导向预备技术（BOPT）修复天然基牙时，垂直型牙体预备不仅要完成牙体硬组织的预备，还要对龈沟内上皮完成轻刮治（gingitage）。随后为患者戴入的过渡修复体，将起到引导龈缘塑形的重要作用。

在本书前面章节中，我们已经具体讨论了垂直型牙体预备的操作细节。因此，本章内容将重点关注牙体预备后如何通过制作、调整和戴用过渡修复体进行龈缘的塑形，并总结文献介绍塑形牙龈的生物学基础。如何应用传统印模、数字化印模等技术，制作过渡修复体、永久修复体，并将完成塑形的龈缘形态在临床-技工室间进行准确传递的相关内容，也在本章一并介绍。

第1节　生物导向预备技术软组织塑形处理的生物学基础

生物导向预备技术（BOPT）中软组织塑形处理是重要的临床处理环节。在本节中，我们将从生物学基础出发，讨论生物导向预备技术如何通过牙体预备-修复体-牙龈三方面协同作用实现软组织塑形，使得牙龈适应修复体的形态，改善美学效果，同时保证牙龈的稳定性。

天然牙的牙周组织（periodontal tissues, periodontium）由牙龈、牙周膜、牙槽骨和牙骨质组成，共同构成一个功能系统，将牙齿牢固地附着于牙槽骨，承受咬合力，同时使口腔黏膜与牙体硬组织间呈现良好的封闭状态。软组织塑形的是牙龈组织，包括覆盖于牙槽突表面和牙颈部周围的口腔黏膜上皮及其下方的结缔组织。

一、牙龈组织的结构特点

牙龈组织是由上皮和结缔组织构成，没有黏膜下层。牙龈上皮按照形态和功能可划分为3个区：口腔上皮、沟内上皮和结合上皮。

口腔上皮和沟内上皮主要起保护作用，而结合上皮（junctional epithelium）则具有更多的功能，呈领圈状附着于牙冠或牙根。当牙齿完全萌出后，对于健康牙齿来讲，结合上皮应附着于釉牙骨质界处，其冠端构成龈沟底。结合上皮是靠基底板和半桥粒与牙釉质相附着。这种附着结构称为上皮性附着（epithelial attachment）。

口腔上皮一生不断进行更新。结合上皮通过基底细胞的有丝分裂，不断自我更新。当结合

上皮被人为剥离后，1周左右可以重新附着。若将牙龈连同结合上皮一同切除，则口腔牙龈上皮可向牙面爬行生长，重新分化出结合上皮，并分泌基膜物质，重新形成上皮附着，其结构与原始结构一样。这种上皮再附着（epithelial reattachment）可出现于牙釉质、牙骨质或牙本质的表面。

二、结合上皮的位置和生物学宽度

当牙齿完全萌出后，结合上皮应附着于釉牙骨质界处，其冠端构成龈沟底。对于天然基牙，龈沟底到牙槽嵴顶之间的距离是恒定的，即生物学宽度（biological width），包括结合上皮（宽约0.97mm）及结合上皮的根方与牙槽嵴顶之间的纤维结缔组织（宽约1.07mm），共约2mm。

在人的一生当中，牙齿在建立咬合关系后不断萌出。这种萌出包括主动萌出（active eruption）和被动萌出（passive eruption）。主动萌出是指牙齿向𬌗面方向运动，而被动萌出则是指由于龈缘向根向移位，使临床牙冠延长。牙槽骨的沉积与牙齿的主动萌出相伴随，结合上皮附着的位置与牙槽嵴顶之间的关系不变。当牙齿主动萌出或用正畸牵引使牙齿继续萌出时，牙槽嵴顶随之增高；当将牙齿压入牙槽窝时，牙槽嵴也随之发生吸收；同样，在增龄或病变情况下，上皮附着向根方迁移，牙槽嵴顶也随之降低，但龈沟底与嵴顶间的生物学宽度仍保持在平均约2mm。

临床上，当天然基牙发生龈下缺损，如根面龋、冠根折等情况时，采取冠延长术增加临床冠高度时，除了考虑术后义齿修复所需的临床冠高度，还应该考虑是否需要切除牙槽骨、

恢复生物学宽度和形成未来正常龈沟深度，使手术后的牙槽嵴顶至临床牙冠边缘有足够的距离，避免修复体边缘侵犯生物学宽度引起组织炎症。

当龈缘线不协调，基牙的龈缘位置过高，可以通过牙周成形手术协调龈缘线。此时在术中也需要将龈缘至牙槽骨的距离设为3mm以上，确保牙周组织愈合后基牙的生物学宽度不受到修复体边缘的侵犯。当龈缘至牙槽骨嵴顶之间的距离不足3mm时，需要修整牙槽骨；如只切除牙龈组织不进行骨修整，未来术区愈合过程中，机体将趋向于重新建立生物学宽度，基牙或者会发生牙槽骨吸收，或者会再次发生龈缘位置过高、肿胀等问题[1-3]。

2010年，日本学者提出一种生物组织适应（biological tissue adaptation，BTA）美学修复技术，该技术仅通过切除牙龈组织，不切除相应的牙槽骨，将修复体边缘置于牙龈切除后的龈缘上方，修复体边缘厚度与龈缘厚度一致。经过21个月到5年多的临床观察，发现龈缘的殆龈向位置稳定，牙龈健康，无牙槽骨吸收破坏。因此，作者提出这种技术可以在仅切除牙龈组织，不降低牙槽骨嵴顶高度的情况创造新的三维生物学宽度：即从牙槽骨嵴顶到龈缘的距离可以不是殆龈向的距离，而是在三维上维持在3mm以上的生物学宽度。应用BTA技术进行治疗的基牙在颈部获得的效果，类似于某些种植体支持的单颗牙固定修复系统中的平台转移设计[4]。这一技术目前还需要更多的文献证据支持。

三、生物导向预备技术软组织塑形的理论依据

1. 生物导向预备技术不侵犯生物学宽度

如前面章节介绍的采用垂直型牙体预备修复时，修复体的边缘位置应当设置于边缘完成区域内，通常最深不超过龈沟底冠方0.5mm，避免侵犯生物学宽度引起组织炎症。此外，生物导向预备技术（BOPT）强调在牙体预备前，应先进行牙周探诊，"描绘"出龈沟内空间形态，确定上皮附着的位置，以确保不会侵犯生物学宽度，从而获得良好的牙周组织反应[5]。

2. 生物导向预备技术有利于修复体模仿天然牙的牙冠形态

BOPT的第一步是通过垂直型牙体预备消除天然牙原有的釉牙骨质界（CEJ），在预备体的边缘完成区域并没有设定唯一的完成线。修复体边缘放置于龈沟内，但不侵犯结合上皮，用近龈缘处的材料厚度为边缘龈组织提供支撑，利于软组织形态的长期稳定。

边缘密合且表面高度抛光的过渡修复体戴入后，与预备体一起，构成新的修复体釉牙骨质界（PCEJ）形态，塑造更有利于软组织健康稳定的基牙硬组织形态。

BOPT修复后，新形成的PCEJ代替了基牙原有的CEJ，牙体预备后的牙龈适应基牙新的穿龈轮廓，逐步愈合、成形、成熟。二次修复的病例报告展示BOPT可以通过消除旧的完成线并形成新的牙冠穿龈轮廓外形来纠正不协调的龈缘[5]。

3. 牙龈轻刮治（gingival curettage/gingitage）的作用和意义

BOPT在牙体预备过程中同时进行龈沟内的轻刮治，预备钻轻微接触到龈沟内壁上皮，龈沟内的轻微出血形成血凝块充满龈沟。血凝块的形成引发牙龈组织的生物学反应，引导适应牙冠外形的软组织形成[5]。

很多学者认为，BOPT在牙体预备过程中的牙龈轻刮治，可以刺激成纤维细胞，并使它们迁移到受损区域，使得牙周组织重新愈合与成熟。在组织愈合过程中牙龈纤维重新形成排列，从而适应修复体颈部新的穿龈轮廓[6]。

同时，通过佩戴过渡修复体稳定血凝块，过渡修复体边缘的沟内部分会支撑龈缘（保护血凝块），使血凝块稳定，形成结构完整的牙龈组织；同时可以利用过渡修复体外形的凹凸形态来塑形牙龈，微凸的修复体向根方推龈缘，微凹的修复体则起到相反的作用[7-8]。

4. 通过调整过渡修复体边缘形态塑形软组织

BOPT牙体预备后，牙龈经过了轻刮治，边缘龈会经历愈合期。过渡修复体的边缘设置在龈缘与龈沟底之间。经过重衬后的过渡修复体的边缘应与预备体密合，戴入过渡修复体后，修复体边缘的殆龈向位置应不侵犯生物学宽度，过渡修复体的表面应高度抛光。此时边缘龈将适应修复体边缘的外形完成愈合，并与修复体边缘外形很好地贴合。在过渡修复体边缘的保护下，血凝块稳定2~4周后，形成新的、健康的结缔组织，并持续成熟，这一过程称为血凝块保存（clot preservation）[6]。

如果有必要可以进一步调整龈缘位置和形

态。通过对过渡修复体边缘位置进行材料的增减，可以塑形软组织，从而调整龈缘位置和形态。通过延长或缩短修复体边缘可以使修复体边缘位于龈沟不同位置，并通过增加或者减小修复体边缘区域的厚度和凸度来获得不同的穿龈轮廓，以此调整牙龈软组织的形态和位置。在某些病例中，可以尝试将过渡修复体边缘调短，使得龈缘有机会向冠方移位，形成良好的扇贝状形态。

BOPT通过牙体预备–修复体–牙龈三方的协同作用，使得牙龈适应新的修复体形态，改善美学效果，促进牙龈健康的长期稳定性。

四、生物导向预备技术软组织塑形后的组织结构

新上皮形成并稳定是BOPT成功的关键因素。BOPT在预备过程中，钻针除了接触牙体组织外，也对沟内上皮部分进行轻刮治处理[9]。牙周组织的愈合和生理成熟促使形成适应修复体颈部穿龈轮廓的龈缘。尽管BOPT仅从文字直译来看是一种修复技术，但其中关键的步骤和理念包含了对牙周组织的调整[6,9-11]。

BOPT修复后的组织学研究发现，根方的牙骨质和牙槽骨嵴顶结构正常。牙周膜插入牙骨质和牙槽骨。胶原束、细胞密度、血管化数目和空间结构正常，无炎症的表现。附着龈表面被覆角化复层扁平上皮，下方为正常的结缔组织，无炎症的表现。BOPT处理后再生的游离龈缘和沟内上皮呈现正常的组织结构，下方的结缔组织表现为防御细胞数目稍增加但无明显炎症，龈牙纤维和牙骨膜纤维中胶原束的组织结构和空间分布正常。

自龈沟底开始新形成的结合上皮附着于BOPT修复后新创造出来的牙本质–牙骨质表面。在一些切片中，上皮附着非常长，接近牙槽骨嵴顶，受限于组织切片位置不同，高度有所差异。这些新形成上皮，层数向根方递减，最后是单排细胞紧密附着于无细胞牙骨质。

总之，BOPT处理后，牙龈组织通过适应修复体重塑的穿龈形态，与正常的牙周组织结构一致，无炎症形成[12]。因此，很多学者认为BOPT是安全、可靠的。

五、生物导向预备技术软组织塑形的临床研究

1. 生物导向预备技术对牙周健康的影响

不良的牙体预备和修复体边缘密合性欠佳会引起牙龈慢性炎症，影响牙周组织健康[13-14]。一些研究已指出如果修复体设计龈下边缘，边缘完成线的位置与牙周炎症及可能的牙龈退缩相关[9,15-16]。也有研究指出，冠边缘不密合较冠边缘位于龈沟内更易引起不良的牙周组织反应[17-18]。垂直型牙体预备较水平型牙体预备有更好的冠部封闭，减小微间隙，具有更好的边缘密合性，减少粘接剂暴露和细菌的微渗漏[19-21]；并且采用BOPT时，过渡修复体和永久修复体的冠边缘可以在不侵犯生物学宽度的前提下适当缩短或加长，放置于龈沟内不同水平，均不影响边缘密合性。因此尽管采用BOPT修复后的全冠边缘位于龈沟内，但是只要基牙牙周条件良好或经过了完善的牙周治疗，修复体的戴用并不会提高未来基牙发生牙周炎症的风险[6,9]。

BOPT磨除天然牙冠的解剖外形凸度、釉牙骨质界，重建修复体穿龈轮廓[6,9-10]。尽管对于此类修复体边缘处的轴向凸度是否会增加菌斑堆积和牙龈炎症的风险存在争议，但越来越多的研究结果表明，在患者能够进行完善口腔卫生维护的前提下，可以获得健康稳定的牙龈组织。

从既往文献来看，对于BOPT中所描述的制作修复体时边缘处轴向凸度的增加，与传统意义上所描述的不良修复体边缘处存在的悬突（overhang），是完全不同的临床情况（图7-1-1）。在具体介绍BOPT操作的文献中，对于制作出的修复体边缘描述为凸度增强，而并不是简单地增加修复体边缘厚度[6]。短期及中长期的研究结果均显示BOPT修复后菌斑指数、牙龈指数及探诊深度与常规修复比较无差异[22]。采用BOPT的单冠或固定桥修复方式均不会增加菌斑的堆积，不会引起牙周组织炎症。BOPT修复后大部分病例牙龈健康，无牙龈炎症、探诊深度加深及出血；仅有少数病例因存在不良的口腔卫生习惯，产生相关的探诊深度加深、牙龈炎症。目前的研究结果证实，BOPT不会引起不良的牙周组织反应，是一项安全可行的修复技术[23-25]。而不良修复体的悬突，通常是描述修复体边缘厚度与肩台宽度不一致所形成的误差。此类带有悬突的修复体在边缘处会形成尖锐线角，导致对牙龈的机械刺激；而技师误以为修复体边缘具有更大的宽度，且此处作为组织面不会进行抛光，未来会增加菌斑聚集的风险，对龈缘造成的生物学刺激。这些问题在早期的文献中已经证实了，这样的悬突对于牙周健康是不利的[26]。

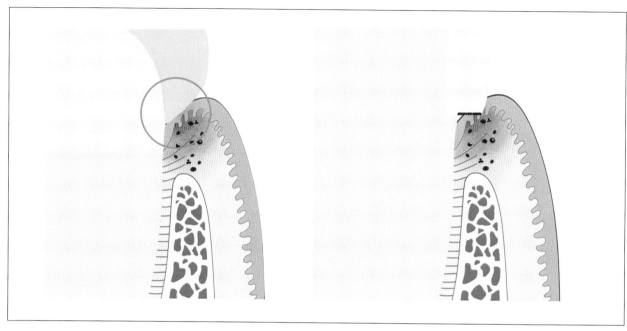

图7-1-1 左侧图示BOPT的修复体边缘凸度增强，但与右图中的悬突不同，后者对牙周健康有不利的影响

2. 生物导向预备技术增加牙龈厚度及龈缘的稳定性

修复后牙龈组织的稳定性是修复医生最关注的点之一[27-28]。随着时间的推移，牙龈退缩是修复体最常见的并发症之一[29]。导致牙龈退缩的因素包括：角化牙龈的质与量，薄的牙周表现型；操作创伤后的反应，如牙体预备或排龈；不良修复导致的慢性炎症，如破坏生物学宽度，修复体水平向过凸；菌斑控制不佳。与修复操作最相关的因素是预备技术和相应的完成线几何形状。

一项4年的前瞻性研究发现20例龈下无角肩台预备的氧化锆修复体，89.74%的牙齿发生了

龈缘的退缩，完成线由龈下变成齐龈或龈上，只有10.53%的牙齿维持了最初的龈下边缘[30]。这些数据显示龈下水平型牙体预备完成线有可能出现影响龈缘稳定性的问题。与有肩台完成线预备相比，BOPT在预备过程中对沟内上皮进行牙龈轻刮治使得发生更多的血管化，增加牙龈厚度[11,23]，因此减少了牙龈退缩的风险，获得更好的长期软组织稳定性[31]。BOPT修复后牙龈边缘的稳定性不会随时间的推移而改变，能保持龈缘长期的稳定性[22]。两年随访的临床研究显示，BOPT修复的牙齿牙龈增厚[11]，100%维持了原有的龈缘位置。BOPT修复后6年的随访复查发现牙周健康且龈缘稳定无退缩，患者满意度高[24-25]。

第2节 生物导向预备技术软组织塑形处理的操作流程

一、过渡修复体制作方法

过渡修复体的制作是BOPT体系中非常重要的步骤。在BOPT体系中，过渡修复体不仅提供保护预备体、稳定牙龈、保证咬合功能的基本作用，还具备非常重要的牙龈软组织塑形作用。通过对过渡修复体边缘形态的调整，可以实现对牙龈组织的粉色美学效果进行引导和塑造。

过渡修复体的材料一般选择丙烯酸树脂、树脂材料、聚甲基丙烯酸甲酯（PMMA）材料等易于修整和添加的材料，可以在后期对过渡修复体的边缘进行调整，包括磨除或使用相应的材料进行添加修整等操作。数字化制作中常见的CAD/CAM树脂材料或者树脂陶瓷混合物材料也可应用。

过渡修复体可以由医生直接在临床上制作完成，也可以进行物理印模的制取、由技师制作，还可制取数字化印模、进行数字化设计制作，制作方法与常规垂直型牙体预备的过渡修复体制作有一些不同。

建议尽量使用单冠的制作方式，如果需要联冠制作，邻面牙龈间隙需要打开并且进行细致的抛光，以免造成牙龈炎症，而这种操作具备较大的难度。以下分别介绍其技术方法[30]。

1.临床医生直接制作完成

对于刚刚完成牙体预备的基牙，由临床医生直接制作过渡修复体的方法可以在同一次就诊中为患者戴上过渡修复体。这种方法对于临床医生的操作能力要求相对较高，并且需要占用一定的椅旁时间，多用于单颗或少量牙齿修复病例中。

第一步：首先按医生习惯的方法，制作一个外形轮廓基本满意的过渡修复体，可以全手工临床堆塑，可以使用导板翻制，也可以调整预成树脂甲冠形成，只要能充分表达治疗设计的功能和美学效果即可。然后稍微掏空过渡修复体内表面，之后在冠内放入树脂材料进行重衬，为了保证粘接效果，可对过渡修复体内表面及边缘进行树脂粘接处理；将修复体戴入口内就位重衬时，注意溢出的材料需要盖过牙龈，待材料固化后，根据美学设计标记未来理想的龈缘位置（图7-2-1～图7-2-3）。

第二步：取下修复体，可以首先对溢出材料进行大致修整，调整到唇面外形轮廓达到所需要的美学效果，但应暂时保留第一步中标记的理想龈缘位置标线。此时应该可以看到重衬后的修复体在边缘处形成了内外两层。内侧的边缘是接近龈沟底的边缘；外部边缘覆盖在牙龈外面的部分，代表了根据治疗设计，修复体戴入后龈缘的预期位置；中间的凹陷部分就是目前游离龈所占据区域，也就是我们需要进行塑形处理的核心部分。使用铅笔标记内边缘线（图7-2-4）。

第三步：使用流动树脂填充内边缘标记线和外边缘之间的部分，注意千万不要越过内边缘标记线进入修复体的组织面。推荐使用中等流动性的流动树脂，能稳定放置，较易形成圆钝的边缘形态（图7-2-5）。

第四步：调磨边缘形成正确的穿龈轮廓。此时在修复体边缘处仍保留有材料固化时在口内标记的预期龈缘位置。需要注意的是，此位置仅

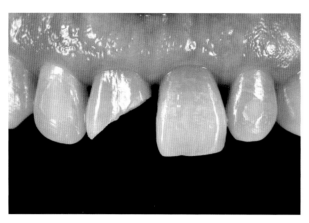

图7-2-1 术前，11龈缘位置略低于21

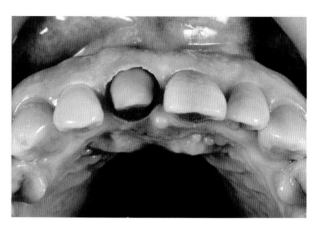

图7-2-2 垂直型牙体预备后

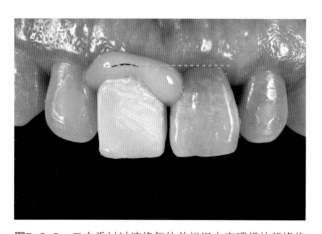

图7-2-3 口内重衬过渡修复体并标记未来理想的龈缘位置（绿色虚线示根据治疗设计希望达成的双侧中切牙对称的龈缘顶点位置）

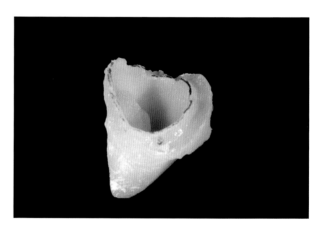

图7-2-4 修整外边缘，绘制内边缘线

用于参考预期达到的龈缘冠根向位置，在第一步重衬时，如果溢出的重衬材料较厚，那么在接下来的调磨过程中，标线会被磨除。因此下述调磨步骤应逐渐完成，避免一次调磨过多，导致穿龈轮廓对龈缘支撑不足。将修复体戴入患者口内，首先检查过渡修复体的内边缘实际进入龈沟的深度。在第二步中描绘的内边缘是接近于龈沟底的边缘，而最终过渡修复体的边缘需要离开龈沟底

以确保不侵犯生物学宽度。如果内边缘已经确实达到龈沟底，应将此处的边缘适当调短，使其离开龈沟底。通常调整后的修复体边缘不超过龈沟底冠方0.5mm的深度是比较安全的。调整边缘长度的同时应注意形成连续、光滑的修复体边缘线。此时再次把过渡修复体戴入口内，观察过渡修复体的龈缘塑形效果，根据需要进行精细调整。调整完成的过渡修复体边缘形态应当符合边缘处与根面移行、近边

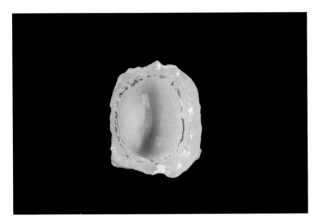

图7-2-5 在内外边缘之间放置流动树脂材料

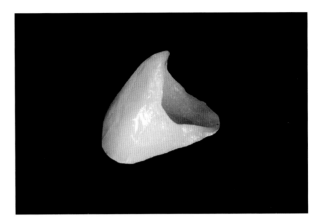

图7-2-6 边缘修整、抛光后

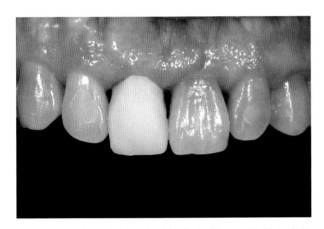

图7-2-7 戴入修整后的过渡修复体，11龈缘高度获得调整

缘处有充足的材料厚度，且穿龈角度适当的要求（可先形成约45°的穿龈角，再根据龈缘塑形的需求调整）（图7-2-6，图7-2-7）。

修复体的边缘需要仔细地抛光，需要根据修复体的材料选择适宜的抛光材料。高度抛光的过渡修复体穿龈轮廓有利于牙龈状态的恢复和牙龈形态的稳定，为接下来永久修复体的制作准备好条件。

2. 传统技工室制作流程

在多颗牙进行BOPT修复的病例中，多需要在牙体预备后，由技工室协助完成过渡修复体的制作。如果是传统加工流程，则临床需要制取硅橡胶印模，转技工室制作过渡修复体。制作时同技师沟通好制作的材料，采用树脂基材料制作过渡修复体有利于在后续的临床操作中添加修改。

技工室接到印模后，进行消毒、灌注石膏模型。对于BOPT修复中的过渡修复体，引导牙龈塑形是其主要作用之一。因此加工修复体时至少需要两副模型，为表述清晰，此部分中称为A、B两副模型。

A模型主要用于制作修复体，需要修去龈缘形态，暴露出龈沟底；而B模型需要保留龈缘形态细节，主要用于初步完成修复体后，检查穿龈轮廓与龈缘之间的关系。龈缘的冠根向位置以及唇舌向凸度，均与修复体穿龈轮廓密切相关。适宜穿龈轮廓有利于牙龈组织在设计的位置愈合、成熟并稳定。

115

为便于在图片中更清晰地展示，此部分中的操作步骤以制作可抽插代型模型为例展示。使用B模型制作可抽插代型模型，并在可抽插代型上标记出龈沟底（黑线）的位置。

根据术前美学设计，检查模型上的龈缘曲线不协调情况（图7-2-8），按照美学设计，在A、B模型上分别修整龈缘线高度到相同的高度（图7-2-9）。修整至理想的龈缘线后，进行A、B模型龈缘线（红线）的标记（图7-2-10）。

这一操作步骤是和简单垂直型牙体预备后的过渡修复体加工最大的差异。简单垂直型牙体预备后过渡修复体的龈缘位置不需要调整，或者即使有轻微改变也不影响修复效果，因此这一操作步骤仅参考原有龈缘位置即可；BOPT流程中则需要根据美学设计首先调整模型上的龈缘位置，力争通过过渡修复体的塑形，将牙龈形态调整到最适宜的位置。

之后在A模型上进行过渡修复体的初步制作。首先磨除代表龈缘的石膏模型部分，暴露出龈沟底的位置并进行标记（黑线）。定位过渡修

复体的边缘线（蓝线）。修复体边缘线应位于龈缘线与龈沟底之间的完成区域内。修复体边缘不可过于接近龈沟底，更不能侵犯结合上皮，以规避侵犯生物学宽度的风险（图7-2-11）。通常将修复体边缘离开龈沟底0.5mm是比较安全的。而修复体边缘在某一位点进入龈沟的具体深度，取决于龈沟的深度和美学需求。通常在满足上述条件的情况下，如果修复体边缘进入龈沟更深，则有机会给龈缘提供更明显的支撑，或向根方推移龈缘；反之则有机会为龈缘留出更多生长空间，甚至给龈缘向冠方移动创造条件。

至此修复体边缘位置已经确定，根据此边缘（蓝线）制作修复体蜡型（图7-2-12）。在蜡型的制作中，颈部穿龈轮廓的制作应当注意在边缘处与基牙根面移行，而近修复体边缘处具有足够的材料厚度。穿龈角度不宜过小（可能导致边缘过于菲薄），也不宜过大（可能导致边缘处与根面不移行）。通常情况下，如临床无特殊要求，可以制作约45°穿龈角（图7-2-13）。未来临床试戴过渡修复体时，医生可以根据具体需要进行

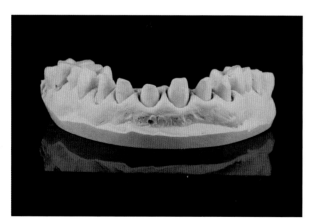

图7-2-8 可抽插代型模型

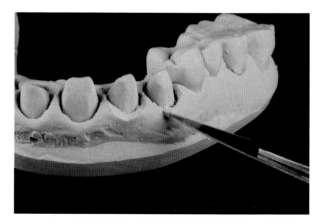

图7-2-9 使用锐手术刀片修整龈缘线

细微调整。如穿龈角变小，穿龈轮廓对龈缘的支撑也变小，龈缘凸度可能看起来不那么明显，而龈缘高度有可能向冠方调整；反之，则龈缘凸度可能看起来更明显，而龈缘高度有可能向根方变化。根据制作好的蜡型，采用注塑方式或复制切削方式加工出过渡修复体（图7-2-14）。

接下来将过渡修复体戴到B模型上，进行穿龈区域的精确调整。试戴初期可能会发现修复体不能完全就位（图7-2-15），这是因为B模型的龈缘虽然进行了高度修整，但是龈沟内形态尚未调整，修复体的穿龈轮廓与龈沟内壁可能会发生

干扰。此时用手术刀小心修整龈沟内的石膏（图7-2-16），使修复体恰好完全就位在代型上即可（注意不要过度修整，否则下一步会出现误差）。检查就位后的修复体，注意观察修复体穿龈轮廓与龈沟内壁间的关系（图7-2-17）。修复体穿龈区域的外形应与牙龈组织的唇舌向凸度协调，才能保证对牙龈组织的良好支撑，使牙龈组织塑形到相应位置；如果修复体的穿龈区域整体厚度不足，则会出现牙龈组织支撑不足，则未来的塑形效果也难以保证；反之，如果修复体的穿龈区域整体厚度过大，可能会出现牙龈组织受到

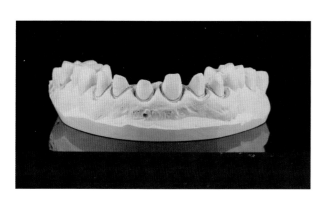

图7-2-10 按照修整好的龈缘标记龈缘线

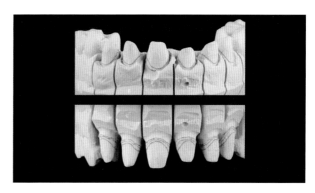

图7-2-11 标记修复体边缘线，在修整模型暴露出龈沟底并用黑线标记后，龈缘线（红线）与龈沟底（黑线）之间的完成区域内设置修复体的边缘线（蓝线）

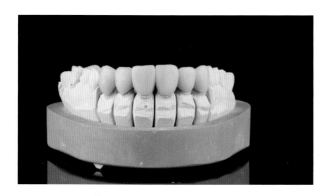

图7-2-12 制作修复体蜡型

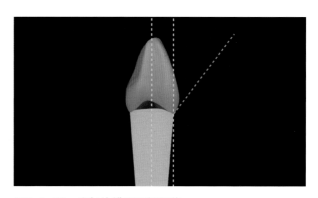

图7-2-13 修复体蜡型颈部细节

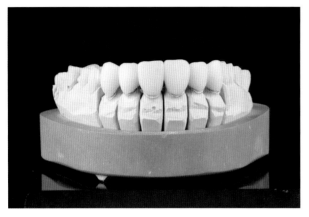

图7-2-14　加工出的修复体

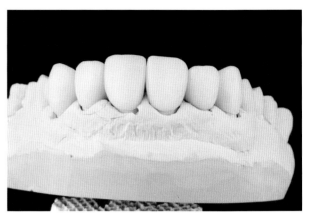

图7-2-15　将修复体戴到具有龈缘形态的B模型上，修复体不能完全就位

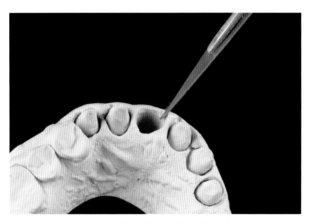

图7-2-16　使用锐手术刀小心修整龈沟形态

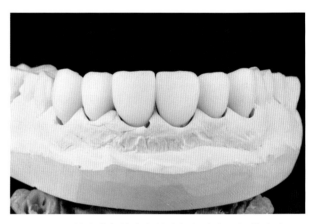

图7-2-17　检查修复体穿龈轮廓与龈沟内壁间的关系

过大压力，则未来塑形后的龈缘有可能会无法达到设计的高度。

此时如果在某些位点，穿龈轮廓与龈沟内壁之间存在明显间隙，说明此处的穿龈轮廓可以适当增加凸度（图7-2-18）。如果在某些位点添加了材料，增加了穿龈轮廓的凸度，应再次检查整体修复体形态，确保修复体形成协调的整体形态。加工完成的过渡修复体再次就位在B模型上，可以见到穿龈轮廓与龈缘形态贴合（图7-2-19）。

3. 数字化方法制作过渡修复体

制取数字化印模后，将扫描数据传输至设计软件中进行数字化设计（图7-2-20）。

（1）进行边缘的绘制

数字化软件中最容易观察到的就是龈沟底，也就是龈沟内的最深位置。建议首先选择可见的龈沟底作为修复体的内边缘线，在后期修整调磨过程中再进行调整（图7-2-21）。

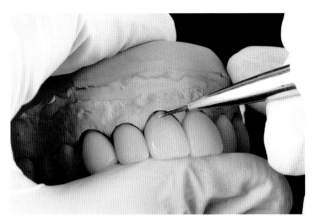

图7-2-18　在必要的位点适当增加凸度

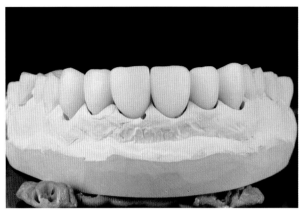

图7-2-19　凸度调整完成的修复体

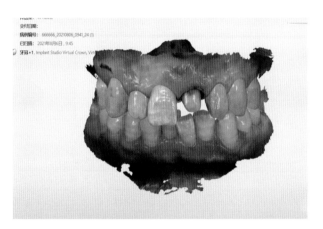

图7-2-20　数字化印模

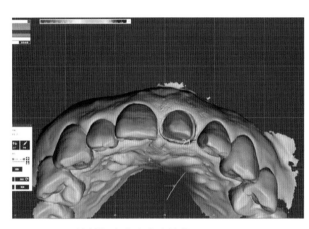

图7-2-21　绘制龈沟底为内边缘线

（2）进行修复体整体轮廓设计的确定

重点包括穿出牙龈后临床冠颈缘部分形态的设计。可以选择需要复制的元素，复制到预备体上，或者是应用设计软件，根据最理想的形态设计修复体初步形态（图7-2-22～图7-2-24）。

对修复体的邻接、咬合进行调整，调整好之后，隐藏模型，此时就可以充分暴露出修复体的颈部边缘。仔细观察修复体的边缘，可以看到修复体边缘存在一个凹陷和两个边缘。修复体的

"内边缘"就是之前选择的龈沟底，另一个边缘是未来修复体临床冠的边缘，也可称为修复体的"外边缘"；中间的凹陷就是需要调整的穿龈部分（图7-2-25，图7-2-26）。

（3）穿龈部分的修整

对中间的凹陷部分也就是最终修复体的穿龈部分进行添加修整，这是整个工作流程中最重要的步骤。对于此部分的添加设计遵循以下原则：颈部形态圆钝，需要根据希望获得的龈缘形态，

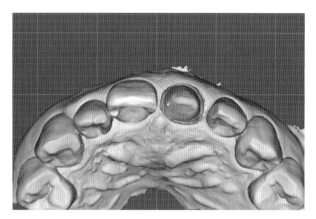

图7-2-22　选择复制参考牙齿

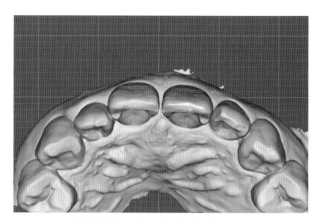

图7-2-23　复制参考牙齿形态到预备体上

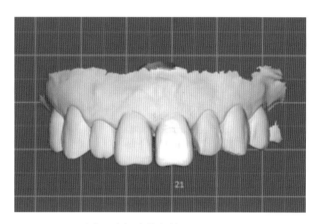

图7-2-24　形成一个初步修复体

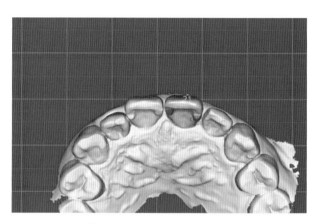

图7-2-25　调整邻接和咬合

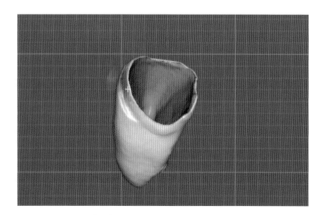

图7-2-26　修复体的两个边缘和中间的穿龈部分

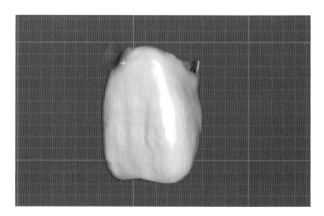

图7-2-27　添加唇面穿龈部分

调整穿龈区域各个部分的凸度和形态；使穿龈部分的形态连续协调，可以稍微凸一点，但不能超过外边缘，也就是理想修复体的临床冠的龈方边缘（图7-2-27～图7-2-30）。

设计软件中最终修复体的"内边缘"实际上还不是修复体真正的边缘。在修复体切削完成后，需要适当调短以确保修复体戴入后，修复体边缘不会直接侵入龈沟底的位置。根据笔者团队的操作经验，调短约0.5mm通常是完全可行的，并且是可以保证牙周组织健康的。在调磨修复体边缘并获得深度适宜、形态连续、穿龈角度合适的修复体边缘后，采用适当的抛光车针，对修复体进行完善的抛光。

在临床试戴修复体的过程中，如果发现边缘在某些位点仍然侵入龈沟过深，或对龈缘压力过大，可以有针对性地再次调磨；如果在某些位点发现修复体边缘过短（这有可能是因光学印模未能准确反应龈沟底的实际位置），可采用树脂类材料重衬，以取得正确的龈沟底位置，并添加材料形成适当的修复体边缘。之后再进行最终的抛光完成（图7-2-31，图7-2-32）。

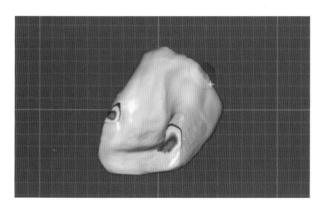

图7-2-28 添加舌侧穿龈部分

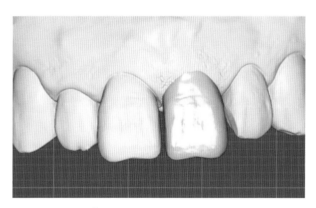

图7-2-29 设计完成

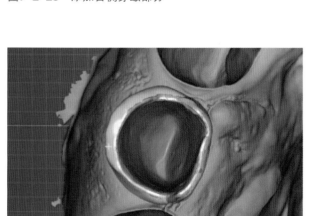

图7-2-30 设计完成的穿龈形态

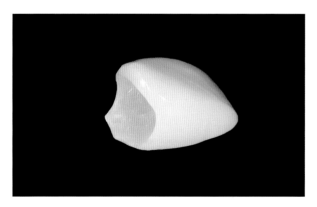

图7-2-31 初步切削完成的树脂过渡修复体

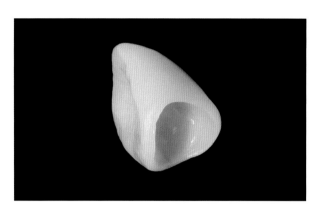

图7-2-32 边缘修整抛光后的过渡修复体

二、软组织塑形方法

1. 根方塑形

利用生物导向预备技术，使牙龈在一定范围内向根方塑形是比较容易实现的。过渡修复体调整一般通过把边缘加凸和/或加长的方式调整，注意调整过程中仍然要控制冠的边缘位置不能侵入龈沟内过深。

如果需要微小范围根向调整龈缘形态、加长临床冠长度，通常只需要轻微加凸过渡修复体

即可，可使用树脂材料添加到内边缘线以外的区域，避免内表面有材料进入内边缘线以内的部分，否则会妨碍过渡修复体就位（7-2-33～图7-2-36）。

如果需要较大范围调整龈缘高度、加长临床冠长度时，需首先确认需加长的范围仍处于安全范围内、不会破坏生物学宽度，之后需对过渡修复体的边缘进行加长处理，即向龈沟内深入，此时需要重衬过渡修复体，重新确定边缘，同时对新的修复体外形进行修整、打磨、抛光处理（图7-2-37～图7-2-40）。

如果牙龈塑形范围较小或者是仅为局部塑形，一般塑形2～4周后，牙龈形态即可达到稳定，可进行印模制取，制作永久修复体；如果牙龈需要塑形的范围较大，或者需要塑形的牙齿较多，有可能一次塑形并不能获得最理想的效果，一般在2～4周后复诊，观察牙龈健康状态和牙龈形态，如果有不满意的区域，进行再次微调整，满足临床需求，之后再过2～4周复诊，直至塑形满意，再进行永久修复体的制作。

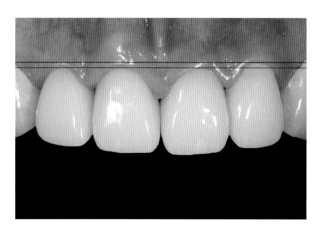

图7-2-33 12龈缘高度需要微量调整，可通过12过渡修复体边缘轻微加凸实现

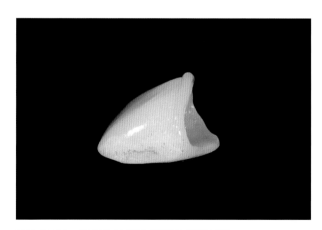

图7-2-34 修复体边缘位置增加树脂材料

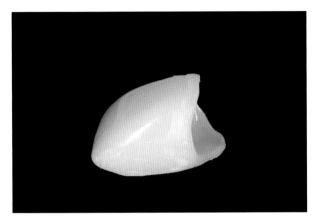

图7-2-35　调整边缘形态并抛光

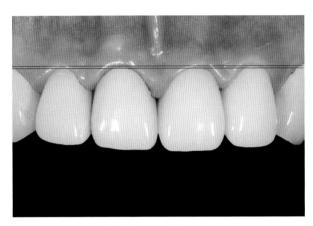

图7-2-36　12龈缘调整至适当位置

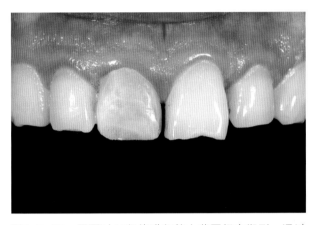

图7-2-37　需要对11龈缘进行较大范围根方塑形，通过加长调整11过渡修复体实现

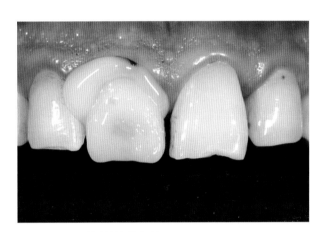

图7-2-38　重衬过渡修复体

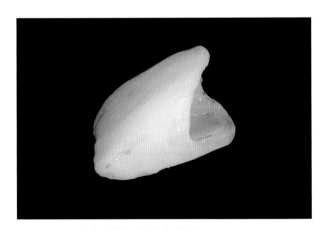

图7-2-39　边缘加长、修整完成后

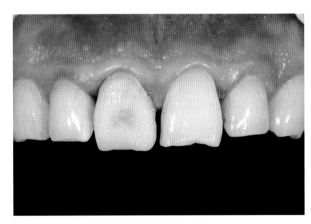

图7-2-40　牙龈形态随之改变

2. 冠方塑形

冠方塑形并不是BOPT的常规操作，并非在所有病例中均可达到满意的塑形效果。但确有很多临床医生，在适合的病例中采用这一技术，获得了满意的效果。以下分享笔者团队所完成的实际病例以供参考（图7-2-41～图7-2-46）。

3. 软组织塑形的结束

临床操作中的软组织塑形效果一方面取决于医生的临床干预，另一方面与患者的牙龈表现型和口腔卫生状况有关。结束软组织塑形、制取终印模的时机是否成熟，应当综合考虑这两方面的因素。大多数病例只需要制作一副过渡修复体、

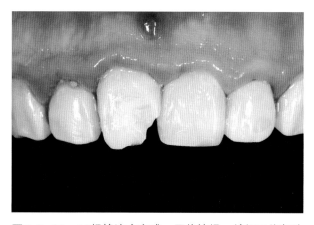

图7-2-41　11根管治疗完成，牙体缺损，希望冠修复改善美观。临床检查可见11唇倾，11牙龈高度较21略高，11如果直接进行冠修复存在一定的美学风险

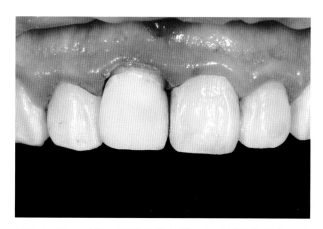

图7-2-42　11垂直型牙体预备后，完成过渡修复体，边缘位置参考邻牙，尝试向冠方调整龈缘，可见过渡修复体边缘与牙龈之间存在约1mm间隙

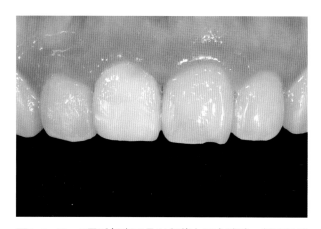

图7-2-43　2周后复查可见11龈缘向冠方移动，但可见牙龈轻微水肿，牙面可及软垢。对患者进行口腔卫生指导，促进其改善口腔卫生状况

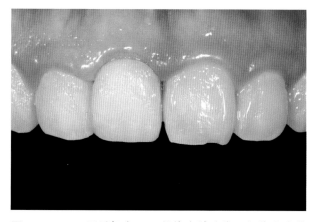

图7-2-44　4周后复查，11龈缘水肿消失，龈缘高度接近21牙龈高度，尽管未达到完全一致，但较术前比较已有改善

进行一个周期的龈缘塑形，但也有一些病例需要多次调整过渡修复体或制作多副过渡修复体，逐步完成龈缘的塑形。

在本章第1节中已经介绍，对于龈沟内预备进行了牙龈轻刮治的基牙，戴入过渡修复体后需要2~4周完成牙龈的愈合。如果戴用过渡修复体2~4周复诊，发现龈缘存在炎症表现，应当尝试采取措施，如进行牙周维护、抛光过渡修复体、更换修复体材质、口腔卫生宣教等，消除炎症的影响；并需要延长观察时间，再次复诊，检查牙龈状况。

当牙龈愈合、成熟，并且口腔卫生状况良好，牙龈无炎症表现时，基牙才具备制取终印模的前提条件。而此时，应与患者沟通目前修复体的功能效果、美学效果是否达到了预期。如果没有达到预期效果，可再次调整修复体；如果已经达到预期，患者对效果满意，则可以制取终印模，开始加工永久修复体。

需要特别注意的是，在戴用过渡修复体后的复诊中，如果发现龈缘位置比预期位置更靠近冠方，那么应需要检查牙龈是否存在炎症表现。处于炎症状态的龈缘可能发生水肿，导致龈缘位置向冠方发生移位的假象。

如果发现龈缘位置比预期位置靠近根方，尤其是在尝试向冠方引导龈缘的基牙，那么可以适当延长观察时间2~4周。但医生和患者都应清楚地了解到，仅通过BOPT向冠方引导龈缘的潜力是有限的。如果在戴用过渡修复体后8周甚至更长的时间，龈缘仍位于预期位置的根方，那么龈缘可能未来无法生长至预期的位置。

因此对于需要向冠方引导的病例，术前的医患沟通非常重要，患者应在术前即清楚地知晓BOPT对软组织塑形的效果是有限的。如果根据患者预期和术前设计，龈缘位置需要更大范围的调整，应当在开始治疗前向患者解释可能需要配合适当的牙周手术以及软组织移植处理，才能达到预期效果，并取得患者的知情同意。

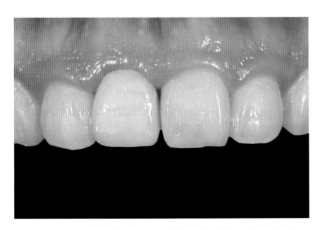

图7-2-45 8周后复查，11牙龈质地成熟，健康稳定，患者对此时牙龈形态的美学效果满意，此时可以制取终印模，制作永久修复体

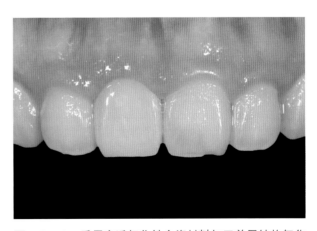

图7-2-46 采用高透氧化锆全瓷材料加工单层结构氧化锆全瓷冠作为永久修复体，戴牙后4周复查，可见11、21牙龈形态及高度基本对称，牙龈健康

第3节 软组织塑形后的传统复制流程

对于已经完成牙龈塑形的病例，在制取最终工作模型时，除了精确制取预备体和牙列的印模以外，另一个关键是尽量准确地复制已经成熟的软组织轮廓。在传统的临床和技工室流程下，以下两种策略可以应用。

一、传统双相两次精细印模技术

对于临床要求并不非常高、基牙数量较少的病例，可以采用传统的双相两次精细印模技术。通过尽量缩短取下过渡修复体的时间、利用过渡修复体支撑牙龈形态的方法，减小制取精细印模过程中牙龈形态的改变。

具体操作是首先戴着过渡修复体制取初印模；对初印模进行必要的修整后，准备制取终印模；取下过渡修复体后，首先去除干净预备体表面的临时粘接剂，再把过渡修复体放回预备体上，以维持牙龈形态；制取终印模时，先在牙列其他部位注入轻体材料，然后一边取下过渡修复体，一边在基牙颈缘部位即刻注入轻体，之后立即复位初印模，完成双相两次精细印模的制取（图7-3-1~图7-3-6）。

这样的操作流程对于塑形效果良好、仅有个别或者少量基牙的病例可以获得很好的印模效果，当然也需要医护协作良好的配合操作。

二、精细复制过渡修复体穿龈形态的临床和技工室流程

对于塑形基牙数量较多、对美观具有很高要求的病例，直接制取传统双相两次精细印模的技术仍然存在龈缘微量变形的可能性，有可能影响最终的美学效果。此时需要技工室和临床医生的紧密结合，可以通过更加严谨的技工室流程复制过渡修复体边缘，此时需要制取两副印模才能完成。

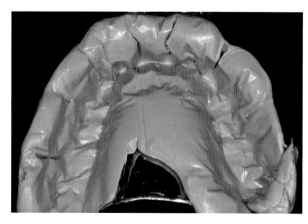

图7-3-1 牙龈塑形效果良好，戴有过渡修复体状态下制取初印模

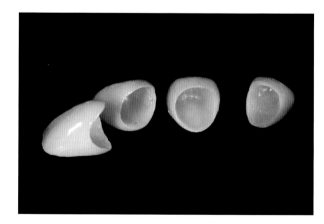

图7-3-2 取下过渡修复体

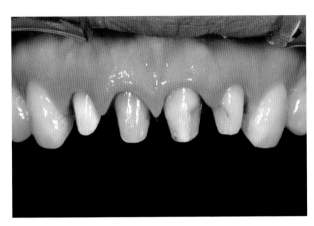

图7-3-3　清洁预备体后，准备制取最终工作印模

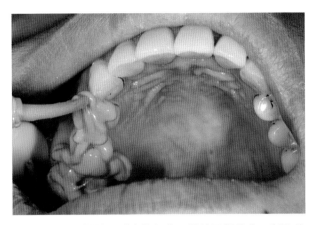

图7-3-4　重新戴回过渡修复体，维持牙龈轮廓。制取终印模时，首先在牙列其他部位注入轻体材料

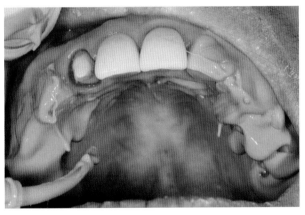

图7-3-5　逐个取下过渡修复体的同时，即刻在基牙周边注入轻体材料

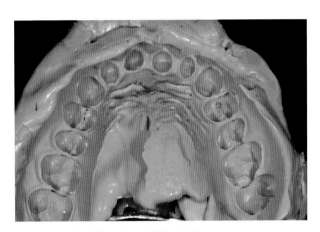

图7-3-6　完成的双相两次精细印模

复制的基本流程是利用牙体预备后制取的印模，灌制第一副模型，在技工室翻制代型，并制作印模帽；印模帽转回到临床中，在患者口内进一步调整为个性化的印模帽，并使用个性化的印模帽复制过渡修复体的穿龈形态；印模转回技工室，灌制第二副带有个性化印模帽的模型，并在模型上直接使用印模帽制作树脂冠并进行扫描或铸造，用以加工永久修复体。具体如下：

（1）应用牙体预备后的模型，进行代型修整，基牙制作可抽插代型；按照石膏模型上的最低边缘制作个性化的印模帽，印模帽要有一定的固位型并且相互间不能妨碍就位（图7-3-7，图7-3-8）。

（2）把印模帽和可抽插代型转回临床。从预备体上取下过渡修复体，仔细地清除粘接剂，放置到可抽插代型上，要保证过渡修复体在代型上的完全就位，然后使用细铅笔绘制过渡修复体的边缘位置（图7-3-9～图7-3-11）。从代型上取下过渡修复体，把印模帽放回到代型上，调整印模帽的边缘长度同绘制的边缘线重合，此时过渡修复体边缘的冠根向位置就复制到了模型上（图7-3-12）。在口腔内试戴印模帽，观察就位情况并标记唇颊侧，方便制取印模时就位顺利，如果有多颗预备牙齿，注意标明牙位。

（3）采用重体硅橡胶包裹耐火代型，高度在过渡修复体边缘根方2mm左右，要有5mm左右的厚度，以保证后续人工牙龈材料的承托。把过渡修复体戴入可抽插代型上，在过渡修复体穿龈部分注入人工牙龈材料，等待材料凝固后取下过渡修复体，把已经确定好边缘冠根向位置的印模帽戴回耐火代型上；此时可以看到印模帽与人工牙龈之间的间隙，使用树脂类的材料填充间隙，完成过渡修复体穿龈轮廓的复制。注意不要超过人工牙龈的高度，否则可能会形成干扰，妨碍印模帽在口内的就位（图7-3-13～图7-3-18）。修整多余的树脂材料，以便个性化印模帽的顺利

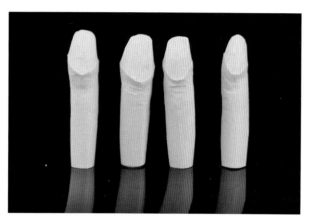

图7-3-7　制作好的可抽插代型

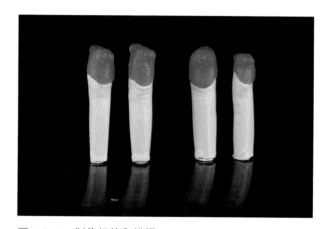

图7-3-8　制作好的印模帽

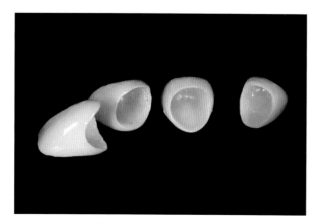

图7-3-9　过渡修复体去净粘接剂

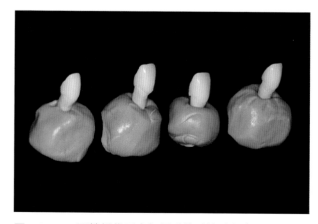

图7-3-10　可抽插代型底部用重体硅橡胶包裹

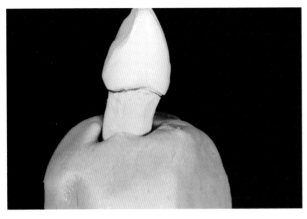

图7-3-11　过渡修复体戴入可抽插代型上，并绘制边缘线

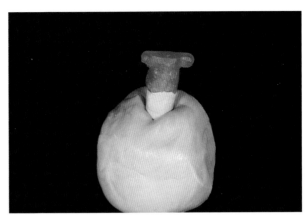

图7-3-12　调整印模帽的边缘与绘制的边缘线吻合

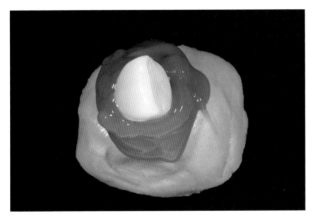

图7-3-13　过渡修复体戴回代型上并注入人工牙龈材料

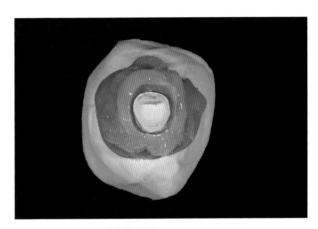

图7-3-14　取下过渡修复体

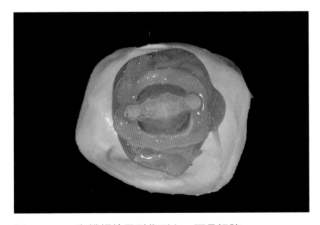

图7-3-15　印模帽放置到代型上，可见间隙

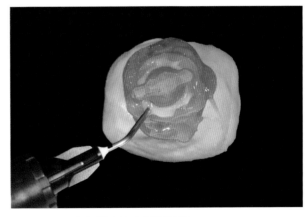

图7-3-16　在间隙内注入树脂材料

就位，注意不要调整穿龈部分的树脂材料；然后制取硅橡胶印模，此时使用双相一次印模技术即可，最后将可抽插代型插入个性化印模帽，灌注工作模型（图7-3-19～图7-2-26）。

（4）在硅橡胶印模的印模帽中戴入代型后，灌注带有人工牙龈的可抽插的石膏模型；灌注好模型后，从硅橡胶印模中把个性化印模帽完整取出，检查印模帽在模型上的就位及边缘情况是否与临床检查一致，以保证蜡型制作的准确性（图7-3-27～图7-3-30）。

（5）对个性化印模帽进行修整，去除多余的部分，开始蜡型的制作。注意印模帽龈缘以内的部分复制的是过渡修复体的穿龈部分以及颈部的凸度，应完整保留。牙冠的整体形态根据美学需要，或者参考美学设计，或者过渡修复体制作的硅橡胶导板制作，完成全瓷冠的蜡型设计（图7-3-31～图7-3-34）。

（6）最后将蜡型通过铸造的方式，或者模型扫描后CAM切削的方式，获得永久修复体（图7-3-35，图7-3-36）。

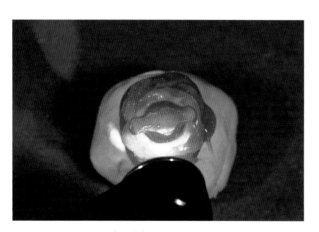

图7-3-17 固化树脂材料

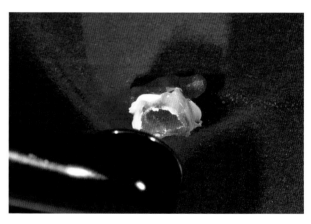

图7-3-18 取出后充分固化树脂材料

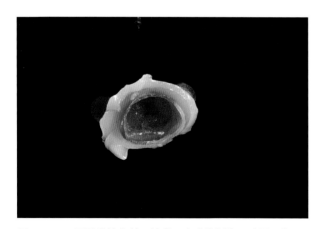

图7-3-19 可见边缘完整、清晰，多余的树脂飞边需要修正

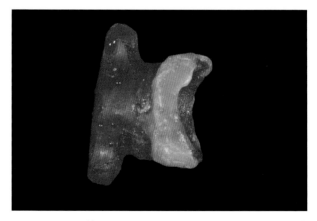

图7-3-20 修整后的印模帽，边缘1mm内的范围不要调整

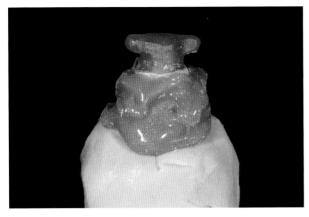

图7-3-21　戴回可抽插代型上检查就位情况及复制情况

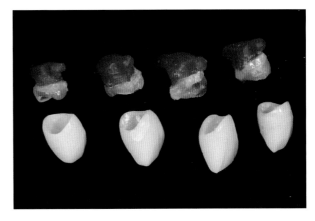

图7-3-22　个性化印模帽制作完成

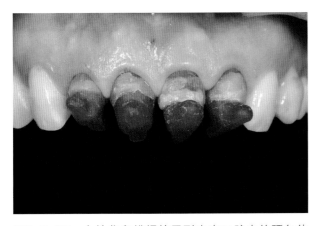

图7-3-23　个性化印模帽放置到患者口腔中的预备体上，检查就位情况

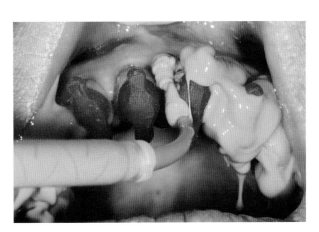

图7-3-24　双相一次印模技术制取精细印模

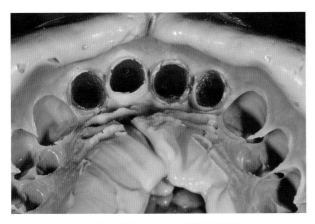

图7-3-25　制取的印模中含有个性化印模帽

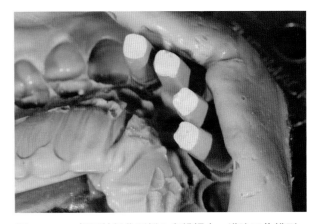

图7-3-26　把可抽插代型插入印模帽中，灌注工作模型

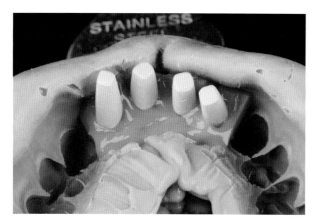

图7-3-27 在印模中放置人工牙龈

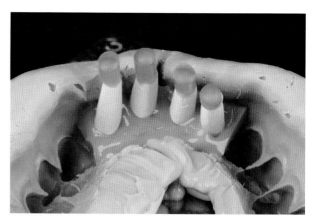

图7-3-28 在可抽插代型末端包蜡

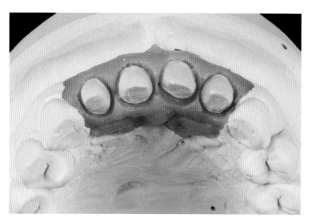

图7-3-29 模型灌制完成

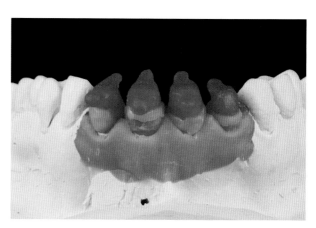

图7-3-30 放置印模帽

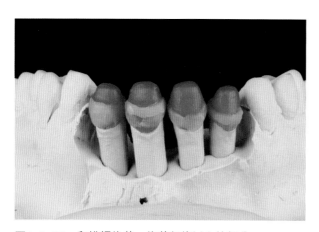

图7-3-31 印模帽修整，修整龈缘以上的部分

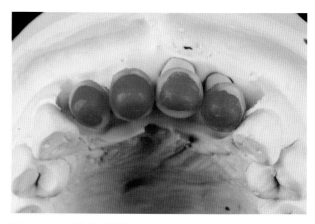

图7-3-32 检查唇侧部分

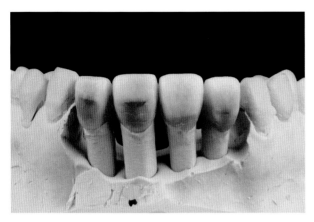

图7-3-33　在印模帽上制作蜡型

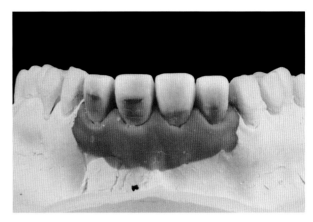

图7-3-34　蜡型完成

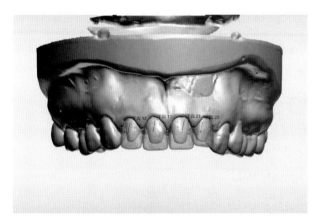

图7-3-35　复制蜡型设计修复体形态

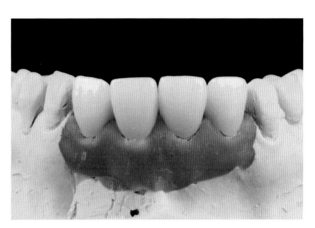

图7-3-36　完成最终修复体

第4节 软组织塑形后的数字化复制流程

数字化印模作为一种已经逐渐成为主流的印模形式，因其具备更加优越的复制能力，已经逐渐成为垂直型牙体预备和BOPT中的主流印模获取技术。

垂直型牙体预备和BOPT给牙龈塑形提供了机会，特别是在美学区，粉白美学的表达及精确地转移和复制，是前期过渡修复体牙龈塑形工作的终末关键阶段。如果不能准确复制，那么前期所做的工作效果则会大打折扣，影响最终修复效果。后牙区同样存在因功能或美观的原因调整牙龈形态位置的需求，相对于前牙区，美观的敏感度偏低，但尽可能准确地复制，同样是达到最佳治疗效果的保证。因此，如何在数字化印模的基础上，获取牙龈形态数据或龈缘附近修复体形态数据并进行复制，成为了一项关键处理技术。

经过众多学者和本团队的长期实践与总结，将该技术路径可分为4类，即过渡修复体拆除即刻数字化印模技术、三印模数据重叠复制龈沟形态法、三印模数据重叠复制穿龈轮廓法、过渡修复体数据直接复制法。以下分别详述这4种方式。

一、过渡修复体拆除即刻数字化印模技术

如果患者对美观要求不是非常苛刻，并且塑形效果显著，软组织具有足够厚度、韧性，龈沟明显敞开，龈沟相对较浅的患者，可以直接通过数字化印模来获取牙龈形态，其要点是在过渡修复体取下后即刻扫描预备体周围的数字化印模，

这在前文数字化印模技术中也有提及。

具体方法为：在患者牙龈形态达到预期且稳定后，首先扫描患者戴用过渡修复体的数字化印模作为基线数据；基线数据确认无误后，选定并删除基牙及其周边数据；在取下过渡修复体后立即补扫预备体周边的关键数据，对于单颗牙的预备体，通常5~10秒可以完成这一工作，而只要在15秒内完成穿龈部分数字化印模获取即可以基本保证其不发生明显的变形（图7-4-1，图7-4-2）。

需要再次强调的是，这种方法适用于牙龈较厚、韧性相对较好，摘除过渡修复体后，牙龈外形轮廓不会快速回缩、坍塌，短时间内可以维持形态的患者。相反，对于牙龈张力较大、牙龈较薄缺乏支撑和稳定性的患者，由于摘除过渡修复体后牙龈形态即刻就会出现变形，这种方法就不一定能获得很好的印模效果。

二、三印模数据重叠复制龈沟形态法

对于复制精确要求较高的患者，或者龈缘厚度较小、易回弹收缩的基牙，目前可操作的、较为理想和准确的数据获取及处理方式为三印模数据重叠法，此方法又可分为三印模数据重叠复制龈沟形态法、三印模数据重叠复制穿龈轮廓法两种。

此两种方法均需要获取3项数据：戴用过渡修复体的口内扫描数据、预备体口内扫描数据，以及过渡修复体扫描数据（图7-4-3~图7-4-5）。

具体操作首先仍然是在患者牙龈形态达到预期且稳定后，扫描患者戴用过渡修复体的数字化印模作为基线数据，此为数据一；之后备份基线

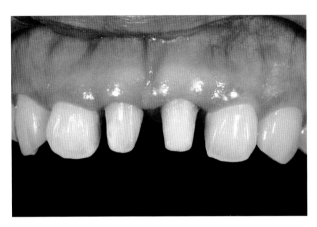

图7-4-1　过渡修复体摘除即刻牙龈状态

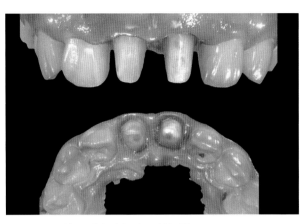

图7-4-2　摘除过渡修复体即刻扫描图

数据，在备份数据的基础上，选定、删除预备体和牙龈及部分邻牙数据；将过渡修复体摘下，充分暴露龈沟位置，进行补充扫描，完成预备体及龈沟形态的三维数据获取，此为数据二；最后将取下的过渡修复体，通过工具夹持进行体外扫描或模型扫描，获得过渡修复体穿龈形态外轮廓的三维数据，此为数据三（图7-4-6～图7-4-8）。

　　三印模数据重叠复制龈沟形态法的特点，是可以准确复制出基牙周围软组织的轮廓，以此为基础进行永久修复体的设计和精细调整，但这一过程需要借助第三方三维编辑软件，如3ds Max等同类软件。

　　首先将3个数据导入编辑软件，进行匹配运算。将带有过渡修复体的牙列三维数据通过匹配邻牙的方式与带有预备体的牙列数据进行匹配，其后再将前者借助过渡修复体本身的特征性结构与过渡修复体本身的三维数据进行匹配，如此两两匹配，即可将3个数据整合为一个多层数据；之后进行布尔运算，将过渡修复体数据从带有过

渡修复体的牙列中减除并弥补空面片得到融合数据，将预备体数据封闭孔洞后，与融合数据计算交集后减除预备体后删除，做反向并集即可得到带有准确过渡修复体穿龈形态的预备体牙体三维数据，达到完美复制过渡修复体及牙龈形态的目标（图7-4-9～图7-4-13）。

　　这种方法最大的优点为其准确性，但操作过于繁复，且需借助第三方非口腔医学软件完成，需要一定的计算机基础，目前尚无法成为临床优选的主流技术。

三、三印模数据重叠复制穿龈轮廓法

　　在临床工作中，完成实际病例过程中，很多时候其实并不需要完全准确地获得牙龈软组织的数据，只要能精确地复制已经满意的过渡修复体的穿龈轮廓即可，此时可以应用三印模数据重叠复制穿龈轮廓法。应用这种方法仍然需要获取带有过渡修复体的基线数据（数据一）、去掉过

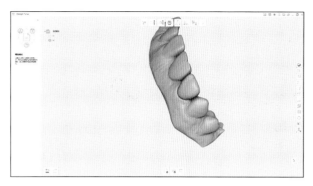

图7-4-3　戴用过渡修复体口内扫描数据

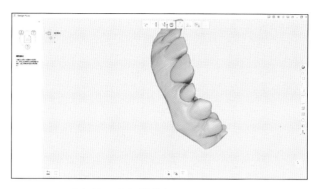

图7-4-4　预备体口内扫描数据

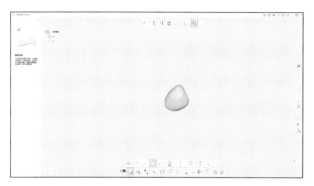

图7-4-5　过渡修复体扫描数据

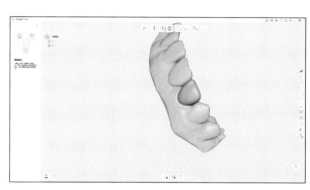

图7-4-6　戴过渡修复体的牙列数据与预备体牙列数据匹配

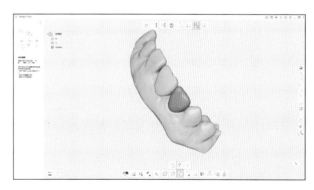

图7-4-7　戴过渡修复体的牙列数据与过渡修复体数据匹配

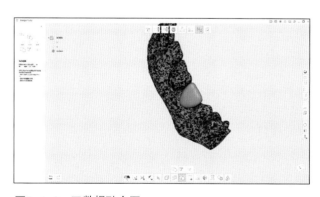

图7-4-8　三数据融合图

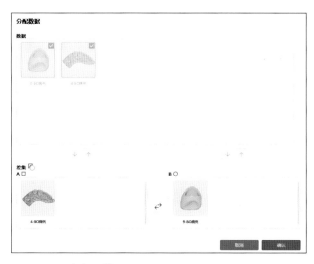

图7-4-9　布尔运算图1

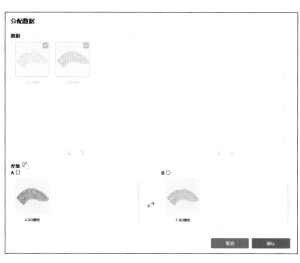

图7-4-10　布尔运算图2

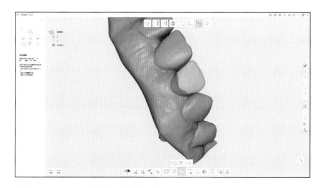

图7-4-11　减除过渡修复体后

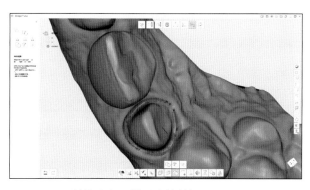

图7-4-12　计算穿龈区域形态的数据1

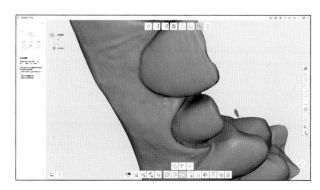

图7-4-13　计算穿龈区域形态的数据2

渡修复体的基牙周边关键数据（数据二）、过渡修复体单独的数据（数据三）。为了后期在牙科CAD软件中能够更好地进行匹配，建议在过渡修复体上添加特征性匹配结构，将其设计在牙冠的切1/3，并与邻牙和过渡修复体均可以稳定相连（图7-4-14～图7-4-16）。

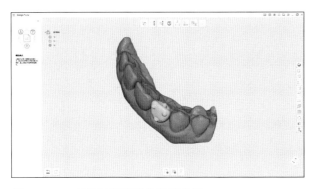

图7-4-14 特殊过渡修复体基线数据

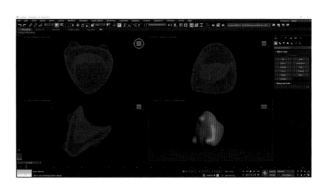

图7-4-15 特殊过渡修复体数据

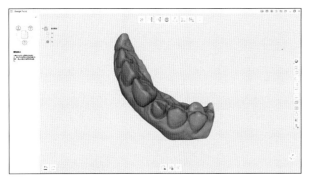

图7-4-16 基牙数据

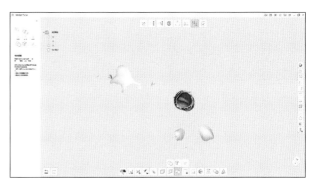

图7-4-17 三数据复合运算后数据

三数据获取完成后，在牙科CAD软件将3个数据进行匹配，将过渡修复体数据作为数字化复制的目标形态；可以首先由计算机自动贴合过渡修复体数据生成修复体设计，之后再借助CAD塑形工具进行精细调整、拟合，达到复制过渡修复体穿龈轮廓的目的；最后将特殊结构去除，调整龈上形态至最佳后，进行CAM加工完成修复体（图7-4-17）。

四、过渡修复体数据直接复制法

如果之前用于塑形的过渡修复体是利用CAD/CAM加工完成，戴用后效果良好无需进行修整，可以加工永久修复体。此时就不需要再进行任何数据采集，可以直接应用过渡修复体的数据，保留穿龈区域的数据不做任何改动。如有必要，可以对龈上形态进行必要的调整优化，之后更换永久修复体的材料，即可进行永久修复体的加工和后处理（图7-4-18，图7-4-19）。

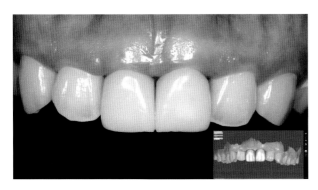

图7-4-18　过渡修复体设计数据与过渡修复体

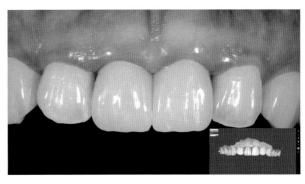

图7-4-19　采用过渡修复体数据，保证穿龈区域数据不做调整，细致调整龈上部分形态，更换永久修复体材料，切削正式修复体

此种采用过渡修复体数据直接进行"复制"的治疗流程，可以称为"数据同源"流程，与美学区种植修复中数字化复制过渡修复体穿龈轮廓中的"数字同源"流程思路相同，种植周围的相关应用具体可见笔者团队出版的《美学区种植——从设计理念到临床实战》一书。

采用这种方式可以获得完美的穿龈形态复制，而这也正是充分体现了数字化技术应用在BOPT体系中的重要意义。基于此，我们建议有条件的医生应采用数字化方式制作过渡修复体；对于数字化制作的过渡修复体，如果戴用一段时间后确实还需要对过渡修复体形态进行调整的病例，我们也建议进行数字化调整后切削新的修复体。只要最终塑形满意时所戴用的过渡修复体是数字化加工获得，我们具有其数据，就有机会采用其数据更加简便地加工永久修复体。

五、永久修复体的试戴与粘接

生物导向预备技术（BOPT）与简单垂直型牙体预备的修复过程主要差异集中在过渡修复体对龈缘的塑形。当龈缘塑形已经完成，龈缘已经成熟稳定，此时制取终印模加工出的永久修复体在试戴、粘接操作中与简单垂直型牙体预备的修复体无明显差别。

试戴过程中，除去常规检查修复体的就位、边缘密合性、咬合及邻接触之外，应重点检查修复体进入龈沟内的深度是否在0.5～1mm范围内；修复体穿龈轮廓对龈缘是否起到了合适的支撑作用；如果需要对永久修复体的穿龈轮廓进行精细调整，那么在调整完成后应精细抛光。具体内容可参考第5章第4节的内容。

在修复体试戴完成，根据要求调整并精细抛光后，可以进行修复体的粘接操作。多数病例在龈缘塑形完成、愈合成熟后，粘接操作与简单垂直型牙体预备的修复体粘接无明显差别。在少数应用BOPT进行基牙二次修复的病例，可能会存在修复体穿龈部分凸度略大的情况，此时去除粘接剂可能难度增加，可以考虑以下方法降低粘接剂残留的风险。

1. 预粘接/口外粘接法

此种方法与种植粘接冠修复时所采用的方法一致。在修复体试戴、调𬌗、抛光完成后，在预先制作好的树脂代型上试戴全冠，确认无误后，对冠、预备体及树脂代型使用酒精消毒并吹干，口内进行隔湿干燥。冠内放置充足的粘接剂后首先放置到代型上，去除多余的粘接剂；取下全冠，迅速放置到口内预备体上，加压，确认边缘到位，完成粘接。

此种方法可减少冠边缘溢出的粘接剂的量，降低粘接剂残留在龈沟内的风险。需要注意这一操作不能在石膏代型上进行，需要额外制作树脂代型；并且在操作中应在粘接到基牙之前检查修复体的组织面，确保没有在粘接面形成粘接剂空泡，避免粘接效果不良的发生。

2. 排龈法

如果修复体与龈沟底的距离较大，可以在粘接前在龈沟内放置一根排龈线，根据修复体边缘距离龈沟内深度选择不同型号的排龈线。与常规排龈不同的是，常规排龈需要把排龈线全部置入龈沟内，龈沟外多余的排龈线需要剪除。而粘接垂直型牙体预备牙冠时需要保留一段排龈线位于龈沟外，以便在粘接时方便取出。

粘接时冠内放置适量的粘接剂，将修复体放置于口内预备体上；确认冠完全就位后，使用毛刷刷除颈部多余的粘接剂，注意唇侧、舌侧、邻面都要进行刷除；然后助手辅助压住冠，保证冠的位置稳定，医生抽出龈沟内的排龈线，将龈沟内溢出的粘接剂带出；初步光照固化，之后等待足够的时间完成固化，再进行龈沟内的再次彻底清洁（图7-4-20～图7-4-27）。

注意此种方法仅适用于龈沟较深、修复体边缘距龈沟底较远的病例。在操作中一定注意选择适当直径的排龈线，将其放置在粘接区域的根方；同时要注意操作的速度和程序，要在粘接剂硬固前取出排龈线并带出龈沟内溢出的粘接剂。一定要避免粘接剂过早硬固，把排龈线粘固在龈沟深部；或者排龈线卡在修复体与预备体之间的情况。这样可能会造成排龈线无法完整取出。如果不能完整取出排龈线，那么其对牙龈的刺激会持续存在。

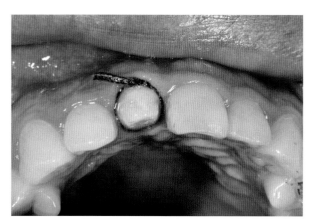

图7-4-20 粘接前排龈切端

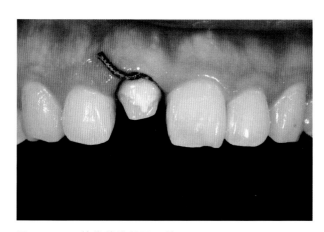

图7-4-21 粘接前排龈正面观

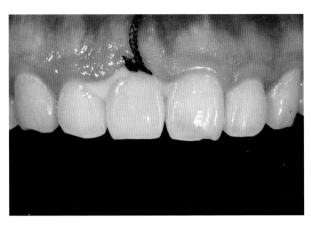

图7-4-22 放置冠修复体

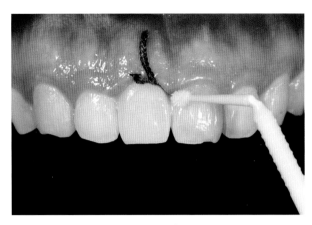

图7-4-23 去除多余溢出的粘接剂

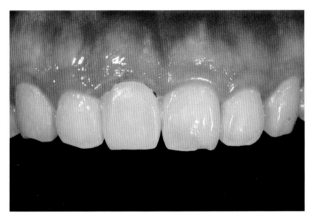

图7-4-24 取出排龈线

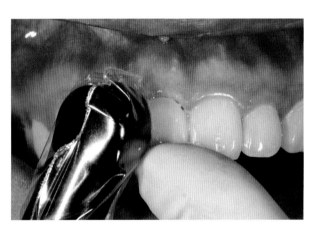

图7-4-25 光照固化

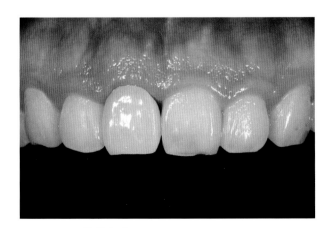

图7-4-26 粘接完成

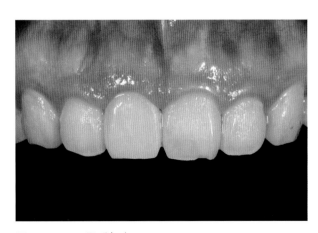

图7-4-27 1周后复查

参考文献

[1]   Sonick M. Esthetic crown lengthening for maxillary anterior teeth[J]. Compend Contin Educ Dent, 1997, 18(8):807–812.

[2]   LanningSK, WaldropTC, GunsolleyJC, et al. Surgical crown lengthening: evaluation of the biological width[J]. J Periodontol, 2003, 74(4):468–474.

[3]   Yeh S, Andreana S. Crown lengthening: basic principles, indications, techniques and clinical case reports[J]. NY State Dent J, 2004, 70(8): 30–36.

[4]   Kenji T. Development of an Esthetic Prosthetic Technique (the BTA Technique) for Aligning the Gingival Line[J]. Ann Jpn Prosthodont Soc, 2010, 2(1):26–35.

[5]   Loi I, Di Felice A. Biologically oriented preparation technique (BOPT): a new approach for prosthetic restoration of periodontically healthy teeth[J]. Eur J Esthet Dent, 2013, 8(1):10–23.

[6]   Chiquet M, Katsaros C, Kletsas D. Multiple functions of gingival and mucoperiosteal fibroblasts in oral wound healing and repair[J]. Periodontol 2000, 2015, 68(1):21–40.

[7]   刘峰. 美学区种植——从设计理念到临床实战[M]. 北京:人民卫生出版社, 2020.

[8]   Su H, Gonzalez-Martin O, Weisgold A, et al. Considerations of implant abutment and crown contour: critical contour and subcritical contour[J]. Int J Periodontics Restorative Dent, 2010, 30(4):335–343.

[9]   Agustín-Panadero R, Solá-Ruíz MF, Chust C, et al. Fixed dental prostheses with vertical tooth preparations without finish lines: a report of two patients[J]. J Prosthet Dent, 2016, 115(5):520–526.

[10] Agustín-Panadero R, Solá-Ruíz MF. Vertical preparation for fixed prosthesis rehabilitation in the anterior sector[J]. J Prosthet Dent, 2015, 114(4):474–478.

[11] Agustín-Panadero R, Serra-Pastor B, Fons-Font A, et al. Prospective clinical study of zirconia full-coverage restorations on teeth prepared with biologically oriented preparation technique on gingival health: results after two-year follow-up[J]. Oper Dent, 2018, 43(5):482–487.

[12] Agustín-Panadero R, Martín-de Llano JJ, Fons-Font A, et al. Histological study of human periodontal tissue following biologically oriented preparation technique (BOPT)[J]. J

Clin Exp Dent, 2020, 12(6):e597–e602.

[13] Merijohn GK. Management and prevention of gingival recession[J]. Periodontol 2000, 2016, 71(1):228–242.

[14] Podhorsky A, Rehmann P, Wöstmann B. Tooth preparation for full-coverage restorations: a literature review[J]. Clin Oral Investig, 2015, 19(5):959–968.

[15] Fernandez-Estevan L, Selva-Otaolaurruchi EJ, Montero J, et al. Oral health-related quality of life of implant-supported overdentures versus conventional complete prostheses: retrospective study of a cohort of edentulous patients[J]. Med Oral Patol Oral Cir Bucal, 2015, 20(4):450–458.

[16] Paniz G, Nart J, Gobbato L, et al. Periodontal response to two different subgingival restorative margin designs: a 12-month randomized clinical trial[J]. Clin Oral Investig, 2016, 20(6):1243–1252.

[17] Richter WA, Ueno H. Relationship of crown margin placement to gingival inflammation[J]. J Prosthet Dent, 1973, 30(2):156–161.

[18] Waerhaung J. Histhologic consideration which govern where the margins of restorations should be located in relation to the gingival[J]. Dent Clin North Am, 1960, 4:201–207.

[19] Rosner D. Function, placement, and reproduction of bevels for gold castings[J]. J Prosthet Dent, 1963, 13(6):1160–1166.

[20] Belser UC, Mac Entee Ml, Richter W. Fit of porcelain-fused-to-metal marginal designs in vivo: a scanning m icroscope study[J]. J Prosthet Dent, 1985, 53(1):24–29.

[21] Cagidiaco MC, Ferrari M, Bertelli E, et al. Cement thickness and microleakage under metal-ceram ic restorations with a facial butted margin: an in vivo investigation[J]. Int J Periodont Rest Dent, 1992, 12(4):324–331.

[22] Agustín-Panadero R, Serra-Pastor B, Loi I, et al. Clinical behavior of posterior fixed partial dentures with a biologically oriented preparation technique: a 5-year randomized controlled clinical trial[J]. J Prosthet Dent, 2021, 125(6):870–876.

[23] Serra-Pastor B, Loi I, Fons-Font A, et al. Periodontal and prosthetic outcomes on teeth prepared with biologically

oriented preparation technique: a 4-year follow-up prospective clinical study[J]. J Prosthodont Res, 2019, 63(4):415-420.

[24] Serra-Pastor B, Bustamante-Hernández N, Fons-Font A, et al. Periodontal outcomes of anterior fixed partial dentures on teeth treated with the biologically oriented preparation technique: A 6-year prospective clinical trial[J]. J Prosthet Dent, 2021, 23:S0022-3913(21)00398-X.

[25] Serra-Pastor B, Bustamante-Hernández, Fons-Font A, et al. Periodontal behavior and patient satisfaction of anterior teeth restored with single zirconia crowns using a biologically oriented preparation technique: a 6-year prospective clinical study[J]. J Clin Med, 2021, 10(16):3482.

[26] Lang NP, Kiel RA, Anderhalden K. Clinical and microbiological effects of subgingival restorations with overhanging or clinically perfect margins[J]. J Clin Periodontol, 1983, 10(6):563-578.

[27] Walton TR. An up to 15-year longitudinal study of 515 metal-ceramic FPDs: Part 1 Outcome[J]. Int J Prosthodont 2002, 15(5):439-445.

[28] Walton TR. An up to 15-year longitudinal study of 515 metal-ceramic FPDs: Part 2. Modes of failure and influence of various clinical characteristics[J]. Int J Prosthodont, 2003, 16(2):177-182.

[29] Valderhaug J. Periodontal conditions and carious lesions following the insertion of fixed prostheses: a 10-year follow-up study[J]. Int Dent J, 1980, 30(4):296-304.

[30] Peláez J, Cogolludo PG, Serrano B, et al. A prospective evaluation of zirconia posterior fixed dental prostheses: three-year clinical results[J]. J Prosthet Dent, 2012, 107(6):373-379.

[31] Kleinheinz J, Büchter A, Fillies T, et al. Vascular basis of mucosal color[J]. Head Face Med, 2005, 24, 1:4.

第8章

垂直型牙体预备理念与种植修复

The Concept of Vertical Preparation and Implant Supported Fixed Restorations

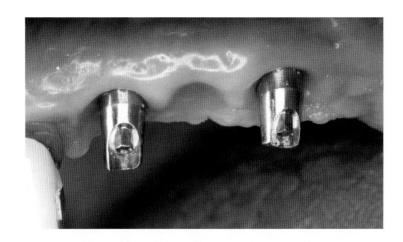

从目前的实验室和临床研究证据看来，无论是采取垂直型牙体预备还是采取BOPT进行天然基牙的固定修复过程中，通过制备垂直型预备体，利用过渡修复体在龈缘愈合过程中引导其塑形，获得修复体周围健康的牙龈组织和牙周支持组织的长期稳定，是一种可行且可靠的治疗手段。

而对于种植体支持的单冠和固定桥修复体，种植体周围软组织袖口的形态和质地，与基台、修复体的穿龈轮廓也存在紧密的关系。我们希望更加全面地向各位同仁介绍垂直型牙体预备和BOPT的理念，也希望对种植体上部修复治疗提供一些参考。截至本书成稿，专门为此理念设计的种植系统尚未在国内上市，因此本章的多数内容来自见刊文献的报道。

第1节 种植体周围组织概述

一、种植体周围黏膜解剖结构及特点

1.种植体周围黏膜的解剖结构

种植体周围黏膜在组织学上与牙龈相似，同样包括上皮组织和结缔组织，并具有与龈牙结合部类似的黏膜-种植体结合界面，但其与天然牙牙周组织也存在一定的差异[1]（表8-1-1）。

（1）上皮组织

包括角化上皮、非角化上皮、沟内上皮及结合上皮。沟内上皮在冠方与角化上皮相连续，和种植体之间形成种植体软组织沟，其深度因种植体的种类和植入深度会有所不同，一般不应超过4mm。种植体周围结合上皮有2~5层细胞，少于天然牙的结合上皮，没有上皮钉突；其与种植体或基台表面的附着类似天然牙通过基板和半桥粒结合。

（2）结缔组织

种植体周围的结缔组织比天然牙的牙周组织含有更多的胶原纤维，而成纤维细胞和血管结构较少。胶原纤维的排列方向与天然牙不同。种植体表面无牙骨质，因此没有类似插入天然牙牙骨质的垂直排列的穿通纤维；种植体周围结缔组织胶原纤维来自牙槽骨嵴顶的骨膜，由骨膜向软组织边缘伸展，方向与种植体或种植体基台表面平行。在远离种植体部分，胶原纤维束呈"袖口状"环形围绕种植体。这种环形纤维可能有助于形成围绕种植体周围的"软组织封闭"。

表8-1-1 种植体周围黏膜与天然牙牙周组织的异同

	种植体周围黏膜	天然牙牙周组织
生物学宽度	恒定	恒定
结合上皮长度	2mm	1mm
结缔组织高度	1.5~2mm	1mm
健康龈沟深度	≤4mm	≤3mm
结合上皮附着	基板-半桥粒复合体	基板-半桥粒复合体
牙龈胶原纤维排列	胶原纤维平行于种植体表面	呈放射状，垂直于牙骨质并包埋于牙骨质中
结缔组织成分	胶原纤维多，成纤维细胞少，血管少	胶原纤维少，成纤维细胞多，血管多
牙周膜	无	有
与牙槽骨之间界面	骨结合	牙周膜
血液供给来源	牙槽嵴外侧的骨膜上血管	牙槽嵴骨膜上血管，牙周膜血管丛
防御能力	较弱	较强

（3）黏膜–种植体结合界面

是抵抗细菌入侵的"第一前线"。种植体表面的结合上皮与天然牙相似，也通过基底板和半桥粒与种植体表面相结合；而结缔组织附着部分是指在结合上皮根方至骨嵴顶之间的区域，结缔组织与种植体表面直接相接。

2. 种植体周围黏膜的血液供给

天然牙牙龈的血供来源于牙槽间隔的血管和牙槽骨骨膜表面的血管及牙周膜的血管，这些血管的分支进入牙龈结缔组织。而种植体周围无牙周膜，血供主要来源于牙槽嵴外侧的骨膜上血管，它发出分支形成口腔上皮下固有层乳突的毛细血管和结合上皮下方的毛细血管丛与小静脉。由于没有牙周膜血管丛，结合上皮的根方至牙槽嵴上方的结缔组织区血供相对较少。

3. 种植体周围骨嵴顶上软组织区

种植体周围黏膜与种植体之间形成的穿黏膜附着由结合上皮和结缔组织附着两部分构成，这两部分结构构成了种植体周围骨嵴顶上软组织区，也有人将其称为生物学屏障（biological barrier），即在沟底至骨嵴顶之间有一定的恒定距离（4mm±0.5mm）。

良好的软组织封闭是防御前沿，为种植体提供一道屏障，防止口腔细菌及其毒素侵入内环境。种植体周围菌斑堆积可导致软组织发生炎症，炎症是否会进展、累及种植体周围支持组织，取决于细菌的毒力和宿主的防御水平。因此植入种植体时应尽量多地保留角化黏膜，尽量保证种植体周围有完善的角化黏膜（至少2mm宽）包绕，增强种植体周围的封闭[2]。种植修复完成后，定期维护种植体周围的健康也对种植体成功至关重要。

二、种植体周围生物学宽度及软组织高度的相关影响因素

种植体颈部周围形成的软组织封闭，是保证种植体周围软组织健康和稳定的重要保障，也称为种植体周围生物学宽度[3]。在软组织愈合过程中，结合上皮长入龈沟，下方的结缔组织与种植基台通过半桥粒连接形成附着。

形成种植体周围生物学宽度的软组织重塑过程会影响边缘骨的改建，最终体现为种植体周围不同的软组织高度。种植体周围软组织高度受多种因素的影响，包括是否存在足量角化组织、牙龈生物型、剩余骨量，以及种植体因素（包括植入深度、种植体直径、种植体颊舌向位置、轴向，以及穿龈部分的设计等）。

垂直向软组织厚度和附着龈宽度对骨稳定性都很重要。其中任何一个因素不足，种植体周围骨吸收的风险都会增加。

第2节 种植体颈部设计及上部结构形态对种植体周围组织的影响

一、骨水平种植体、软组织水平种植体、光滑颈圈种植体

骨水平种植体是指种植体平台平齐嵴顶骨面，其通体为粗糙加工表面，植入时完全植入骨内，或骨下0.5～1mm。骨水平种植体在美学区最重要的优势是为修复阶段预留了更大的调整空间，有利于修复医生对软组织进行引导、塑形，同时对于种植体植入的位点、轴向宽容度略大。

软组织水平种植体除了具有粗糙加工表面的植入骨内的部分，颈部还有2～3mm高机械加工的稍膨大形态的光滑部分。这一光滑部分一般置于骨上，与软组织领圈平齐，因此这类种植体称为软组织水平种植体。软组织水平种植体的优势是，种植体与基台之间连接处的微间隙远离骨面，减少细菌和微动对骨结合界面的影响。

还有一些种植体具有0.5～1.5mm高的非膨大形态的光滑颈圈，除了具有类似以往软组织水平种植体的优势之外，还可以降低美学区种植体金属边缘暴露的风险[4]。

本章中后面将会提及的专为BOPT理念设计的Prama种植系统在国内未上市，其颈部的光滑颈圈呈向冠方缩窄的形态，以为种植体周围组织留出更多的空间，被认为是一种软组织水平种植体[5-6]。

二、平台转移

Lazzara和Porter（2006）报道了骨水平种植体使用平台转移设计，能较好地保存边缘骨。其原理是种植体与基台连接部位的水平向直径差异，增加了软组织与种植体结合和封闭的面积，从而减少了为获得垂直向生物学宽度而进行的垂直向软组织改建和骨吸收[7]。

此外，有些学者观察到种植体平台与修复基台之间微间隙及微动度的存在，会导致细菌的定植，从而导致1～1.5mm的骨吸收。而平台转移的设计（水平向直径差异至少0.4mm），可以将种植体与修复基台之间的界面转移到种植体内侧，远离骨面，微间隙与骨面之间平台形成结缔组织封闭，从而保护边缘骨，减少吸收[8]。

三、穿龈轮廓

穿龈轮廓（emergence profile），最早是在天然牙修复中被提及，其定义为：天然牙或者修复体从牙龈穿出部分开始，直到邻面接触点及颊舌面外形高点部分的外形轮廓。对于种植修复体，穿龈轮廓指修复体从种植体肩台到黏膜边缘的外形[9-10]。

种植修复体与天然牙的穿龈轮廓区别在于：起点更加靠近根方，在天然牙为龈沟底，而种植修复体的穿龈轮廓起点为种植体颈部。终点也靠近根方，天然牙穿龈轮廓的终点位于邻接点及外形高点，种植修复体的穿龈轮廓终点位于黏膜边缘[11]。设计种植体支持的单冠或固定桥上部修复结构时，应综合考虑种植体穿龈区域软组织的厚度以及此区域的粉白美学需求。

通常对于美学需求较高位点的骨水平种植

体，穿龈轮廓由基台和修复体颈部构成；而美学需求不高的位点，穿龈轮廓可能仅由基台组成，修复体与基台的粘接边缘位于平齐软组织边缘或更靠近冠方的位置（图8-2-1）。

对于软组织水平种植体，从根方向冠方来看，穿龈轮廓的第一部分是种植体颈部的光滑颈圈。在本节的开始已经介绍，有些种植体的颈部具有膨大的光滑颈圈。对于这样的种植体来说，颈圈部分已经占据了软组织的空间，并且在修复过程中基本无法再进行更改（图8-2-2）。

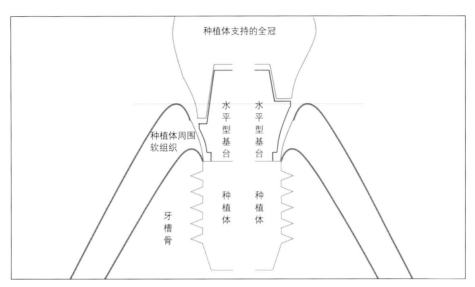

图8-2-1　图示的骨水平种植体的上部结构中，穿龈轮廓可如左侧所示由基台及全冠组成；也可如右侧所示仅由基台组成

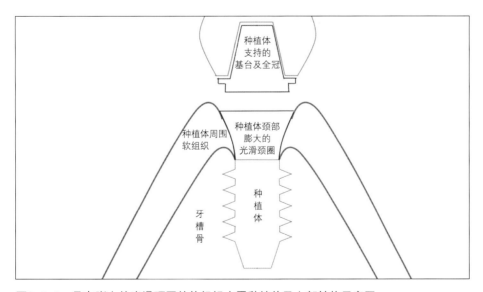

图8-2-2　具有膨大的光滑颈圈的软组织水平种植体及上部结构示意图

对于颈部光滑颈圈与种植体颈部直径一致的种植体，虽然修复过程中也无法更改颈圈部分，但是颈圈占据的软组织空间小于膨大的颈圈（图8-2-3）。

如果种植体的光滑颈圈直径自根方向冠方逐渐缩窄，那么就会给种植体周围软组织留下更多的生长空间（图8-2-4）。这样的种植体周围就有

可能形成更厚的软组织，为将来种植体周围软硬组织的长期健康、稳定创造更有利的条件。这正是根据垂直型牙体预备理念/BOPT理念设计的种植系统的初衷，我们将在后文进一步详细介绍。

种植体上部结构理想的穿龈轮廓应可以在龈缘处形成理想、自然的牙冠形态，并有利于种植体周围软硬组织的长期健康稳定。

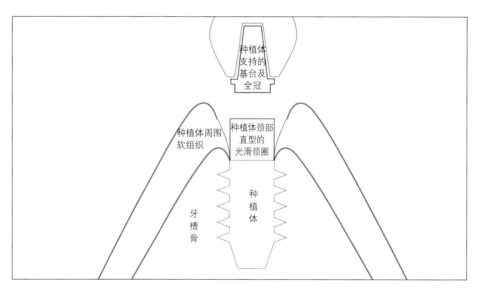

图8-2-3 具有直型的光滑颈圈的软组织水平种植体及上部结构示意图

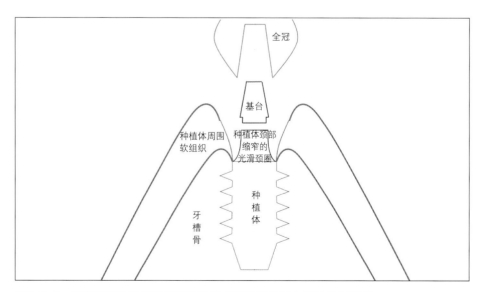

图8-2-4 具有缩窄的光滑颈圈的软组织水平种植体及上部结构示意图

第3节　将垂直型牙体预备理念应用于种植修复

在上一节当中，我们简要回顾了种植体支持的单颗牙修复当中，种植体颈部以及上部结构的不同设计形式或理念对于种植体周围软组织的影响。不难发现，尽管设计形式和理念在不断地更新，但是为建立健康和长期稳定的种植体周围支持组织的目标是不曾改变的。

在第6章中，我们回顾了BOPT理念的提出背景，以及垂直型牙体预备与BOPT的关联。在BOPT理念中，包含了对基牙进行翻瓣手术同期完成垂直型牙体预备，使用过渡修复体引导术后牙龈塑形的技术路线[12]。

如果术前设计的未来修复体的理想龈缘位置，超出了单纯应用垂直型牙体预备或BOPT所能达成的位置，那么应当联合翻瓣手术和垂直型牙体预备进行治疗，取代垂直型牙体预备和龈沟内预备技术的组合。这时，过渡修复体对翻瓣术后牙龈愈合过程中的塑形作用，与种植体上部结构的穿龈轮廓对种植体周围软组织的塑形有异曲同工之妙。

虽然我们难以从文献报道揣测最初提出这样的技术时，其他学者是否是从种植体的上部结构获得了启发，但是垂直型牙体预备理念或BOPT理念，与种植体的上部结构修复无疑具有诸多相通之处。

一、种植体上部结构中常见冠桥用基台与种植体周围软组织的塑形

不同品牌型号的种植系统，在冠桥用基台的设计形式上有所不同，体现了各自产品的不同侧重。如果不考虑基台与种植体的连接形式，而是观察基台与牙冠的交界，可以看到，常见的冠用基台可以分为有肩台和无肩台两类形态。从外形来看，有肩台基台类似水平型预备体；无肩台基台类似垂直型预备体（图8-3-1，图8-3-2）。为了讨论方便，在本书中，我们将有肩台基台称为水平型基台；将无肩台基台称为垂直型基台。

从第2章的讨论中，我们不难看出，无论对于垂直型预备体还是水平型预备体，除去修复体边缘设置于龈上的情况，修复体边缘对于龈缘形态的塑形都具有重要的意义。对于种植体支持的冠桥用基台，修复体边缘对于种植体周围软组织塑形的意义也至关重要。就这一点而言，水平型基台和垂直型基台并无差别。

对于种植体颈部边缘平齐骨面甚至更深位置的种植体，种植体颈部水平以上的部分将共同对种植体周围组织发生塑形的作用，这包括了基台和修复体边缘。对于具有光滑颈圈的软组织水平种植体，将种植体植入至颈部边缘位于骨面以上的位置后，对种植体周围组织发生塑形作用的部分还增加了种植体的颈圈，但是这一部分通常在种植体的修复治疗中不再更改。

在当前段落中，我们先讨论骨水平种植体植入至颈部边缘平齐骨面后的情况。

此时如果采用水平型基台，其上部的修复体边缘与肩台根方部分共同影响种植体周围软组织的塑形。但在通常的修复治疗中，基台肩台水平的根方部分不再更改。因此种植体周围软组织的塑形只能通过调整修复体边缘的形态来完成。在调整穿龈轮廓时，基台的肩台部分可能会限制医生对穿龈轮廓的调整（图8-3-3）。这样的情况

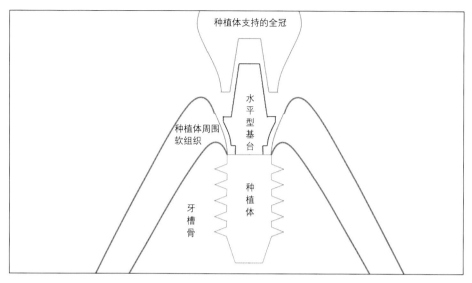

图8-3-1 有肩台基台（水平型基台）的截面示意图

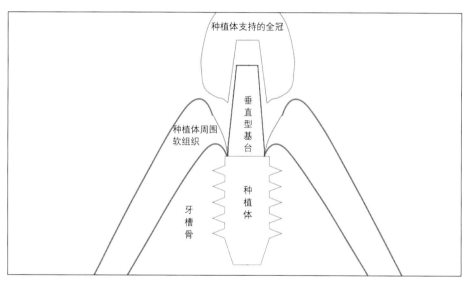

图8-3-2 无肩台基台（垂直型基台）的截面示意图

下，通常只能采取更换具有不同穿龈高度的基台来完成（图8-3-4）。虽然仅从外形来看，如果将基台的肩台部分磨除，也能去除这样的限制，但是在研磨中不能忽略机械加工和材料变薄对基台强度的影响。

如果采用垂直型基台，那么基台上部的情况类似天然基牙的垂直型预备体上的情况。基台上部的修复体边缘位置可以在殆龈向进行一定的调整。修复体边缘的形态可以对种植体周围软组织袖口的形态起到塑形作用。而自修复体边缘起至种植体颈部边缘的区域内，基台的轴面移行，把更多的空间留给了种植体周围软组织。有些种

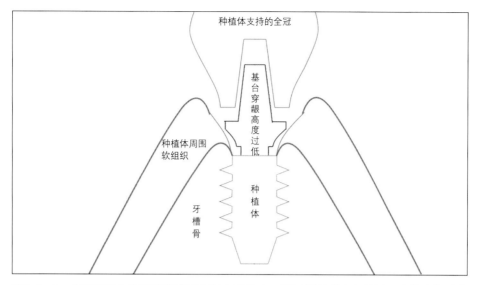

图8-3-3 水平型基台的穿龈高度较低但直径较大，通过调整其上部的牙冠边缘来塑形种植体周围软组织时，基台的肩台以下部分无法调整

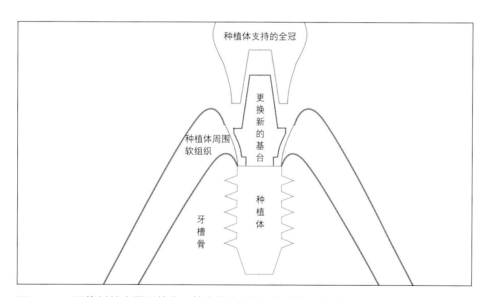

图8-3-4 更换新的水平型基台，基台的肩台以下部分与上部的牙冠边缘共同形成新的穿龈轮廓，以此来塑形种植体周围软组织

植系统提供了直型基台，可以完成这样的修复治疗。除了成品基台以外，有些研磨基台或可铸造基台、个性化基台也可以加工出这样形态的基台完成修复治疗。应用没有肩台的垂直型基台进行种植体上部的冠桥修复，有利于形成种植体周围健康稳定的软组织，但未被修复体覆盖的基台轴面应注意进行完善的抛光[12-13]。

根据笔者团队在临床应用垂直型基台时的体会，相比于使用水平型肩台，在同样的临床条件下，有利于在螺丝固位的种植体上部结构的穿龈轮廓中增加非金属修复材料的占比，这可能有利于唇颊侧种植体周围软组织的色彩表现（图8-3-5）。

此时的永久修复体优先使用机械性能与生物相容性更优的非金属修复材料，如全解剖氧化锆全瓷材料，有利于确保上部结构的机械强度与种植体周围组织的健康稳定。

二、以BOPT理念设计的种植系统

在第6章中我们介绍了BOPT理念的提出背景及应用范围。BOPT理念不仅可以应用于天然牙的固定修复中，也可以应用于种植体支持的单冠或固定桥修复，为此，有厂商专门根据此理念推出了种植体并提供了上部修复的解决方案。

早期有文献报道认为此类种植系统虽然具备一定的优势，但其临床效果尚待更多的临床证据支持[13]。这可能与专门根据BOPT理念设计的种植系统较少有关。截至本书成稿，已见文献报道的专门根据BOPT理念设计的种植系统仅有Prama种植系统（Sweden & Martina，意大利）。

在较早介绍BOPT理念与临床操作技术的文献中，报道了应用BOPT理念完成种植体支持的单冠修复的病例。该作者将此类应用于种植体上部修复的技术称为IBOPT（implant BOPT），并介绍了采用无肩台型基台，借助冠边缘完成种植体周围软组织塑形的主要目的。该种植系统通过减少基台的宽度，把更多的空间留给种植体周围软组织，以期形成更厚的种植体周围软组织，提升其远期稳定性[14]。虽然作者并未详细报道病例的观察期限，但是很快即有病例报告采用Prama种植体配合无肩台型基台进行了种植体上部的单冠修复，经过1~2年的短期临床观察未见并发症的发生，种植体周围软组织在随访时健康稳定，影像学检查确认了种植体周围牙槽嵴的稳定[15-16]。

此类种植系统中，种植体的螺纹结构上方形成了2.8mm高的修复平台（prosthetic platform）。类似软组织水平种植体的颈圈，修复平台的表面为机械加工的钛表面。与其他软组织水平种植体颈圈不同的是，修复平台的轴面轮廓既不是膨大的，也不是平直的，而是向冠方逐渐聚拢缩窄。在进行修复时，修复平台的冠方连接具有锥度的修复基台。修复平台形成的自种植体颈部起的2.8mm与锥形修复基台的轴面形成移行的轴面，不设肩台。采用这样的修复系统，可以在种植体的上部形成类似天然牙垂直型预备体的形态，可以在基台上部制作一个粘接固位的全冠修复体。冠边缘的位置可以在基台-修复平台的移行轴面上根据临床需要进行冠根向调整。临床医生也可采取BOPT的方法，通过过渡修复体边缘的形态调整，来引导种植体周围软组织的塑形，而无需担心基台形态带来的限制（图8-3-6）。

修复基台通过中央螺丝连接于修复平台的冠方，为上部的修复体提供固位。基台上部的全冠修复体采取粘接固位。在种植体骨结合完成后，即可戴入永久修复基台，之后通过调整过渡修复体的边缘形态完成种植体周围软组织的塑形。这样的操作可以减少反复装卸基台的操作，可能降低对种植体周围软组织与基台间桥粒连接产生破坏的风险。但是永久修复体的边缘位置应尽量不超过种植体周围软组织边缘根方1.5mm，以免增加粘接后清理残余粘接剂的难度。在粘接永久修复体后必须小心并力图彻底地清理多余的粘接剂[16]。

近年来，逐渐有更多的文献报道了Prama种植系统临床应用的效果。在2020年发表的一项回顾性临床研究中，作者对16例前牙区的牙列

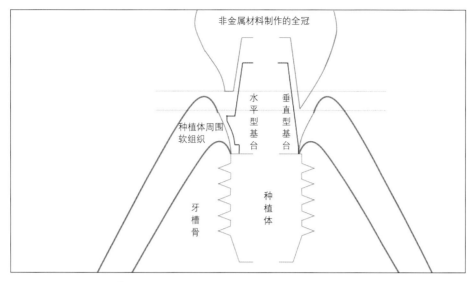

图8-3-5　在相同的临床条件下，应用垂直型基台可以为螺丝固位的种植体上部结构在穿龈轮廓部分增加非金属材料的占比

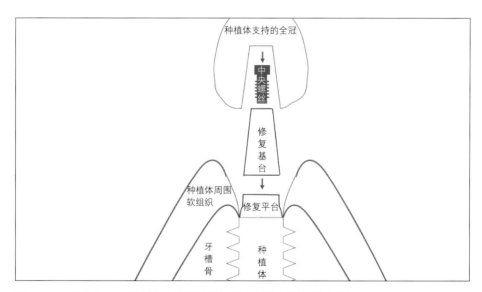

图8-3-6　根据BOPT理念设计的种植系统的上部修复结构示意图

缺损采用Prama种植系统进行了修复，并进行了为期3年的临床观察。结果显示在3年随访时，除1例失访外，种植体周围牙槽骨吸收为（0.071±0.11）mm，粉色美学评分（PES）为8.5±1.59，由此推论认为此类种植系统的设计有利于为种植体周围软组织提供更多空间，从而获得种植体周围软硬组织的长期稳定[6]。

为控制永久修复体粘接后残余粘接剂提高种植体周围组织炎症的风险，此研究中的冠边缘设计位于平齐软组织边缘的位置。并且在修复体粘接前，通过在个性化聚氨酯树脂代型上预粘接，先行去除大部分的溢出粘接剂，从而减少粘接剂残存在种植体周围软组织袖口内的风险[17]。同一组研究者在随后的一项回顾性研究中，纳入了48颗种植体，以软组织水平种植体配合锥形穿龈（Prama种植系统）为实验组，以骨水平种植体配合平台转移基台为对照组，进行了超过4年的临床观察。结果显示Prama种植系统组相比于对照组，在观察结束时，种植体周围牙槽骨水平吸收更少，而白色美学（WES）评分更高，且这些差异具有统计学显著性[5]。

综上所述，从已见刊的文献报道看，采用以BOPT理念设计的种植系统进行种植体支持的单冠修复，在短期至中期的临床观察中，成功率不低于常见的其他形式的上部结构，且未见发生机械并发症或生物学并发症的风险增加。从目前的临床证据看来，设计此系统时所期望的增厚种植体周围软组织的效果，并未见有直接的软组织厚度测量数据支持。但采用此类系统修复后，种植体周围软组织的WES评分高于对照组，并在短期至中期临床观察中保持稳定。这间接支持了以BOPT理念设计的种植系统在获得种植体周围软组织的健康和稳定方面具有优势。未来仍需要更多且强度更高的临床研究证据来进一步证实此类系统的临床效果。

从文献中对于Prama种植系统及其临床操作的描述来看，此类系统设计之初仅提供了粘接固位冠的修复方案[5-6,16]。有体外实验显示，采取体外预粘接的方式可以降低多余粘接剂残留的效果[17]，这样的操作需要粘接修复体时额外准备一副代型。基台上部的牙冠边缘在临床情况下很难确保总在平齐种植体周围软组织边缘的位置，而

对于牙冠边缘位于软组织边缘根方的修复体，去净多余粘接剂的难度随着冠边缘位置的深度增加而提高[18]。并且这样的风险看来与所用的基台形式无关[19]。从有限的临床证据看，相比于粘接永久修复体常用的树脂粘接剂，使用不含丁香油酚的氧化锌类暂时粘接剂，似乎对于种植体周围软组织的健康更有利[20]。但使用暂时粘接剂取代树脂粘接剂不是一个完善的解决方案。为此，增加螺丝固位冠的修复方式似乎可以满足更多的临床需求。但是因为根据BOPT理念设计的螺丝固位系统进入市场时间尚短，目前尚未见到有关此类系统的临床研究见刊。

在一项实验室研究中，作者对比了具有肩台的水平型基台、带斜面型肩台的基台和无肩台的垂直型基台的抗疲劳性能，以及在基台上部戴入全冠时的边缘密合性。结果显示带斜面型肩台的基台和无肩台的垂直型基台抗疲劳性能更佳。具有肩台的水平型基台的边缘误差更小，但所有组别的边缘误差均在临床可接受的范围内，且在经历了相当于1年临床使用模拟咀嚼循环后，仍然保持了基台–全冠边缘的高度密合性。这项研究首次报道了根据BOPT理念设计的种植体上部螺丝固位修复系统的体外实验[21]。

以目前的临床证据来看，专为BOPT理念所设计的种植系统仍需更长期和更大样本量的临床研究进一步证实其长期临床效果。同时，此类种植系统补充螺丝固位的解决方案也是临床上的重要需求，而螺丝固位解决方案的修复效果有待未来的临床验证。此类以BOPT理念为基础设计的种植系统值得临床医生和研究者的持续关注。

目前，专为BOPT理念或垂直型牙体预备理念设计的种植系统尚未在国内进入临床应用，见刊

的文献报道也相对较少。我们尽可能客观、全面地回顾了现有的文献证据，以期为各位读者提供参考。遗憾的是，我们无法为大家提供此类系统的临床应用体会。在本书后面的病例实践部分，

得益于本书编写团队中各位欧洲同行的大力支持，我们得以为各位读者展示应用此类系统完成种植修复的病例资料。

参考文献

[1] Abrahamsson I, Zitzmann NU, Berglundh T, et al. The mucosal attachment to titanium implants with different surface characteristics:an experimental study in dogs[J]. J Clin Periodontol, 2002, 29(5):448–455.

[2] Araujo MG, Lindhe J. Peri–implant health[J]. J Clin Periodontol, 2018, 45(Suppl 20):s230–s236.

[3] Berglundh T, Lindhe J. Dimension of the peri–implant mucosa. Biological width revisited[J]. J Clin Periodontol, 1996, 23(10):971–973.

[4] 刘峰. 美学区种植——从设计理念到临床实战[M]. 北京:人民卫生出版社, 2020.

[5] Canullo L, Menini M, Bagnasco F, et al. Tissue–level versus bone–level single implants in the anterior area rehabilitated with feather–edge crowns on conical implant abutments: an up to 5–year retrospective study[J]. J Prosthet Dent, 2022, 128(5):936–941.

[6] Canullo L, Menini M, Covani U, et al. Clinical outcomes of using a prosthetic protocol to rehabilitate tissue–level implants with a convergent collar in the esthetic zone: A 3–year prospective study[J]. J Prosthet Dent, 2020, 123(2):246–251.

[7] Lazzara RJ, Porter SS. Platform switching: a new concept in implant dentistry for controlling postrestorative crestal bone levels[J]. Int J Periodontics Restorative Dent, 2006, 26(1): 9–17.

[8] Vela–Nebot X, X Rodríguez–Ciurana, Rodado–Alonso C, et al. Benefits of an implant platform modification technique to reduce crestal bone resorption[J]. Implant Dent, 2006, 15(3):313–320.

[9] Croll BM. Emergence profiles in natural tooth contour. Part I: Photographic observations[J]. J Prosthet Dent, 1989,
62(1):4–10.

[10] Croll BM. Emergence profiles in natural tooth contour. Part II: Clinical considerations[J]. J Prosthet Dent, 1990, 63(4):374–379.

[11] King KO. Implant abutment emergence profile: key to esthetics[J]. J Oral Implantol, 1996, 22(1):27–30.

[12] Patroni S, Chiodera G, Caliceti C, et al. CAD/CAM technology and zirconium oxide with feather–edge marginal preparation[J]. Eur J Esthet Dent, 2010, 5(1):78–100.

[13] Bruna E, Fabianelli A, Pavolucci G. 口腔固定修复中的垂直边缘设计[M]. 张晓欣译. 北京:化学工业出版社, 2020.

[14] Loi I, Di Felice A. Biologically oriented preparation technique (BOPT): a new approach for prosthetic restoration of periodontically healthy teeth[J]. Eur J Esthet Dent, 2013, 8(1):10–23.

[15] Agustín–Panadero R, Solá–Ruíz MF. Vertical preparation for fixed prosthesis rehabilitation in the anterior sector[J]. J Prosthet Dent, 2015, 114(4):474–478.

[16] Solá–Ruíz MF, Del Rio Highsmith J, Labaig–Rueda C, et al. Biologically oriented preparation technique (BOPT) for implant–supported fixed prostheses[J]. J Clin Exp Dent, 2017, 9(4):e603–e607.

[17] Jagathpal AJ, Vally ZI, Sykes LM, et al. Comparison of excess cement around implant crown margins by using 3 extraoral cementation techniques[J]. J Prosthet Dent, 2021, 126(1):95–101.

[18] Gehrke P, Bleuel K, Fischer C, et al. Influence of margin location and luting material on the amount of undetected cement excess on CAD/CAM implant abutments and cement–retained zirconia crowns: an in–vitro study[J]. BMC Oral Health, 2019, 19(1):111.

[19] Staubli N, Walter C, Schmidt JC, et al. Excess cement and the risk of peri-implant disease-a systematic review[J]. Clin Oral Impl Res, 2017, 28(10):1278-1290.

[20] Reda R, Zanza A, Cicconetti A, et al. A systematic review of cementation techniques to minimize cement excess in cement-retained implant restorations[J]. Methods Protoc,
2022, 5(1):9.

[21] García-González M, González-González I, García-García I, et al. Effect of abutment finish lines on the mechanical behavior and marginal fit of screw-retained implant crowns: an in vitro study[J]. J Prosthet Dent, 2022, 127(2):318.e1-318.e10.

第9章 临床病例
Clinical Cases

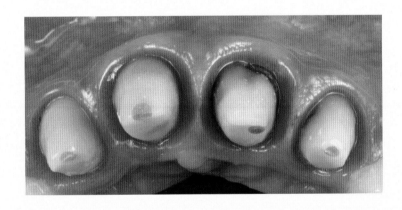

本章将向读者介绍一系列采用垂直型牙体预备和BOPT体系所完成的临床病例，使读者可以从临床实际工作出发，理解这两种技术的应用思路和操作技巧。

本章病例将分为后牙区垂直型牙体预备、前牙区垂直型牙体预备、后牙区BOPT、前牙区BOPT以及种植修复BOPT等5个部分。

📋 **后牙区垂直型牙体预备**

病例实战1 35牙体缺损垂直型牙体预备全瓷冠修复

病例开始时间：2015年6月
病例完成时间：2015年7月
主诊医师：刘峰

患者女性，46岁，35因慢性牙髓炎进行根管治疗、纤维桩树脂核修复、牙冠修复。为减少牙体预备量、更大范围地保存牙体组织、减小因牙体预备造成的基牙抗力降低，采用了垂直型牙体预备，修复体采用全解剖氧化锆全瓷冠（图9-1-1～图9-1-5）。修复完成后获得良好的美学效果，软组织也获得稳定的健康状态。

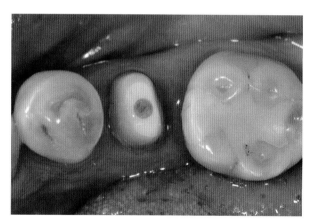

图9-1-1　35垂直型牙体预备后殆面观

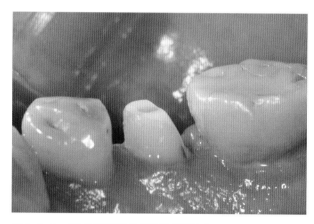

图9-1-2　35垂直型牙体预备后腭面观

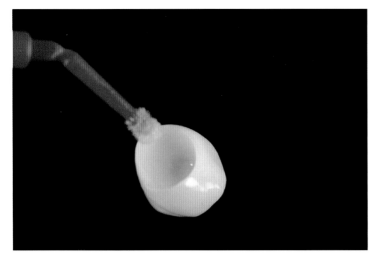

图9-1-3 全解剖氧化锆全瓷冠修复体

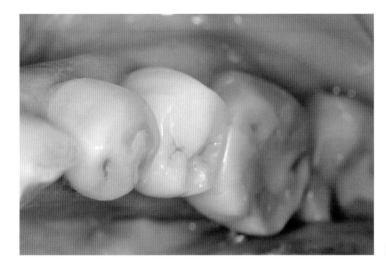

图9-1-4 35修复体戴入后殆面观

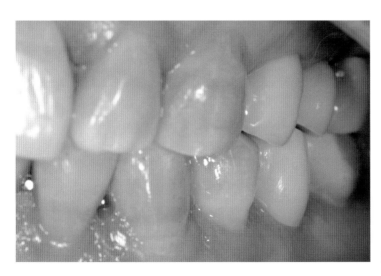

图9-1-5 35修复体戴入后颊侧观

📋 **后牙区垂直型牙体预备**

病例实战2　16牙体缺损垂直型牙体预备氧化锆全冠修复

病例开始时间：2016年1月

病例结束时间：2016年2月

主诊医师：刘峰

患者女性，36岁，16因慢性牙髓炎行根管治疗、树脂充填后全冠修复，临床冠短。采用垂直型牙体预备，减小牙体预备量，增加有效固位高度；并通过拾面洞型进一步增加固位，制作全解剖氧化锆全瓷冠修复体（图9-2-1～图9-2-6）。修复后获得良好的美学和功能效果，软组织获得良好的长期健康效果。

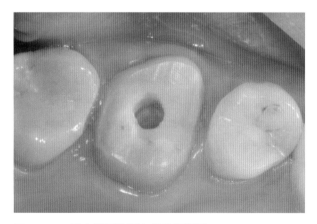

图9-2-1　垂直型牙体预备及拾面洞型

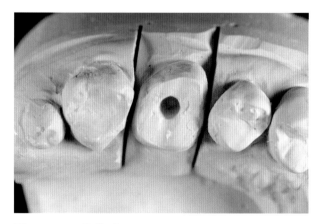

图9-2-2　工作模型

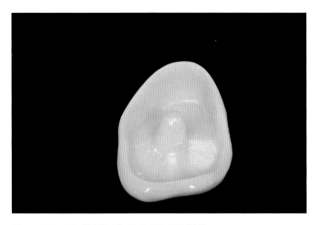

图9-2-3 全解剖氧化锆全瓷冠修复体

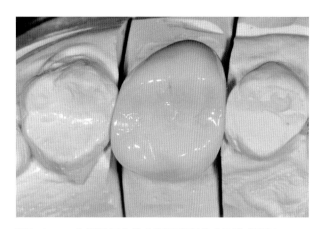

图9-2-4 全解剖氧化锆全瓷冠修复体在工作模型上

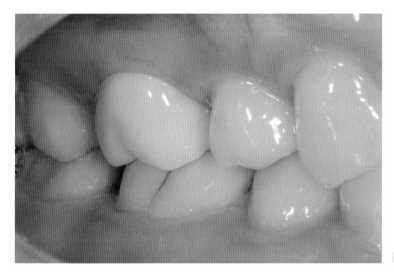

图9-2-5 修复体戴入后颊侧观

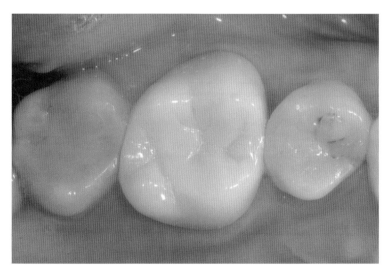

图9-2-6 修复体戴入后𬌗面观

后牙区垂直型牙体预备

病例实战3 46牙体缺损垂直型牙体预备氧化锆全冠修复

病例开始时间：2016年5月
病例完成时间：2016年5月
主诊医师：刘峰

患者女性，25岁，46因慢性牙髓炎行根管治疗、纤维桩树脂核修复后，进行全冠修复。为更多地保存天然牙牙体组织、减少牙体预备量，采用垂直型牙体预备。预备后牙龈有轻微出血，采用氯化铝进行止血，同时对牙龈进行水平推移，以达到止血和排龈的效果（图9-3-1～图9-3-6）。

采用CEREC椅旁修复系统制取数字化印模，在CEREC软件中设计修复体，修复体横截面可见经过加厚处理后的边缘形态，边缘位置位于数字化印模上可以分辨的龈沟底位置（图9-3-7～图9-3-10）。修复体切削加工完成后，对修复体边缘进行形态精细修整，并将边缘位置向冠方推移，最后进行抛光、染色、上釉等后续处理程序（图9-3-11～图9-3-14）。

修复体戴入口内，边缘位于浅龈下，探查与预备体密合度良好，无悬突。修复后获得良好的美学和功能效果，软组织也获得良好的长期健康效果（图9-3-15～图9-3-18）。

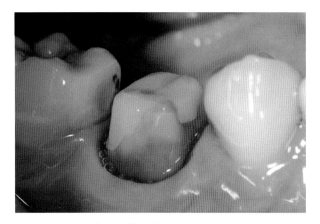

图9-3-1 46垂直型牙体预备后

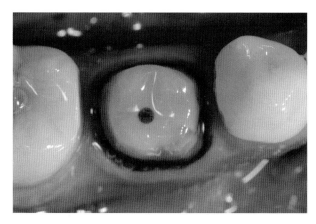

图9-3-2 垂直型牙体预备后牙龈有少量出血

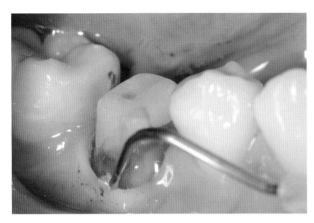

图9-3-3　采用氯化铝进行止血、排龈

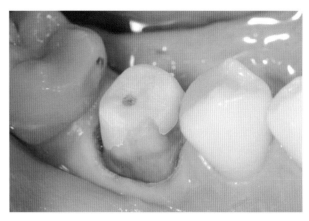

图9-3-4　止血、排龈后颊侧观

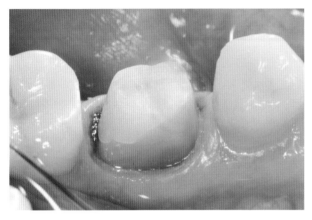

图9-3-5　止血、排龈后舌侧观

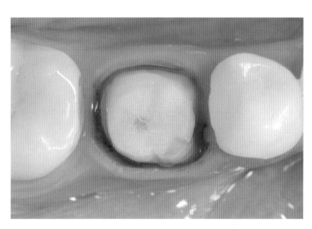

图9-3-6　止血、排龈后殆面观

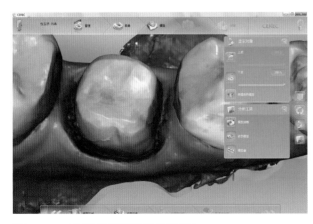

图9-3-7　CEREC制取数字化印模1

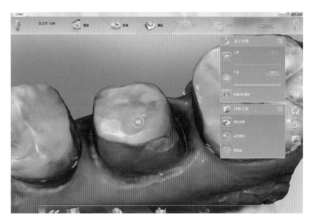

图9-3-8　CEREC制取数字化印模2

165

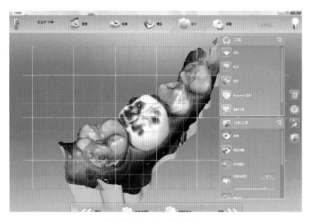

图9-3-9　CEREC软件中设计修复体

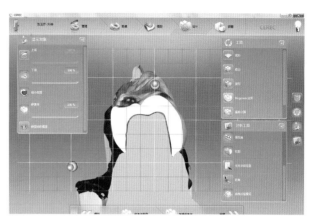

图9-3-10　横截面可见加厚处理后的修复体边缘形态

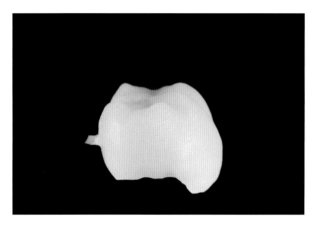

图9-3-11　切削加工完成的修复体侧面观

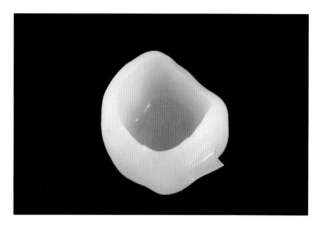

图9-3-12　切削加工完成的修复体组织面观

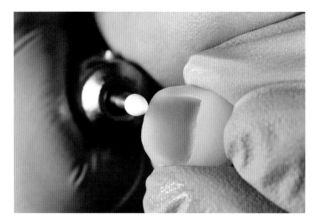

图9-3-13　精细调磨边缘厚度及位置

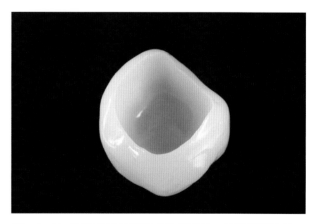

图9-3-14　打磨抛光处理完成的修复体，边缘清晰连续

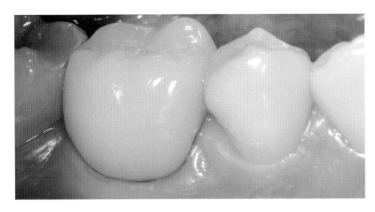

图9-3-15 修复体戴入后

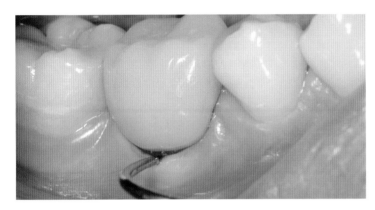

图9-3-16 探查修复体边缘位于浅龈下，密合度良好

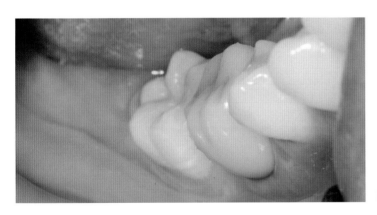

图9-3-17 修复后获得良好效果1

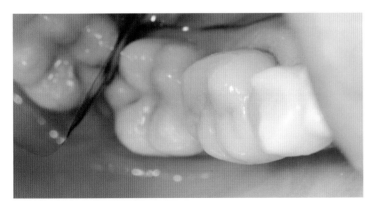

图9-3-18 修复后获得良好效果2

前牙区垂直型牙体预备

病例实战4 15-25垂直型牙体预备全冠 & 贴面美学修复

病例开始时间：2014年3月
病例结束时间：2014年7月
主诊医师：刘峰
合作技师：周国基

患者女性，46岁，上前牙曾进行贴面及牙冠修复，因牙齿颜色不佳、牙龈曲线不良，希望重新修复，改善牙齿颜色，同时对牙龈曲线进行调整，以获得更加自然、美观的微笑（图9-4-1～图9-4-3）。经过蜡型设计、诊断饰面（mock-up），确定治疗目标后；利用诊断饰面进行冠延长术的龈缘位置标定；首先切除牙龈，再进行翻瓣、骨修整及13颈部凸度的调整，然后复位瓣、缝合（图9-4-4～图9-4-15）。拆线及12周后可见软组织愈合良好，龈缘曲线较为协调，可以开始修复

（图9-4-16，图9-4-17）。

再次利用诊断饰面，制取术前设计的数字化印模；之后以此为基础进行13、21、11、22、23等基牙预备，将原有水平型牙体预备调整为垂直型牙体预备；最终完成15-25的垂直型牙体预备的贴面和牙冠预备（图9-4-18～图9-4-32）。在术前设计的数字化印模的基础上裁切去除工作区域，补扫工作区印模，以数字化印模可见龈沟最深位置设定边缘线，复制术前设计获得修复体设计（图9-4-33～图9-4-38）。

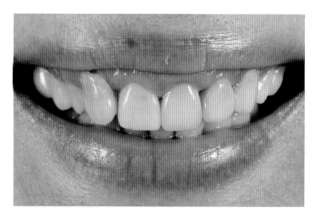

图9-4-1 术前正面微笑观

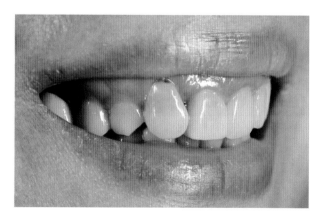

图9-4-2 术前侧面微笑观

修复体切削完成后进行边缘位置和形态的精细调磨，使之成为清晰连续的边缘效果，位置位于浅龈下；整体抛光、上釉后，口内试戴、粘接，获得了良好的美学效果和软组织健康效果（图9-4-39～图9-4-44）。

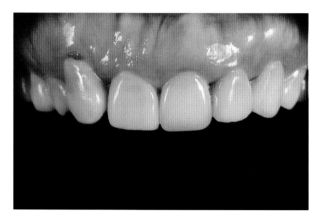

图9-4-3　术前上前牙列正面观

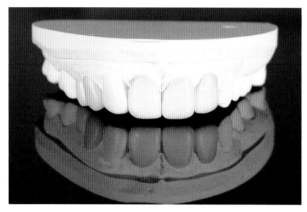

图9-4-4　诊断蜡型正面观

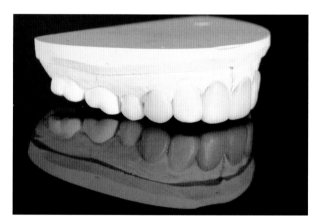

图9-4-5　诊断蜡型右侧面观

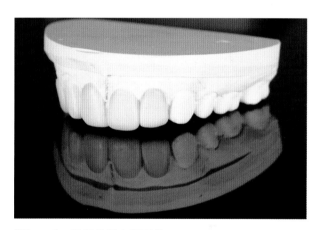

图9-4-6　诊断蜡型左侧面观

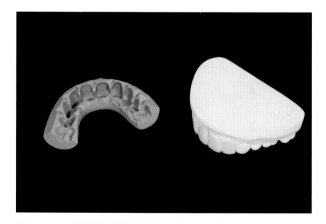

图9-4-7　利用诊断蜡型制作硅橡胶导板

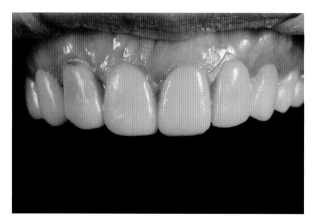

图9-4-8　口内戴入诊断饰面

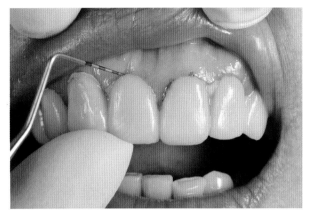

图9-4-9　利用诊断饰面确定理想龈缘位置

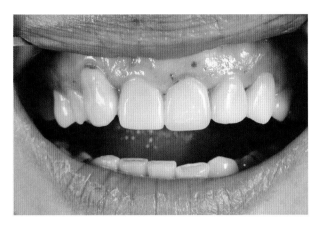

图9-4-10　龈缘位置标定后

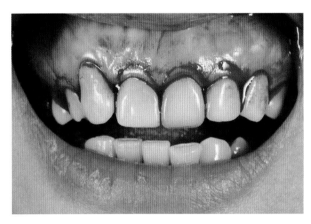

图9-4-11　按照标定位置进行牙龈切除

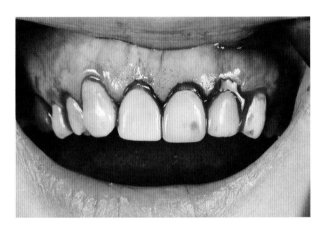

图9-4-12　按照美学设计切除牙龈后

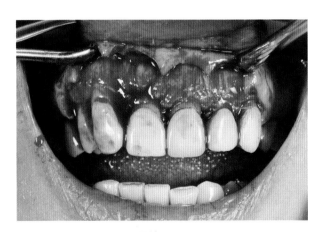

图9-4-13　翻瓣，暴露骨缘

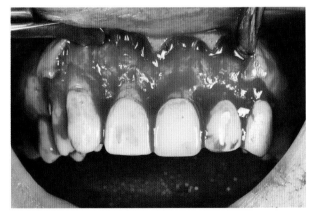

图9-4-14　按照美学设计进行骨缘修整

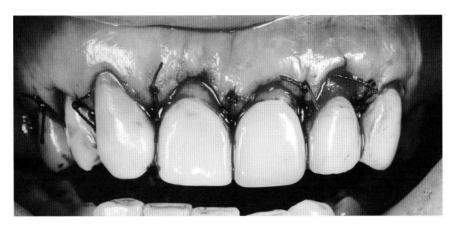

图9-4-15 13颈部减小凸度，软组织瓣复位缝合

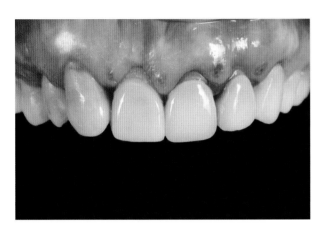

图9-4-16 冠延长术后拆线

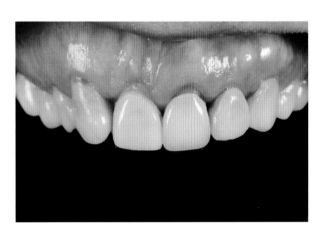

图9-4-17 冠延长术后12周

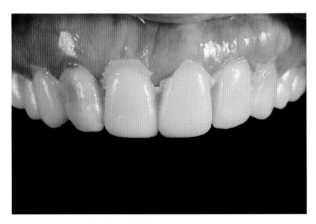

图9-4-18 再次利用诊断饰面

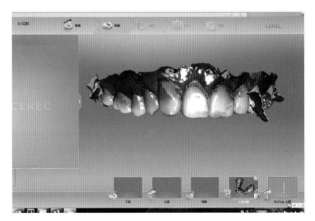

图9-4-19 诊断饰面后制取数字化印模，作为术前设计印模

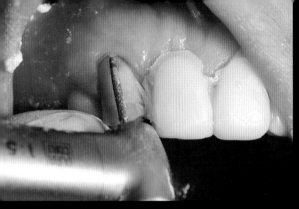

图9-4-20　13垂直型牙体预备

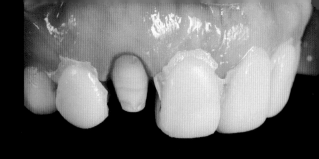

图9-4-21　13垂直型牙体预备后

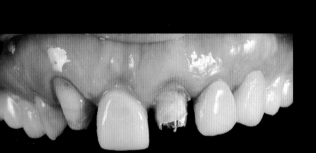

图9-4-22　拆除21冠修复体

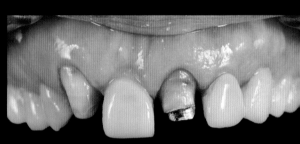

图9-4-23　21修改为垂直型牙体预备

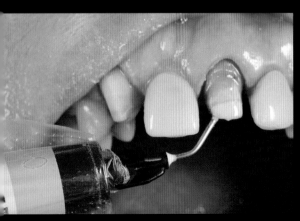

图9-4-24　采用遮色树脂遮盖21金属桩核的颜色

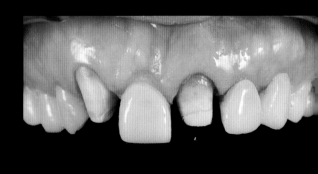

图9-4-25　21遮色树脂处理后

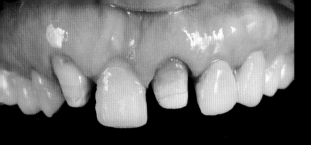

图9-4-26　拆除11贴面修复体

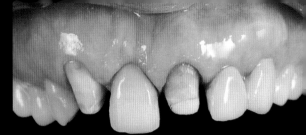

图9-4-27　11贴面垂直型牙体预备后

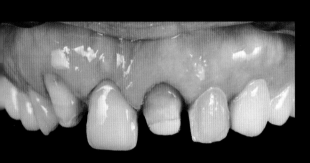

图9-4-28　拆除22贴面修复体

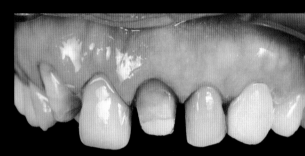

图9-4-29　22贴面垂直型牙体预备后

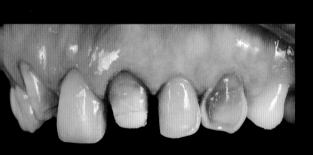

图9-4-30　拆除23贴面修复体

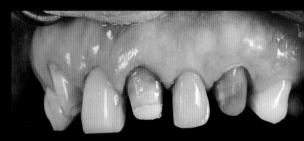

图9-4-31　23垂直型牙体预备后

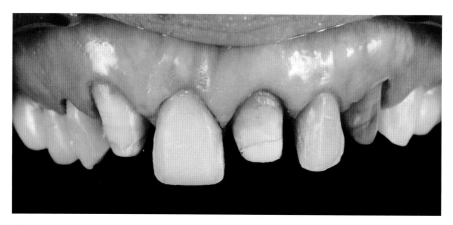

图9-4-32 15-25牙冠或贴面垂直型牙体预备后

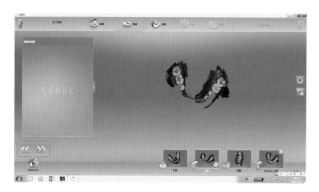

图9-4-33 在术前设计印模基础上去除工作区

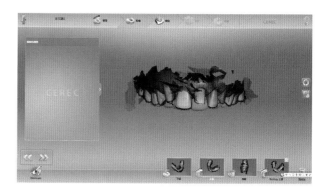

图9-4-34 补扫工作区印模

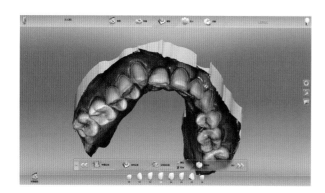

图9-4-35 按照数字化印模可见龈沟最深位置设定边缘线

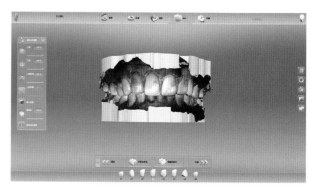

图9-4-36 复制诊断饰面形态，设计修复体

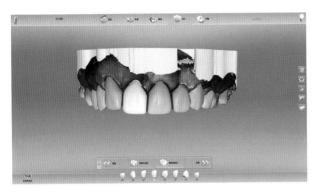

图9-4-37　完成的修复体设计

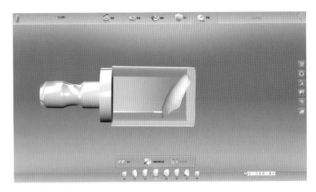

图9-4-38　修复体切削位置设定

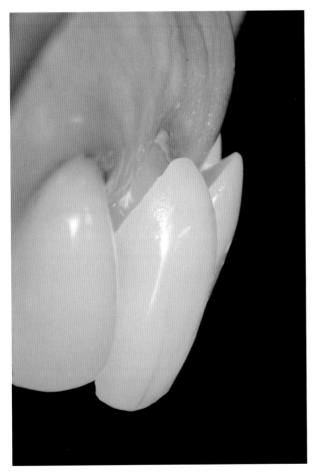

图9-4-39　修复体切削完成后口外调磨边缘位置和形态，整体抛光、上釉后，口内试戴

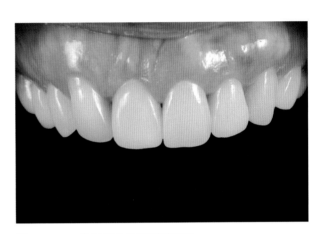

图9-4-40　修复后上前牙列正面观

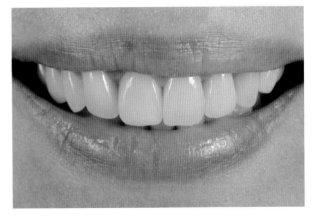

图9-4-41　修复后正面微笑观

175

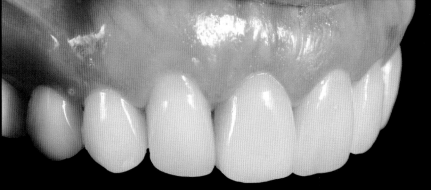

图9-4-42 修复后上前牙列右侧面观

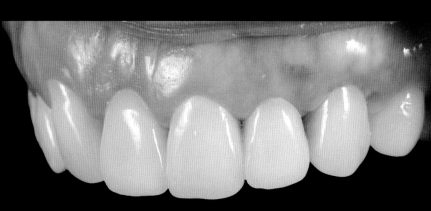

图9-4-43 修复后上前牙列左侧面观

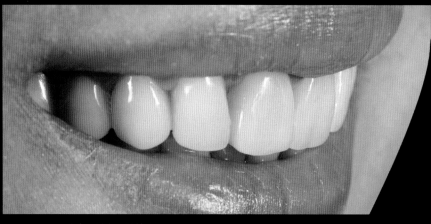

图9-4-44 修复后侧面微笑观

前牙区垂直型牙体预备

病例实战5　14-24、34-44垂直型牙体预备全解剖氧化锆全瓷冠修复

病例开始时间：2020年10月

病例结束时间：2020年11月

主诊医师：刘峰

合作技师：陈文玲

患者女性，38岁，上下前牙10余年前因美观需要于外院行树脂贴面修复，部分树脂贴面反复脱落，剩余树脂贴面变色，美观不良，要求更换（图9-5-1～图9-5-10）。

患者希望更新的修复体获得较为整齐排列、自然洁白的美观效果，同时不希望继续存在脱落的风险，希望采用全冠修复。为减少牙体预备量，或者获得更加微创的治疗效果，所有牙齿采用垂直型牙体预备，完成上下前牙列的预备，制

取光学印模（图9-5-11～图9-5-29）。

设计14-24、34-44全解剖冠修复体，切削加工全解剖高透氧化锆全冠修复体（图9-5-30～图9-5-40）。

修复体戴入前可见牙龈软组织健康，戴牙后修复体密合，美学效果良好（图9-5-41～图9-5-50）。戴牙后6个月复查，牙龈软组织健康，粉白美学状态良好，获得了成功的美学修复效果（图9-5-51～图9-5-58）。

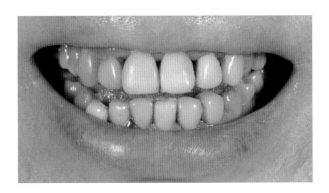

图9-5-1　术前正面微笑观

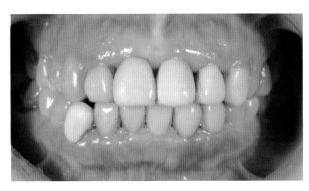

图9-5-2　术前正面咬合观

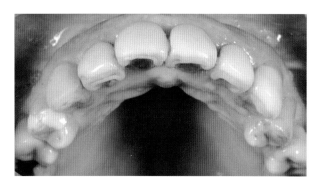

图9-5-3　术前上前牙列殆面观

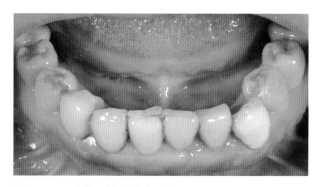

图9-5-4　术前下前牙列殆面观

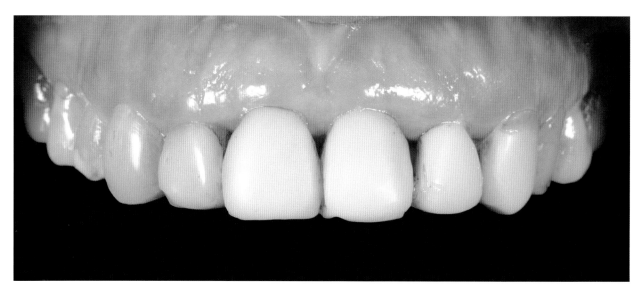

图9-5-5　术前上前牙列正面观

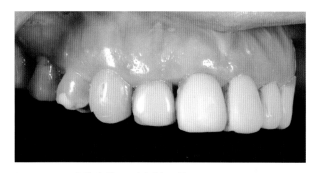

图9-5-6　术前上前牙列右侧面观

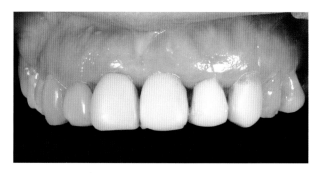

图9-5-7　术前上前牙列左侧面观

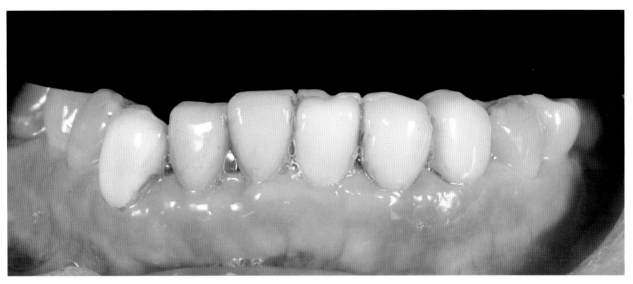

图9-5-8 术前下前牙列正面观

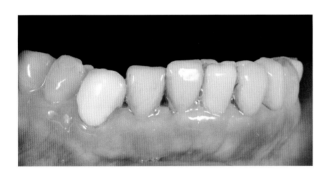

图9-5-9 术前下前牙列右侧面观

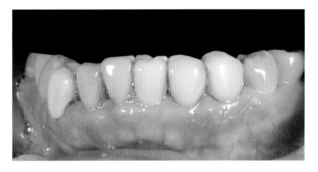

图9-5-10 术前下前牙列左侧面观

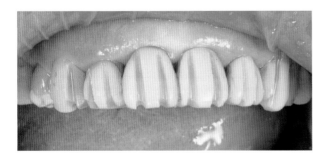

图9-5-11 上前牙列预备定深沟

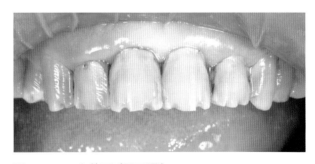

图9-5-12 上前牙列唇面预备

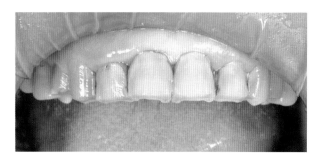

图9-5-13　上前牙列切端预备

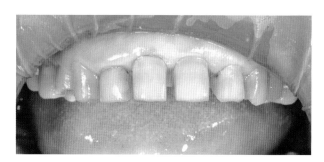

图9-5-14　上前牙列邻面初步预备

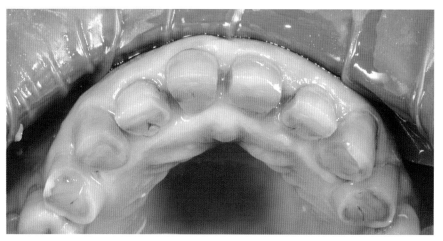

图9-5-15　上前牙列邻面初步预备后𬌗面观

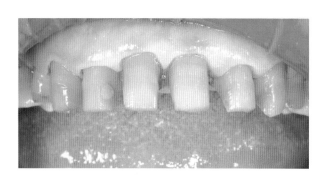

图9-5-16　上前牙列初步预备完成后正面观

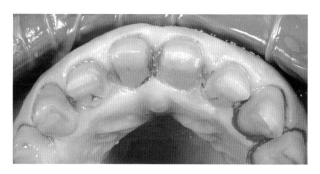

图9-5-17　上前牙列初步预备完成后𬌗面观

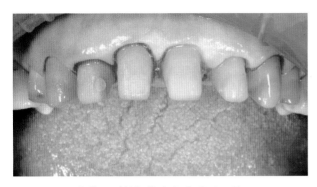

图9-5-18 上前牙列精细抛光完成后正面观

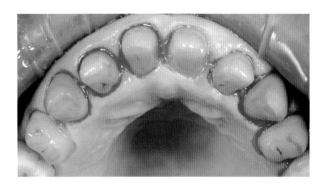

图9-5-19 上前牙列精细抛光完成后殆面观

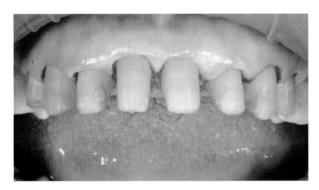

图9-5-20 上前牙列止血、排龈后正面观

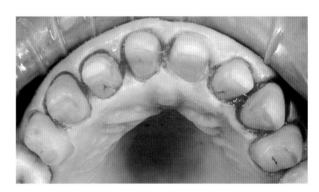

图9-5-21 上前牙列止血、排龈后殆面观

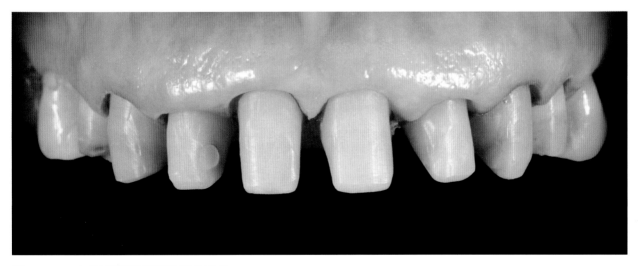

图9-5-22 上前牙列垂直型牙体预备完成

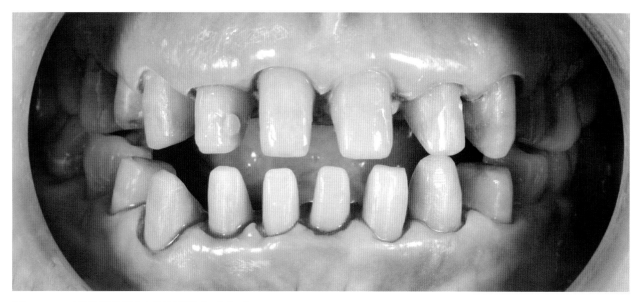

图9-5-23　下前牙列垂直型牙体预备初步完成

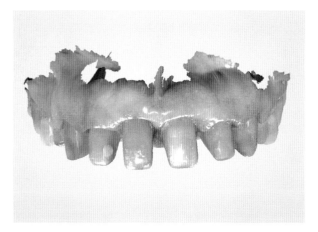

图9-5-24　上牙列数字化印模正面观

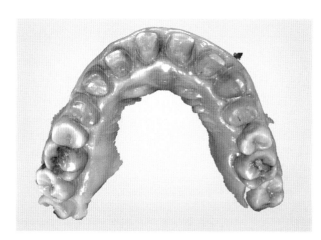

图9-5-25　上牙列数字化印模𬌗面观

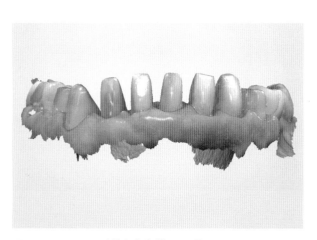

图9-5-26　下牙列数字化印模正面观

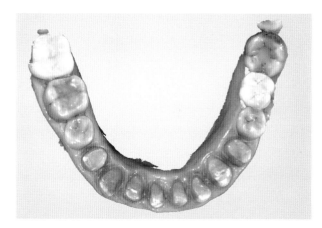

图9-5-27　下牙列数字化印模𬌗面观

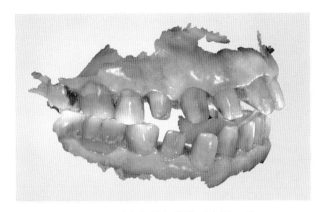

图9-5-28　上下牙列咬合数字化模型右侧面观

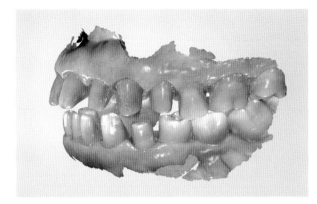

图9-5-29　上下牙列咬合数字化模型左侧面观

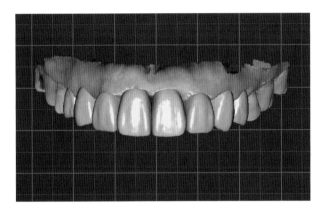

图9-5-30　上前牙修复体设计正面观

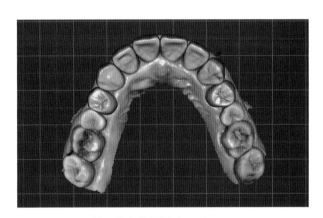

图9-5-31　上前牙修复体设计殆面观

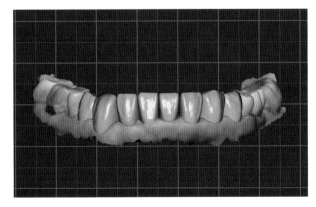

图9-5-32　下前牙修复体设计正面观

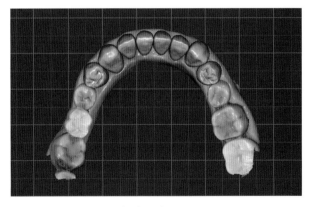

图9-5-33　下前牙修复体设计殆面观

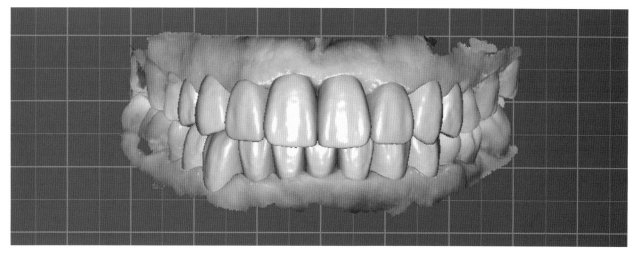

图9-5-34 上下前牙修复体设计咬合状态正面观

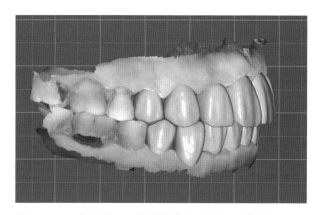

图9-5-35 上下前牙修复体设计咬合状态右侧面观

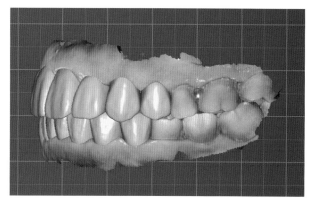

图9-5-36 上下前牙修复体设计咬合状态左侧面观

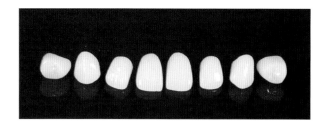

图9-5-37 上前牙修复体完成唇面观

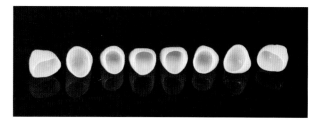

图9-5-38 上前牙修复体完成组织面观

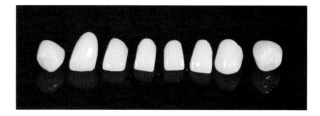

图9-5-39 下前牙修复体完成唇面观

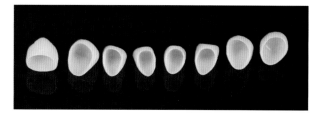

图9-5-40 下前牙修复体完成组织面观

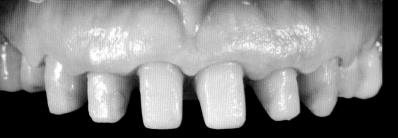

图9-5-41 上前牙列戴牙前正面观

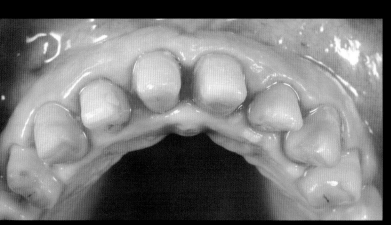

图9-5-42 上前牙列戴牙前𬌗面观

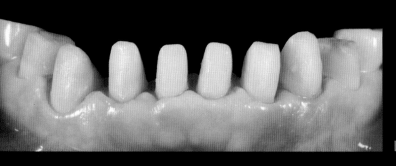

图9-5-43 下前牙列戴牙前正面观

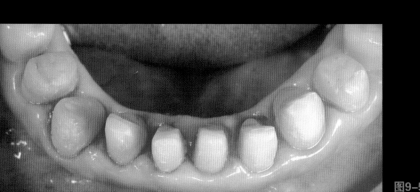

图9-5-44 下前牙列戴牙前𬌗面观

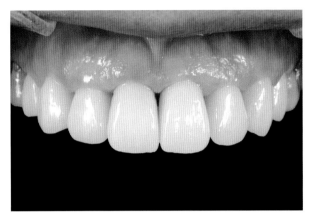

图9-5-45 上前牙列戴牙后正面观

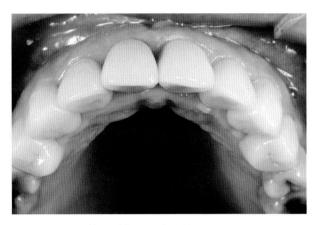

图9-5-46 上前牙列戴牙后𬌗面观

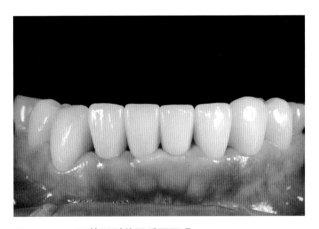

图9-5-47 下前牙列戴牙后正面观

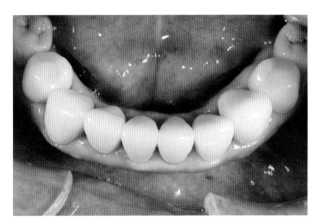

图9-5-48 下前牙列戴牙后𬌗面观

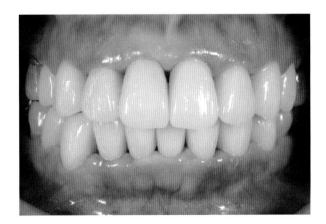

图9-5-49 上下前牙列戴牙后咬合正面观

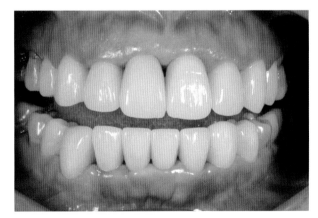

图9-5-50 上下前牙列戴牙后小张口正面观

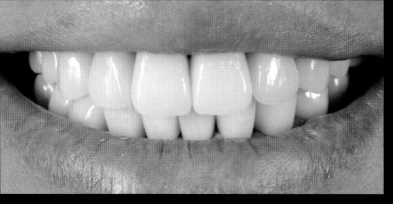

图9-5-51　修复后正面微笑观

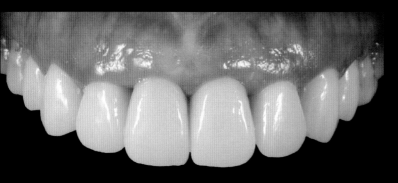

图9-5-52　6个月复查上前牙列正面观

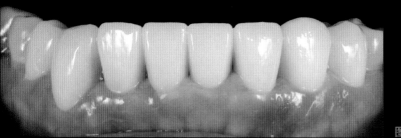

图9-5-53　6个月复查下前牙列正面观

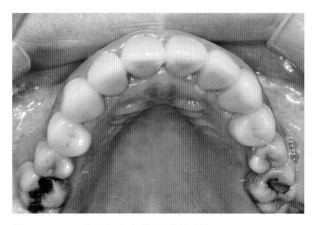

图9-5-54 6个月复查上前牙列𬌗面观

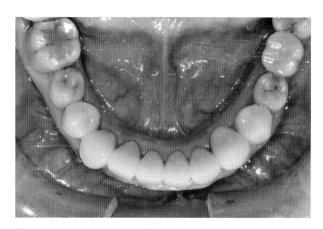

图9-5-55 6个月复查下前牙列𬌗面观

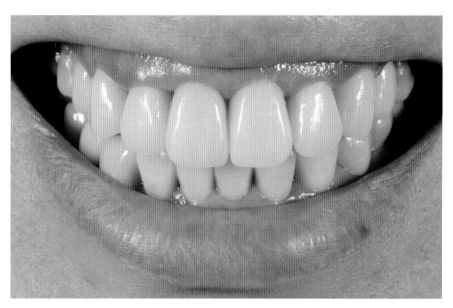

图9-5-56 6个月复查正面微笑观

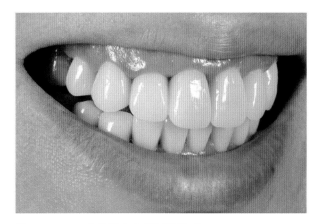

图9-5-57 6个月复查右侧面微笑观

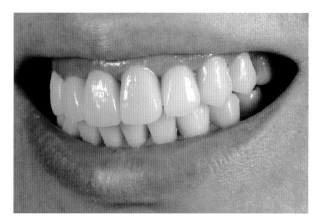

图9-5-58 6个月复查左侧面微笑观

病例实战6 15牙体缺损BOPT全瓷冠修复

病例开始时间：2011年4月

病例结束时间：2011年5月

主诊医师：Mauro Bazzoli

患者15曾行根管治疗，咬物劈裂，舌侧断缘达龈下约2mm（图9-6-1）。采取纤维桩树脂核修复后，进行垂直型牙体预备（图9-6-2）。根据BOPT理念制作临时修复体塑形龈缘，待龈缘稳定后全瓷冠修复，获得良好修复效果（图9-6-3，图9-6-4）。

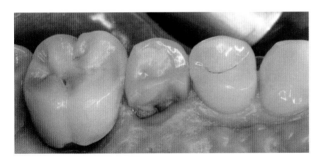

图9-6-1 15劈裂，舌侧断缘达龈下约2mm

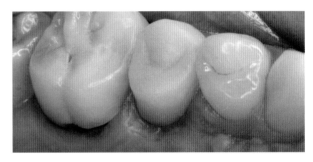

图9-6-2 15行桩核修复后，垂直型牙体预备，制作树脂临时修复体塑形龈缘

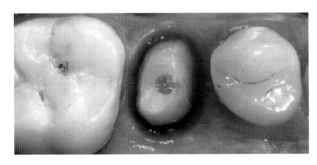

图9-6-3 临时修复体塑形龈缘完成后的效果

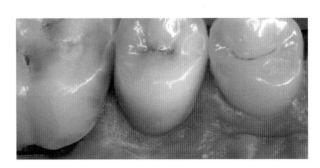

图9-6-4 龈缘稳定后制作全瓷冠完成修复

后牙区BOPT

病例实战7　14牙体缺损BOPT全瓷冠修复

病例开始时间：2010年5月
病例结束时间：2010年7月
主诊医师：Mauro Bazzoli

患者14曾行根管治疗后银汞充填修复，咬物致劈裂，腭侧断缘达龈下约1mm（图9-7-1，图9-7-2）。去净旧充填物后行纤维桩树脂核修复，制备垂直型预备体并制作树脂临时修复体戴用塑形龈缘（图9-7-3，图9-7-4）。待龈缘形态位置稳定后制作全瓷冠完成永久修复（图9-7-5～图9-7-7）。

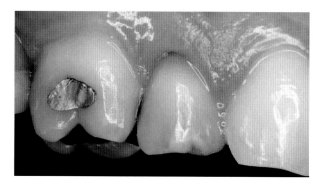

图9-7-1　术前14颊侧观

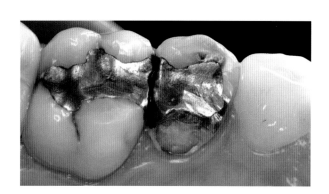

图9-7-2　14腭侧观可见腭侧部分缺损

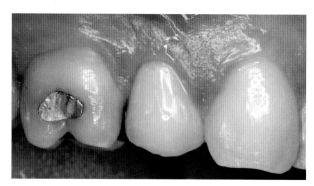

图9-7-3　垂直型牙体预备后戴用临时修复体颊侧观

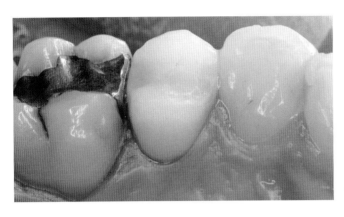

图9-7-4　垂直型牙体预备后戴用临时修复体腭侧观

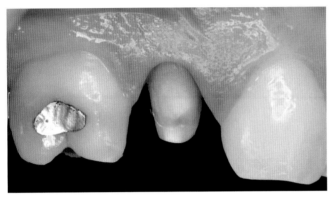

图9-7-5　临时修复体戴用6周后取下颊侧观，可见龈缘健康稳定

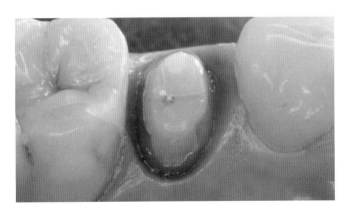

图9-7-6　临时修复体戴用6周后取下腭侧观，可见龈缘健康稳定

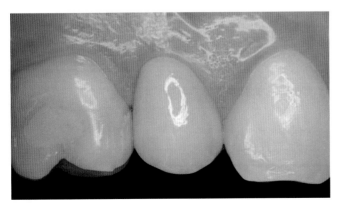

图9-7-7　制作全瓷冠完成最终修复

后牙区BOPT

病例实战8 46牙体缺损BOPT全解剖氧化锆全瓷冠修复

病例开始时间：2009年1月
病例结束时间：2009年2月
主诊医师：Mauro Bazzoli

患者右下后牙10年前曾进行全冠修复，因咀嚼时脱落前来就诊。检查见46全冠修复体边缘继发龋坏达髓腔，根管治疗后，粘接纤维桩，堆塑树脂核，采取BOPT进行牙体预备，戴用临时修复体4周后可见龈缘健康稳定（图9-8-1，图9-8-2）。制作全解剖氧化锆全瓷冠完成最终修复（图9-8-3）。

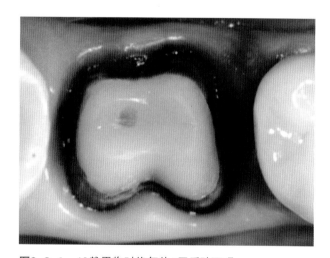

图9-8-1 46戴用临时修复体4周后𬌗面观

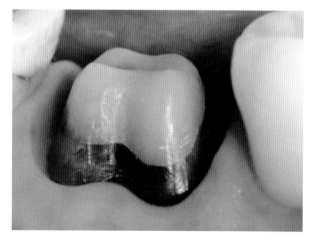

图9-8-2 46戴用临时修复体4周后颊侧观

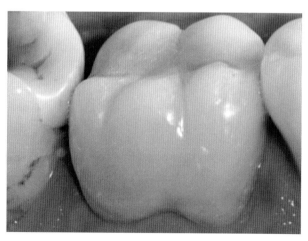

图9-8-3 46戴用氧化锆全瓷冠1年后颊侧观

后牙区BOPT

病例实战9 26 BOPT全解剖氧化锆全瓷冠二次修复

病例开始时间：2011年6月
病例结束时间：2011年7月
主诊医师：Mauro Bazzoli

患者10年前26曾进行全冠修复，颈部牙龈退缩、牙根暴露并形态凹陷，难以自洁，前来就诊（图9-9-1）。去除原全冠修复体后，采取BOPT进行牙体预备、戴用过渡修复体4周，取下过渡修复体后，可见牙龈健康稳定（图9-9-2～图9-9-4）。制作全解剖氧化锆全瓷冠完成最终修复（图9-9-5，图9-9-6）。

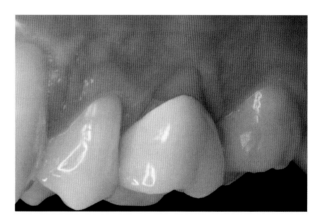

图9-9-1 26修复体戴用10年，牙龈退缩

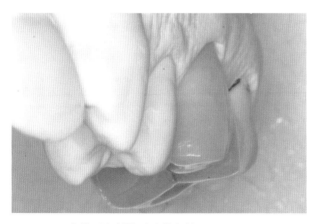

图9-9-2 在模型上制作过渡修复体

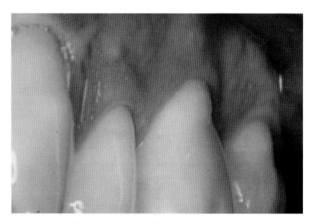

图9-9-3 过渡修复体口内戴用4周后，牙龈健康

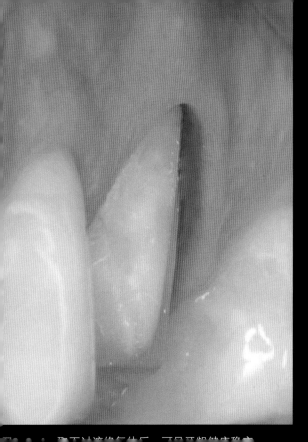

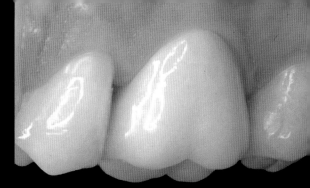

图9-9-5 戴用永久修复体后即刻，修复体与牙龈适合性良好

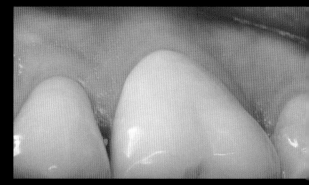

后牙区BOPT

病例实战10　46牙体缺损BOPT全解剖氧化锆全瓷冠修复

病例开始时间：2016年9月
病例结束时间：2016年10月
主诊医师：刘峰

患者女性，39岁，46烤瓷冠脱落，要求重新修复，其剩余牙体组织较少，颊侧肩台不清晰、不连续，旧树脂充填体在舌侧有明显悬突（图9-10-1）。因根管治疗尚可，无需重新治疗，故直接修复。首先进行垂直型牙体预备，去除原有颊侧肩台及舌侧树脂悬突，牙龈软组织出血经氯化铝止血并排龈后，可以清晰暴露龈沟底形态（图9-10-2，图9-10-3）。制作临时修复体塑形牙龈，4周后可见牙龈健康，穿龈轮廓清晰（图9-10-4，图9-10-5）。取模型制作全解剖氧化锆全瓷冠修复体，修复后获得良好的牙龈健康和稳定效果（图9-10-6～图9-10-9）。

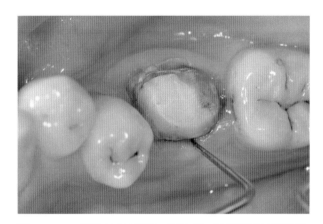

图9-10-1　颊侧肩台不清晰、不连续，舌侧明显树脂悬突

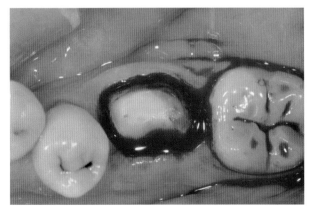

图9-10-2　垂直型牙体预备后，去除原有肩台和树脂悬突

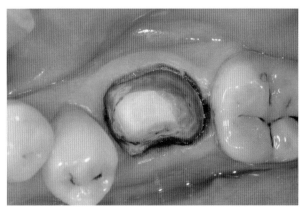

图9-10-3　氯化铝止血、排龈后，暴露清晰龈沟底

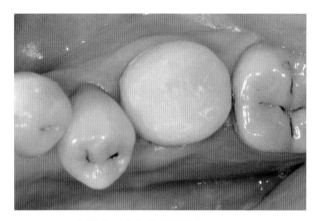

图9-10-4　制作临时修复体塑形牙龈

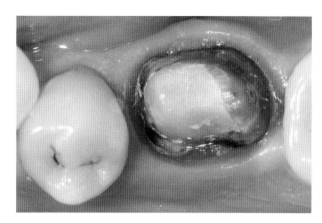

图9-10-5　4周后可见牙龈健康

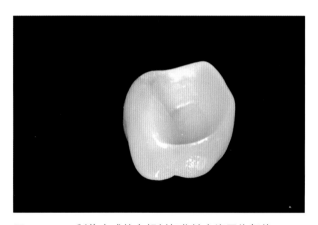

图9-10-6　制作完成的全解剖氧化锆全瓷冠修复体

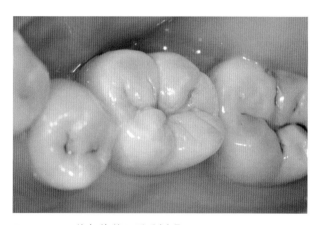

图9-10-7　修复体戴入后舌侧观

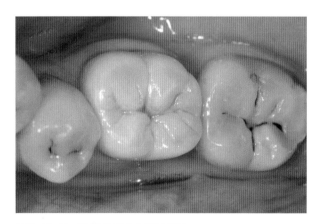

图9-10-8　修复体戴入后殆面观1

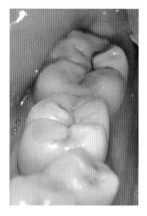

图9-10-9　修复体戴入后殆面观2

前牙区BOPT

病例实战11　11、21 BOPT全瓷冠二次修复

病例开始时间：2009年4月
病例结束时间：2009年7月
主诊医师：Mauro Bazzoli

患者女性，上前牙曾于8年前行桩核冠修复，自觉龈缘退缩，且颜色不美观，希望重新修复加以改善。检查可见11、21金属烤瓷冠，龈缘退缩，不对称（图9-11-1）。拆除旧修复体后，根据BOPT理念重新进行牙体预备，制作临时修复体引导和塑形龈缘，待11、21对称，且龈缘健康稳定后，制作全瓷冠完成最终修复（图9-11-2~图9-11-14）。患者对术后改善非常满意。

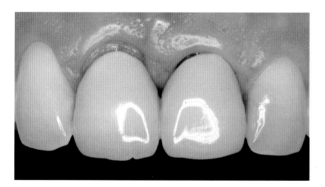

图9-11-1 术前11、21正面观

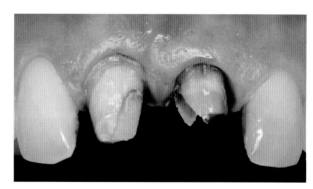

图9-11-2 拆除11、21金属烤瓷冠

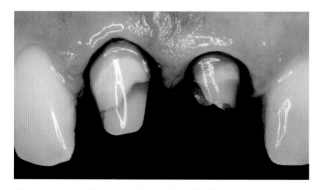

图9-11-3 根据BOPT理念完成牙体预备

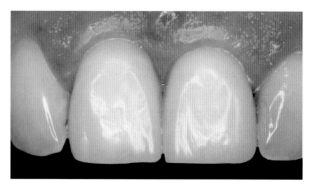

图9-11-4 戴入11、21树脂临时修复体，并对患者进行口腔卫生宣教

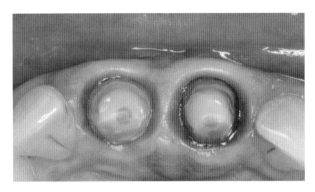

图9-11-5 临时修复体戴用4周后可见11、21龈缘健康

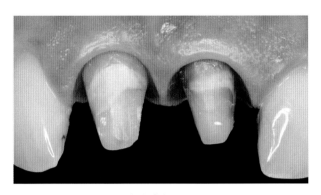

图9-11-6 11、21龈缘高度仍不对称

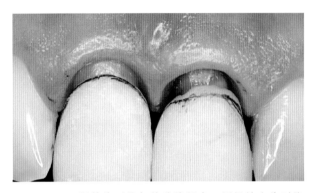

图9-11-7 调整临时修复体边缘长度，用铅笔在临时修复体上标记龈缘位置，可见11、21临时修复体边缘进入龈沟深度不同，21进入龈沟深度更深，但不超过1mm，以免侵犯生物学宽度

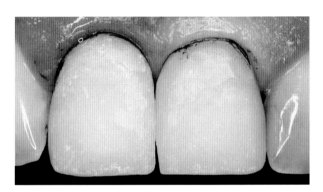

图9-11-8 11、21修复体边缘进入龈沟的深度不同，就位后可见21临时修复体边缘对龈缘的压力较11大

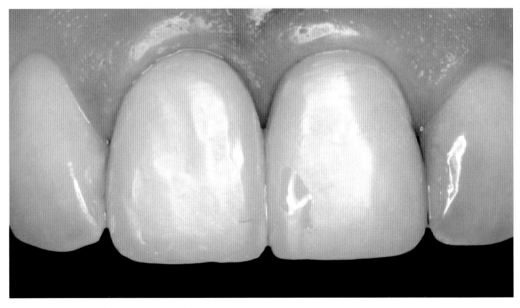

图9-11-9 精细抛光11、21临时修复体后，戴用临时修复体6周，可见此时11、21龈缘基本对称

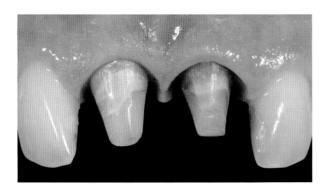

图9-11-10　取下11、21临时修复体唇面观

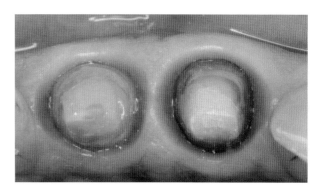

图9-11-11　取下11、21临时修复体殆面观

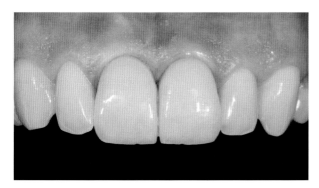

图9-11-12　11、21全瓷冠最终修复体戴入后上前牙唇面观

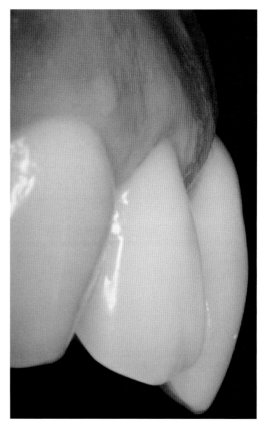

图9-11-14　最终修复后上前牙90°观

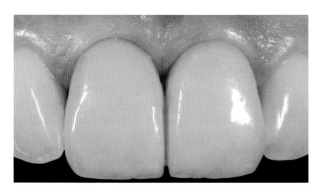

图9-11-13　11、21全瓷冠最终修复体戴入后11、21唇面观

📋 前牙区BOPT

病例实战12　22 BOPT全瓷冠二次修复

病例开始时间：2012年12月
病例结束时间：2013年2月
主诊医师：Mauro Bazzoli

　　患者对左上前牙修复体变色不满意，希望重新修复改善。检查可见22旧金属桩核及金属烤瓷冠修复体，边缘不密合，唇侧牙龈退缩约2mm，牙体组织变色明显（图9-12-1）。去除旧桩核冠修复体后，纤维桩树脂核修复，进行垂直型牙体

预备；根据BOPT理念制作临时修复体塑形龈缘（图9-12-2）。待龈缘稳定后制作带有饰瓷的氧化锆全瓷冠完成永久修复（图9-12-3～图9-12-5）。术后8年复查可见龈缘健康稳定，粉白美学效果令人满意（图9-12-6）。

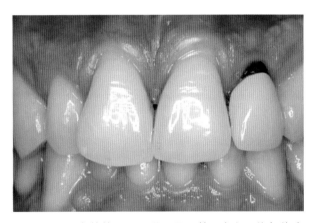

图9-12-1　术前前牙唇面观可见22基牙变色，修复体边缘暴露影响美观

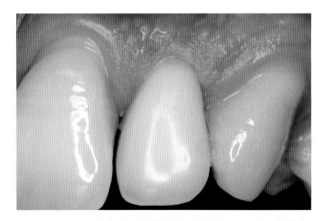

图9-12-2　22行垂直型牙体预备并按照BOPT理念制作临时修复体戴入

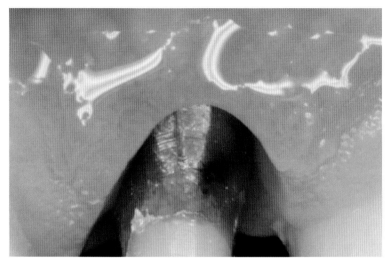

图9-12-3 戴用临时修复体4周后取下，22唇侧龈缘细节

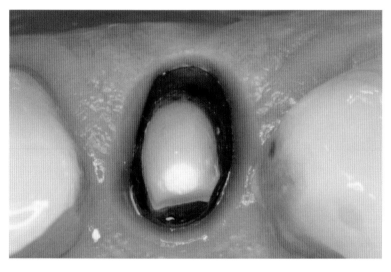

图9-12-4 可见龈缘健康稳定

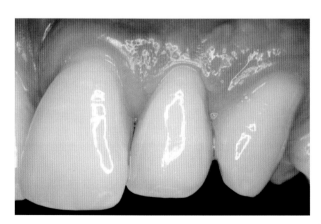

图9-12-5 制作带有饰瓷的氧化锆全瓷冠完成最终修复

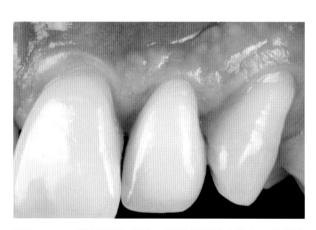

图9-12-6 戴牙后8年复查，可见龈缘健康稳定，美学效果令人满意

病例实战13　12-22 BOPT全瓷冠二次修复

病例开始时间：2010年5月
病例结束时间：2010年7月
主诊医师：Mauro Bazzoli

患者12-22烤瓷冠修复多年，牙龈退缩，影响美观，无其他不适。口内检查见12-22牙龈退缩，修复体边缘位于龈上，牙体根部暴露0.5～1.5mm，修复体部分区域边缘欠密合（图9-13-1）。

拆除旧修复体后可见基牙肩台预备连续性欠佳（图9-13-2）。对12-22进行垂直型牙体预备，去除原有肩台，轴面按照垂直型牙体预备的要求进行精修（图9-13-3）。经过4周临时修复体修复，牙龈软组织获得一定的塑形效果，同时达到健康成熟的状态（图9-13-4，图9-13-5）。完成永久修复体试戴、粘接后，获得良好的美学效果，软组织健康状态良好（图9-13-6，图9-13-7）。

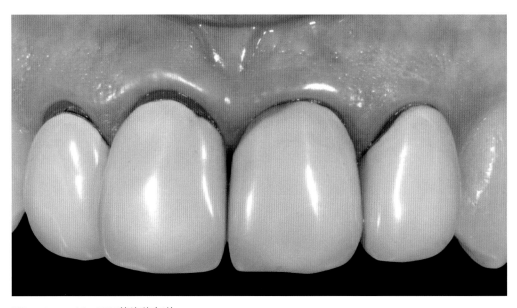

图9-13-1　12-22旧烤瓷修复体

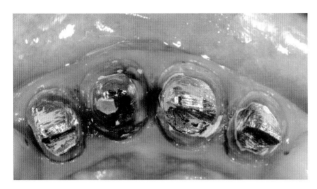

图9-13-2 旧修复体拆除后

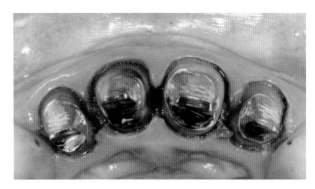

图9-13-3 垂直型牙体预备后

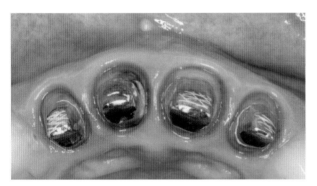

图9-13-4 临时修复体塑形4周后殆面观

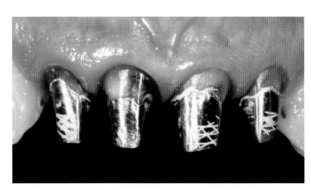

图9-13-5 临时修复体塑形4周后唇面观

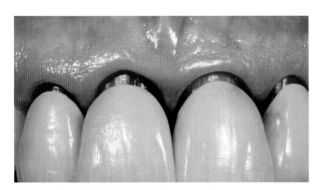

图9-13-6 永久修复体试戴

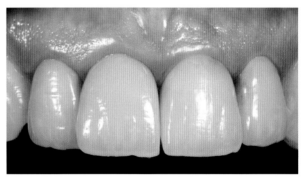

图9-13-7 永久修复1年后

📋 前牙区BOPT

病例实战14　12 BOPT全瓷冠二次修复

病例开始时间：2009年12月

病例结束时间：2010年2月

主诊医师：Mauro Bazzoli

患者12旧烤瓷冠修复体崩瓷，要求重新修复（图9-14-1）。拆除旧修复体后，可见基牙原肩台并不光滑、连续。按照垂直型牙体预备要求去除原肩台，形成垂直型预备，牙龈沟内上皮经过预备存在一定的出血（图9-14-2，图9-14-3）。经过止血、排龈，制取清晰的印模（图9-14-4）。制作过渡修复体进行软组织塑形（图9-14-5）。1个月后，软组织获得明显的塑形效果，并且保持健康的状态（图9-14-6）。永久修复后获得良好的美学效果，软组织保持良好的健康状态（图9-14-7）。

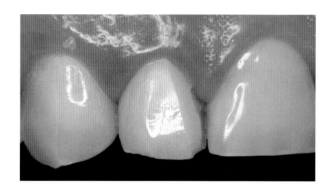

图9-14-1　旧烤瓷修复体崩瓷

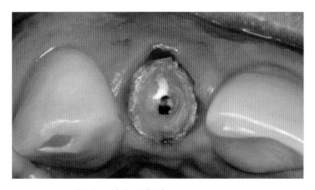

图9-14-2　拆除旧烤瓷修复体后

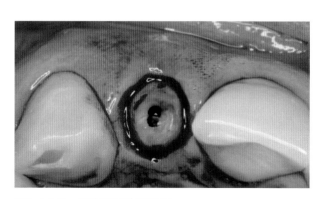

图9-14-3　垂直型牙体预备后

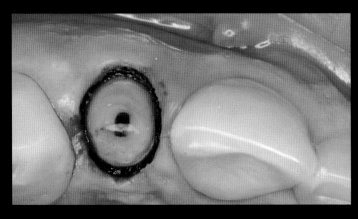

图9-14-4　止血、排龈后

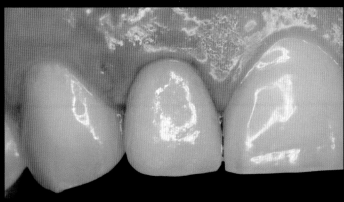

图9-14-5　过渡修复体进行软组织塑形

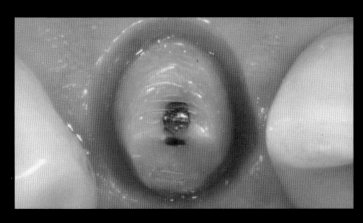

图9-14-6　过渡修复体戴用1个月后，软组织获得良好的塑形效果

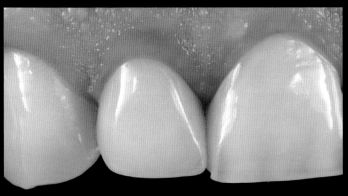

图9-14-7　永久修复后11年复查

📋 前牙区BOPT

病例实战15　21冠延长术 & BOPT全瓷冠修复

病例开始时间：2010年12月
病例结束时间：2011年2月
主诊医师：Mauro Bazzoli

患者21曾于5年前行根管治疗，术后未修复，因咬物折裂前来就诊。检查可见21冠根折，唇侧近中断缘接近牙槽嵴顶（图9-15-1）。患者保留患牙意愿强烈。行冠延长术，术中翻瓣修整牙槽骨，确保生物学宽度（图9-15-2）。翻瓣直视下行纤维桩树脂核堆塑后，垂直型牙体预备，形成移行的轴面并抛光（图9-15-3，图9-15-4）。在不侵犯生物学宽度的范围内，根据对侧龈缘位置

和形态制作树脂临时修复体并暂时粘接（图9-15-5）。术区缝合后以临时修复体引导龈缘的愈合与塑形（图9-15-6）。术后8周，龈缘位置形态稳定后制取终印模，制作全瓷冠完成永久修复（图9-15-7，图9-15-8）。术后5年复查，基牙周围牙周健康，远中龈缘位置有少许退缩，但患者对美观效果满意（图9-15-9）。

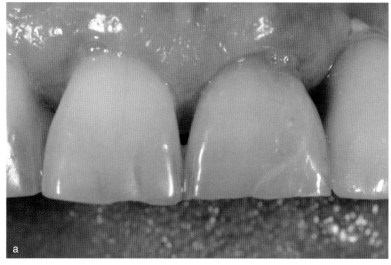
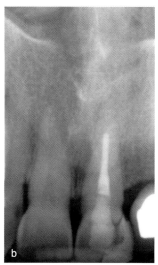

图9-15-1　（a，b）术前上前牙局部唇面观及根尖片

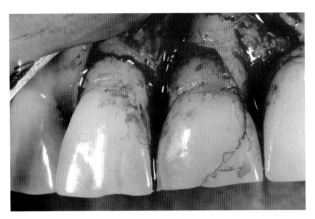

图9-15-2 术中翻瓣可见21近中唇侧断缘位置接近牙槽嵴顶

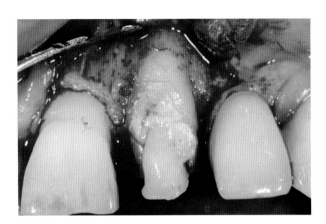

图9-15-3 完成纤维桩树脂核堆塑

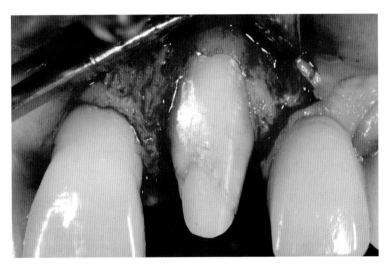

图9-15-4 翻瓣术中行21垂直型牙体预备

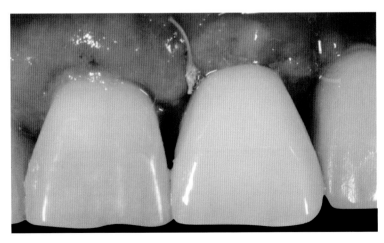

图9-15-5 戴入临时修复体后缝合创口

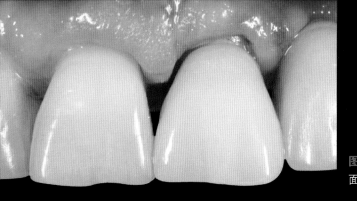

图9-15-6 临时修复体戴用4周后，颈部可见少许根面暴露，重衬临时修复体继续戴用

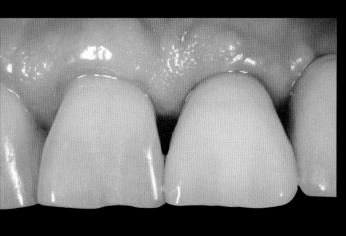

图9-15-7 戴用临时修复体8周后，可见龈缘健康稳定，且与11龈缘形态协调

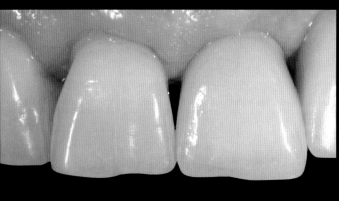

图9-15-8 制作全瓷冠完成21永久修复

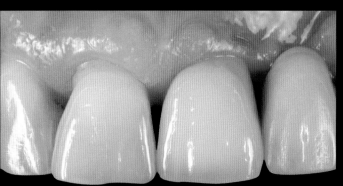

病例实战16 21 BOPT全瓷冠二次修复

病例开始时间：2009年12月
病例结束时间：2010年2月
主诊医师：Mauro Bazzoli

　　患者年轻女性，左上前牙2年前曾行桩核冠修复，术后自觉双侧龈缘及牙齿长度不对称，影响美观，希望重新修复，改善美学效果。检查可见21全瓷冠修复体，龈缘顶点比11偏向根尖方向约1mm，修复体颜色较11略暗（图9-16-1，图9-16-2）。拆除旧冠可见水平型预备体大致完好，改行垂直型牙体预备（图9-16-3，图9-16-4）。根

据BOPT理念，制作临时修复体引导龈缘，龈缘与11对称协调且位置稳定后，制作二硅酸锂增强型玻璃陶瓷全瓷冠完成最终修复（图9-16-5~图9-16-7）。术后6年和9年随访，龈缘健康，双侧对称、协调，位置稳定，患者对美学效果满意（图9-16-8~图9-16-10）。

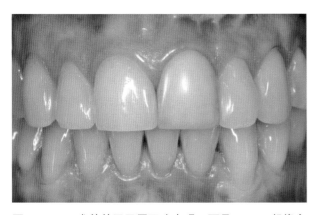

图9-16-1　术前前牙区唇面咬合观，可见11、21龈缘高度不一致，21修复体色泽略暗

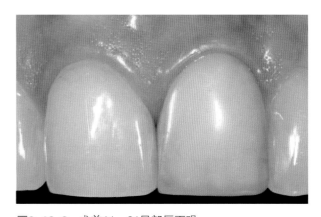

图9-16-2　术前11、21局部唇面观

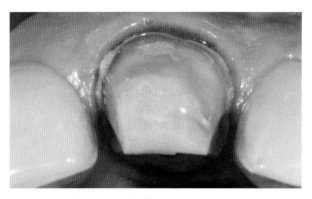

图9-16-3 拆除21旧修复体可见水平型预备体

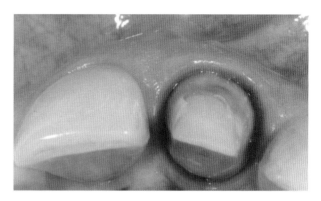

图9-16-4 去除肩台，调整为垂直型牙体预备

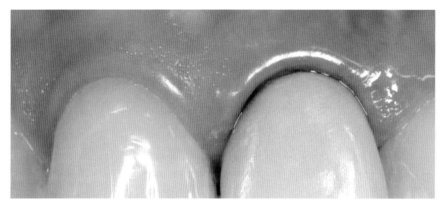

图9-16-5 临时修复体引导软组织
6周后可见11、21龈缘对称

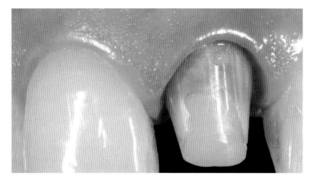

图9-16-6 临时修复体引导后软组织健康稳定

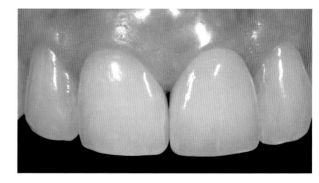

图9-16-7 21戴入全瓷冠完成最终修复即刻

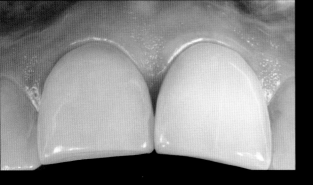

图9-16-8 术后6年复查双侧龈缘协调对称

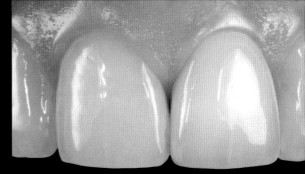

图9-16-9 术后6年复查21龈缘健康稳定

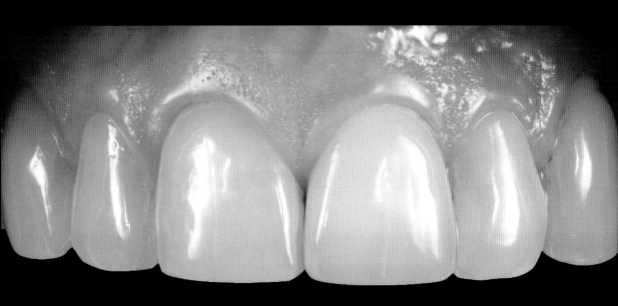

图9-16-10 术后9年复查上前牙唇面观

前牙区BOPT

病例实战17　12-22 BOPT全瓷冠二次修复

病例开始时间：2013年12月

病例结束时间：2015年1月

主诊医师：Mauro Bazzoli

　　患者上前牙烤瓷冠修复多年，美学状态不佳，要求更换（图9-17-1）。拆除旧修复体后，对基牙进行垂直型牙体预备，去除原有肩台（图9-17-2，图9-17-3）。制作临时修复体，对牙龈组织进行塑形，1个月后可见软组织健康无炎症，按照患者的要求对切端形态进行调整（图9-17-4，图9-17-5）。取下临时修复体，可见软组织塑形效果良好，软组织健康（图9-17-6，图9-17-7）。对后牙区需要修复的牙齿进行牙体预备，同时制取硅橡胶精细印模（图9-17-8）。修复完成后获得良好的美学效果，5年后复查见软组织健康，龈缘高度、形态稳定，健康状态良好（图9-17-9～图9-17-12）。

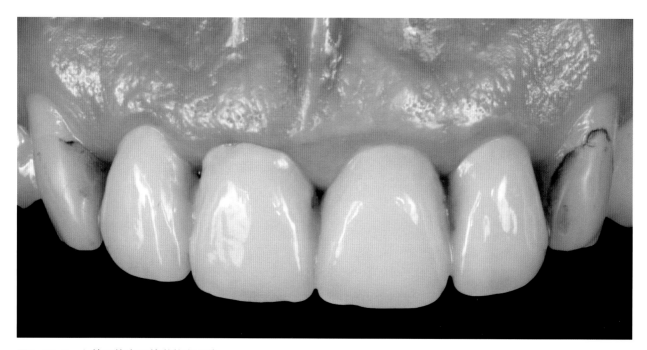

图9-17-1　上前牙烤瓷冠美学状态不佳

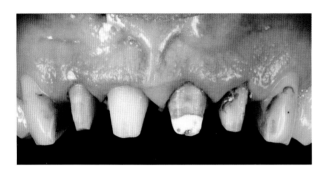

图9-17-2　垂直型牙体预备完成后唇面观

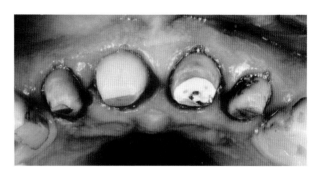

图9-17-3　垂直型牙体预备完成后殆面观

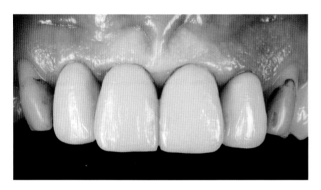

图9-17-4　制作过渡修复体进行软组织塑形

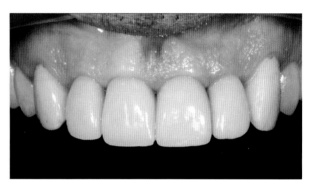

图9-17-5　软组织塑形1个月，根据患者要求对切端形态多次调整直至患者满意

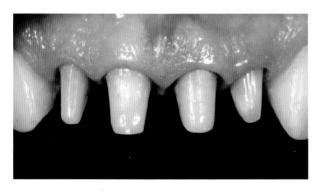

图9-17-6　取下临时修复体唇面观，可见软组织塑形良好

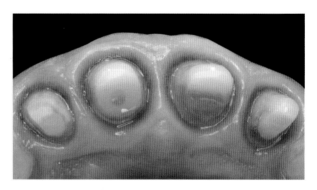

图9-17-7　取下临时修复体殆面观，可见软组织塑形良好

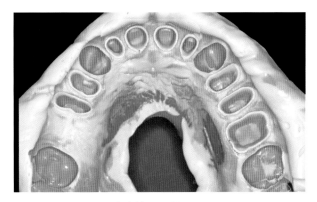

图9-17-8　制取硅橡胶精细印模

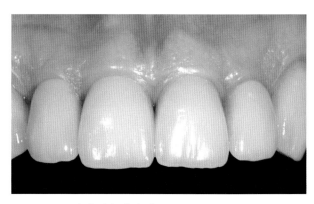

图9-17-9　永久修复体完成后

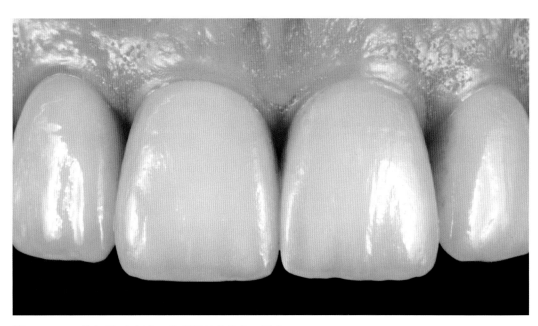

图9-17-10　修复后5年复查，软组织状态稳定、健康

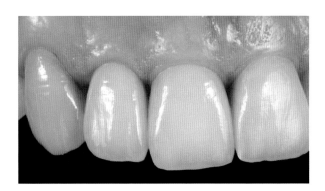

图9-17-11　修复后5年复查右侧面观

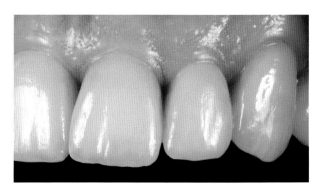

图9-17-12　修复后5年复查左侧面观

病例实战18　13-22 BOPT全瓷冠桥二次修复

病例开始时间：2011年10月

病例结束时间：2012年2月

主诊医师：Mauro Bazzoli

患者女性，60岁，因自觉微笑时会露出前牙牙龈退缩和黑色的牙根，且自觉21活动，前来就诊。患者全身情况良好。她希望重新修复以获得美观的微笑，这样她才能在社交时感受到心理上的安全感。检查可见13、12、11、21、22金属烤瓷修复体，边缘欠密合，13、11、22龈缘退缩，修复体边缘根方可及继发龋坏（图9-18-1～图9-18-3）。拆除旧修复体后发现21龋坏边缘过深，无法保留（图9-18-4～图9-18-6）。微创拔除21后行位点保存，术后即刻戴入过渡固定桥修复体，以卵圆形桥体引导位点保存区域软组织愈合（图9-18-7～图9-18-11）。待龈缘及桥体根方软硬组织完全愈合，健康稳定，且龈缘曲线协调，制取终印模，制作全瓷固定桥完成最终修复（图9-18-12～图9-18-21）。术后7年随访，修复体及周围组织健康稳定，患者对美观效果满意（图9-18-22～图9-18-24）。

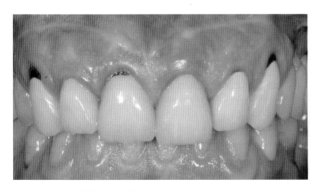

图9-18-1　术前咬合观

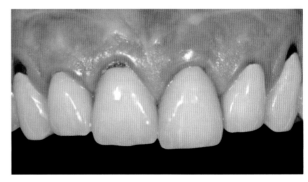

图9-18-2　术前口内正面观

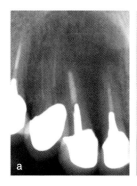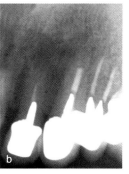

图9-18-3 （a，b）术前前牙区根尖片，21桩核冠高密度影，根方可见牙体组织密度减低影像

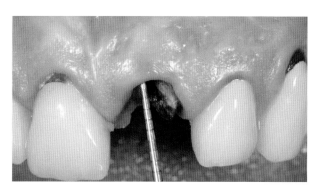

图9-18-4 去除21旧桩核冠探查唇侧边缘深度，可见剩余牙体组织薄弱，各个壁牙体组织的厚度及高度均不能满足牙本质肩领的要求

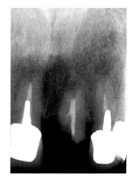

图9-18-5 21去除修复体后根尖片

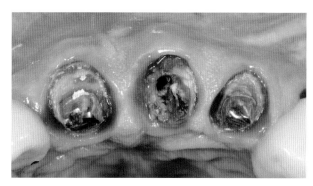

图9-18-6 去除11、22旧烤瓷冠后殆面观

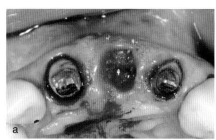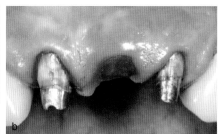

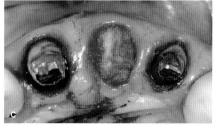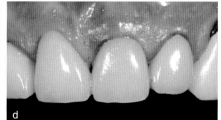

图9-18-7 （a~d）微创拔除21残根，同期行位点保存术，完成11、22 BOPT牙体预备，即刻戴入树脂过渡固定桥，21制作卵圆形桥体覆盖术区，引导软组织塑形

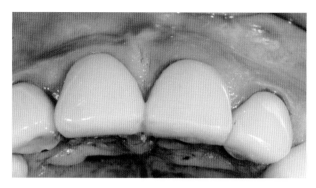

图9-18-8 11-22过渡固定桥戴入后𬌗面观

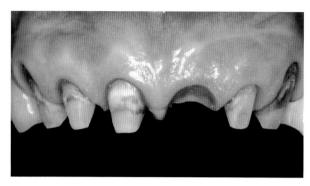

图9-18-9 13、12、23去除旧烤瓷冠后也行BOPT牙体预备并制作过渡修复体塑形软组织，戴用过渡修复体16周后，龈缘位置稳定且协调美观

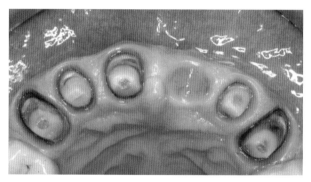

图9-18-10 软组织塑形𬌗面观，可见龈缘健康稳定

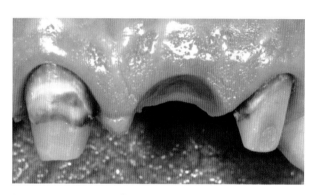

图9-18-11 11-22过渡固定桥塑形后的软组织局部

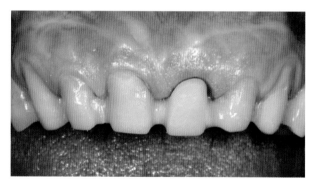

图9-18-12 试戴基底树脂原型，检查密合性及修复体边缘进入龈沟的深度

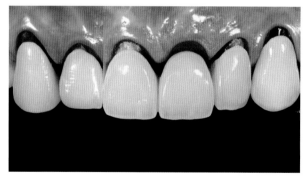

图9-18-13 戴入新的全瓷修复体

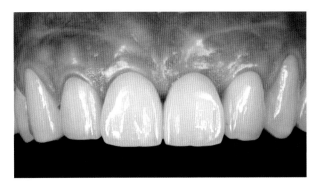

图9-18-14　戴牙后即刻前牙唇面观

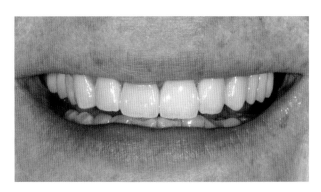

图9-18-15　戴牙后即刻前牙口唇观

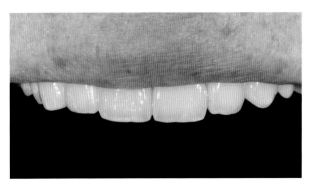

图9-18-16　戴牙后即刻上前牙区口唇观

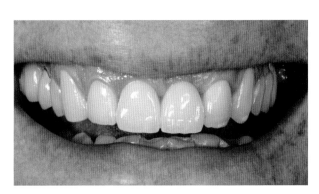

图9-18-17　戴牙后4个月微笑唇面观

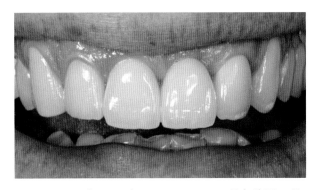

图9-18-18　戴牙后4个月13、12、11-22修复体唇面观

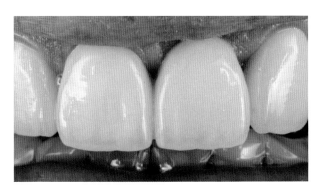

图9-18-19　戴牙后4个月11、21局部唇面观

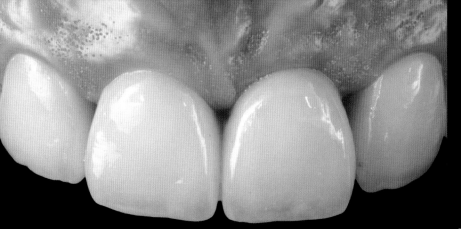

图9-18-20 戴牙后4个月11-
22全瓷固定桥唇面观

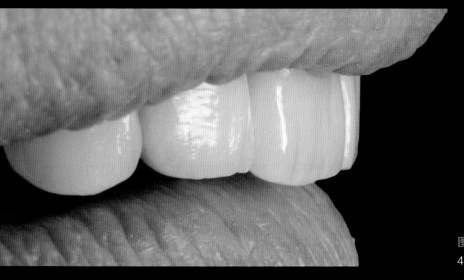

图9-18-21 戴牙后4个月右前
45°口唇观

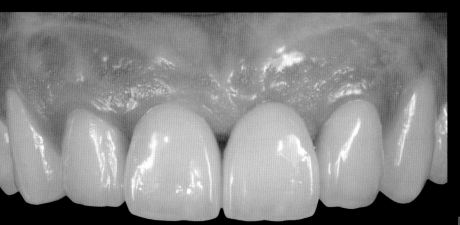

图9-18-22 戴牙后7年复查上

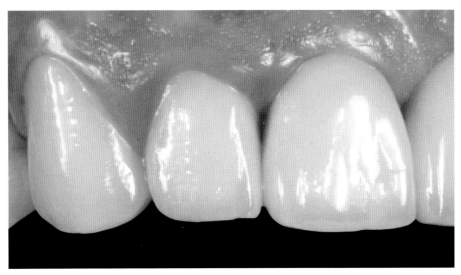

图9-18-23 戴牙后7年复查右上前牙唇面观

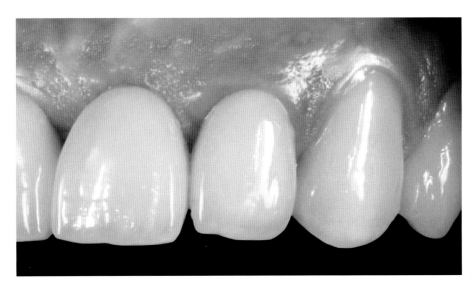

图9-18-24 戴牙后7年复查左上前牙唇面观

前牙区BOPT

病例实战19 12-22 BOPT全瓷冠二次修复

病例开始时间：2010年11月

病例结束时间：2011年1月

主诊医师：Mauro Bazzoli

患者12、11、21、22全瓷修复多年，自觉旧修复体双侧龈缘不对称，影响美观，希望在不进行手术的前提下通过更换修复体加以改善（图9-19-1，图9-19-2）。拆除旧修复体后，保留旧桩核，采用垂直型牙体预备（图9-19-3）。根据BOPT理念制作过渡修复体，调整和引导龈缘愈合（图9-19-4）。待过渡修复体调整至双侧龈缘高度协调美观，继续戴用过渡修复体4周，取下过渡修复体可见健康稳定的龈缘（图9-19-5）。采

用双相法制取硅橡胶印模，灌制模型，复制过渡修复体的形态，制作新的全瓷冠修复体，在带有人工牙龈的模型上确认修复体边缘在龈沟内的位置（图9-19-6~图9-19-9）。口内戴入12、11、21、22全瓷冠，对比术后即刻、1年及3年复查时的影像，可见修复体周围龈缘健康且位置稳定（图9-19-10~图9-19-12）。5年复查时可见上前牙去龈缘曲线协调美观，且健康稳定（图9-19-13~图9-19-15）。

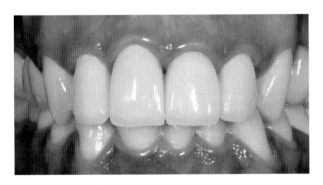

图9-19-1 术前前牙区唇面咬合观

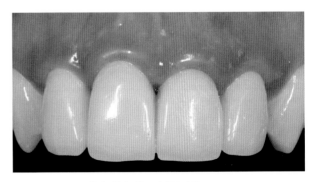

图9-19-2 旧修复体龈缘双侧不对称

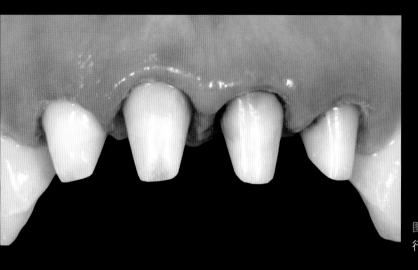

图9-19-3 拆除旧全冠修复体对基牙进行垂直型牙体预备

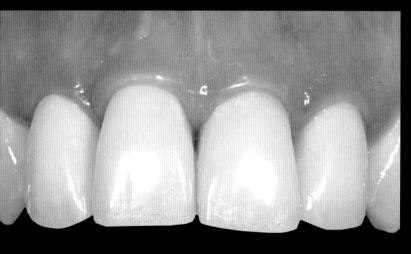

图9-19-4 根据BOPT理念制作过渡修复体塑形牙龈至双侧龈缘高度协调

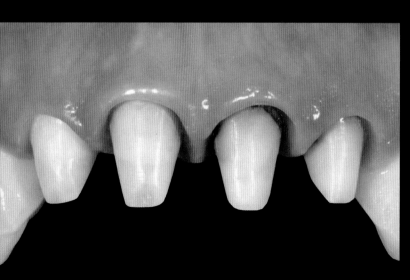

图9-19-5 戴入过渡修复体4周后

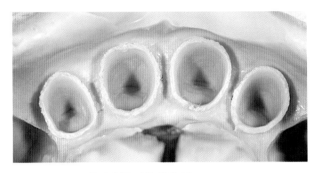

图9-19-6 双相法制取硅橡胶印模

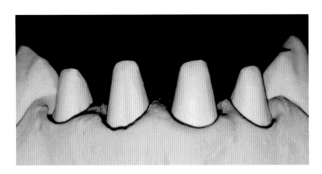

图9-19-7 灌制模型

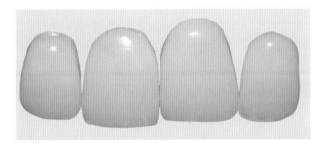

图9-19-8 加工新的全瓷冠永久修复体

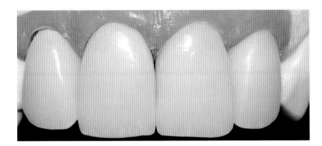

图9-19-9 永久修复体在带有人工牙龈的模型上就位

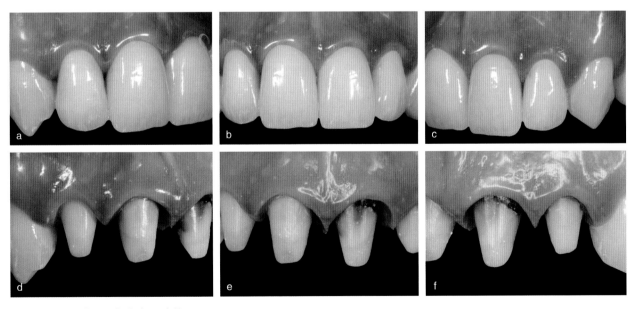

图9-19-10 （a~f）全瓷冠试戴

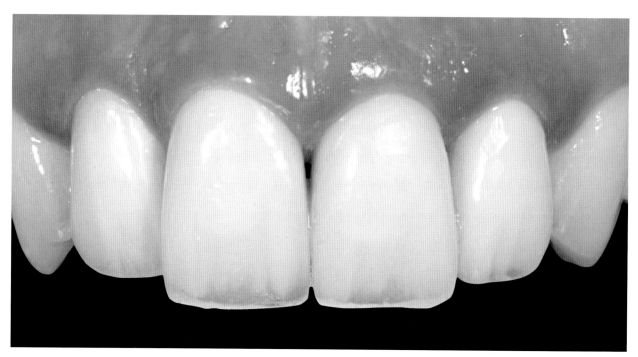

图9-19-11　全瓷冠戴牙后即刻

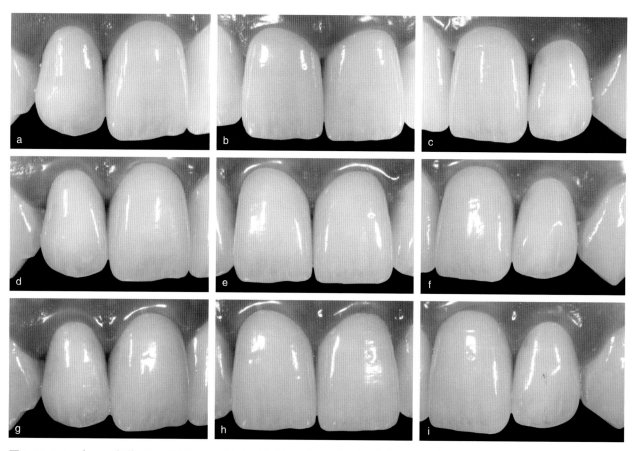

图9-19-12　（a~c）戴牙后即刻与戴牙后（d~f）1年、（g~i）3年前牙区正面局部观

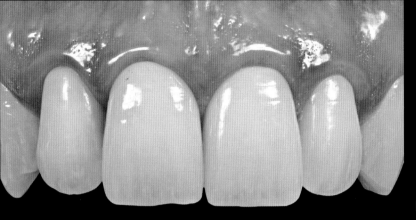

图9-19-13　5年后复查上前牙正面观

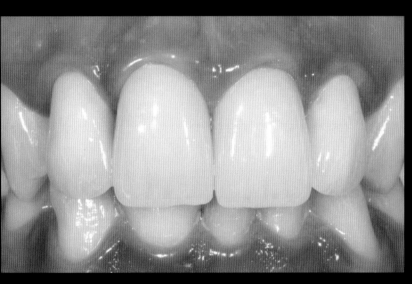

图9-19-14　5年后复查前牙区咬合正面观

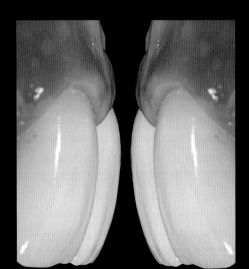

前牙区BOPT

病例实战20　12-23 BOPT全瓷冠二次修复

病例开始时间：2018年6月
病例结束时间：2018年9月
主诊医师：Mauro Bazzoli

患者12、11、21、22、23多年前行金属烤瓷冠修复，现自觉与牙列中其他全瓷修复体颜色不协调，龈缘颜色较深，影响美观，要求重新修复（图9-20-1）。

拆除原有烤瓷修复体后，去除原有肩台，调整为垂直型牙体预备，排龈后制作过渡修复体，检查过渡修复体进入龈沟的深度（图9-20-2～图

9-20-17），调整到适宜深度（图9-20-18～图9-20-22）。塑形4周后，牙龈组织健康稳定，美学效果良好，制取工作印模，加工永久修复体。

修复后获得良好粉白美学效果，5年后复查牙龈软组织健康、稳定，美学效果维持良好（图9-20-23～图9-20-26）。

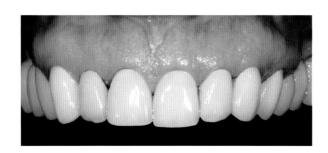

图9-20-1　术前上前牙唇面观

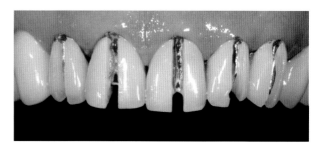

图9-20-2　拆除旧烤瓷修复体

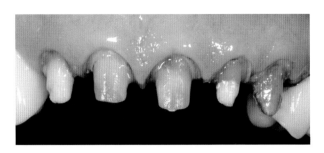

图9-20-3 原有预备体唇面观

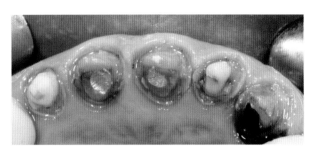

图9-20-4 原有预备体殆面观

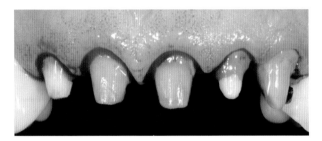

图9-20-5 行垂直型牙体预备后唇面观

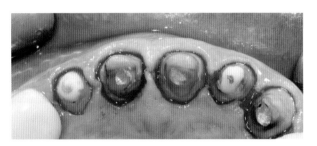

图9-20-6 行垂直型牙体预备后殆面观

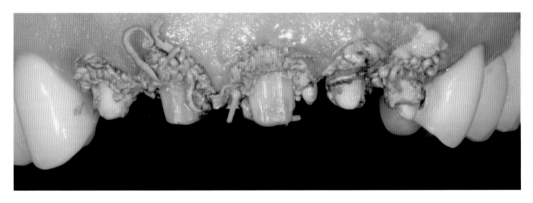

图9-20-7 采用含有氯化铝的排龈膏排龈

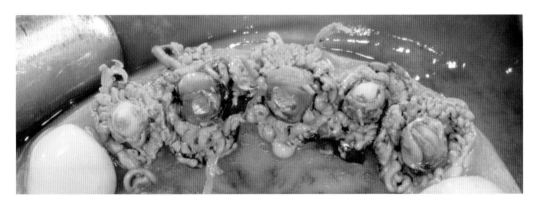

图9-20-8 排龈殆面观

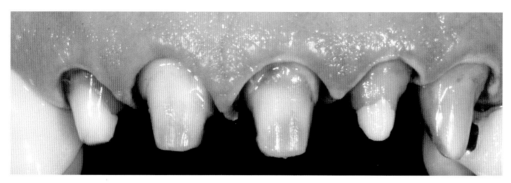

图9-20-9　排龈后唇面观

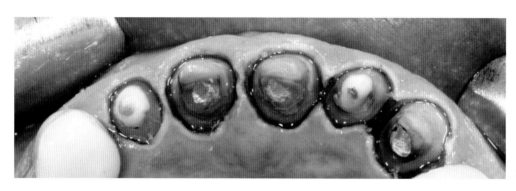

图9-20-10　排龈后𬌗面观

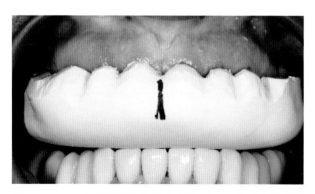

图9-20-11　排龈后制取印模翻制模型，在模型上制作蜡型，翻制硅橡胶导板，用于口内制作临时修复体

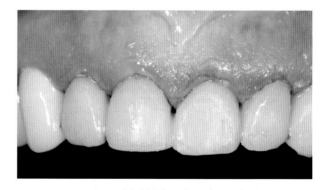

图9-20-12　采用丙烯酸树脂翻制的临时修复体

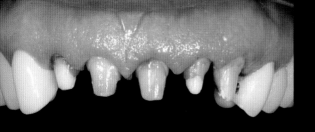
图9-20-13　临时修复体取下后唇面观

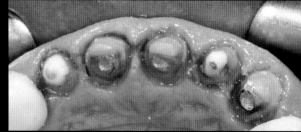
图9-20-14　临时修复体取下后𬌗面观

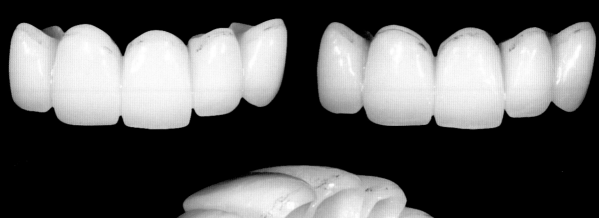

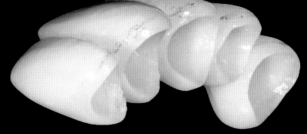
图9-20-15　抛光完成的临时修复体，用铅笔标记戴入临时修复体时龈缘的位置，检查修复体边缘进入龈沟的深度

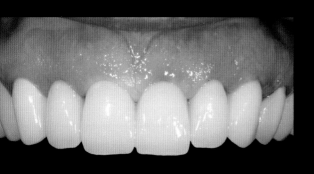
图9-20-16　临时修复体戴入后上前牙唇面观

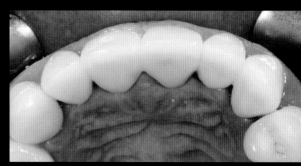
图9-20-17　临时修复体戴入后上前牙𬌗面观

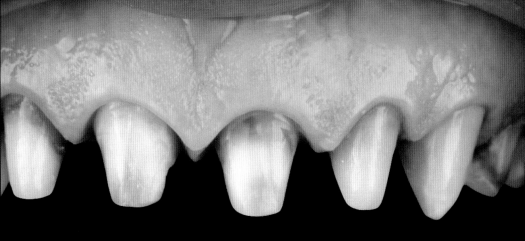

图9-20-18　临时修复体戴入4周后取下，上前牙唇面观

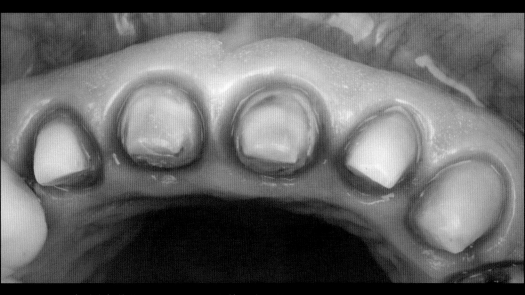

图9-20-19　临时修复体戴入4周后取下，上前牙殆面观

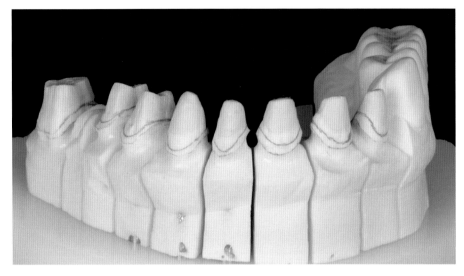

图9-20-20 制取印模，灌制工作模型，在模型上标记龈沟底和龈缘的位置，之间为完成区域，永久修复体的边缘应设置在此区域内并离开龈沟底

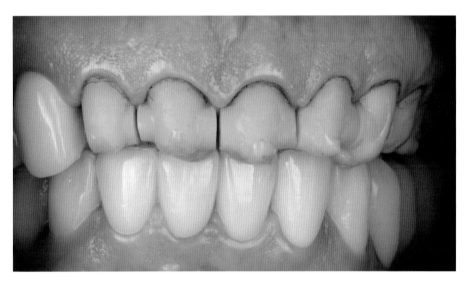

图9-20-21 用光固化树脂制作一副永久修复体基底的代型，戴入口内检查密合性和边缘进入龈沟内的深度

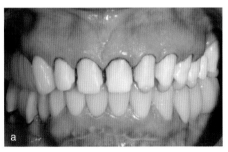
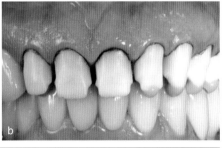
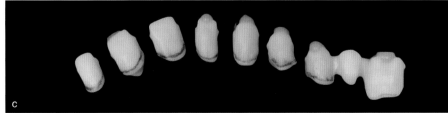

图9-20-22 （a~c）氧化锆陶瓷基底冠加工完成后试戴，戴入口内后用铅笔标记龈缘位置，以确保修复体边缘不进入龈沟内过深的位置（通常控制在0.5~1mm），并用光固化树脂制取咬合记录

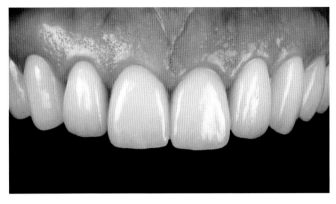

图9-20-23　永久修复体戴入后上前牙唇面观

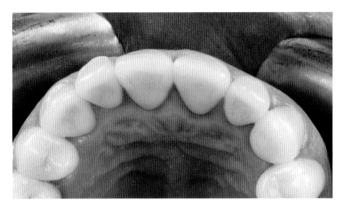

图9-20-24　永久修复体戴入后上前牙𬌗面观

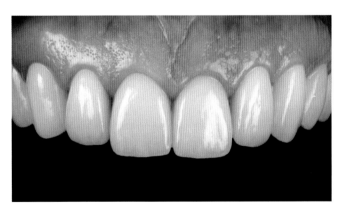

图9-20-25　戴牙后5年复查上前牙唇面观

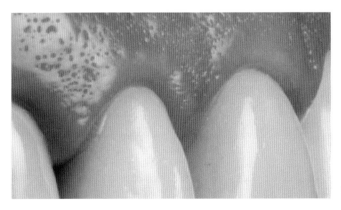

图9-20-26　戴牙后5年复查上前牙侧面观

病例实战21 11-22 BOPT全瓷冠二次修复

病例开始时间：2019年11月
病例结束时间：2020年2月
主诊医师：Mauro Bazzoli

患者女性，45岁，因对上前牙区微笑时不美观前来就诊。患者主要对11、21、22的旧修复体形态与颜色不满意，并希望改善微笑时的露龈笑（图9-21-1~图9-21-4）。患者全身情况好且口腔卫生状况良好。X线片检查未见明显异常（图9-21-5）。据此为患者设计的理想治疗方案包括去除旧冠，并戴入新的过渡修复体，之后进行冠延长术改善露龈笑（图9-21-6，图9-21-7）。但患者不希望进行手术治疗。因此在重新修复时，根据BOPT理念进行牙体预备和过渡修复体的制作，通过调整过渡修复体边缘长度，获得尽量协调的牙冠尺寸比例和龈缘曲线（图9-21-8~图9-21-29）。

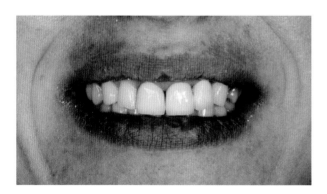

图9-21-1 术前口唇正面微笑观

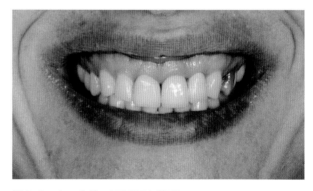

图9-21-2 术前口唇正面大笑观

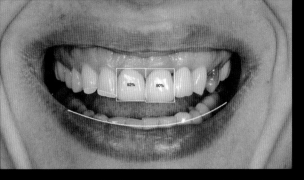
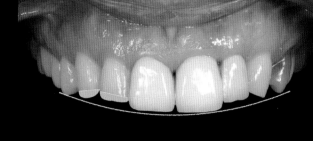

图9-21-3 微笑分析可见11、21长宽比例不协调且不对称

图9-21-4 微笑分析可见上前牙切缘曲线不协调，13、12需要加长

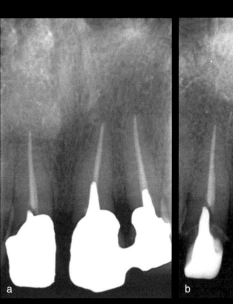
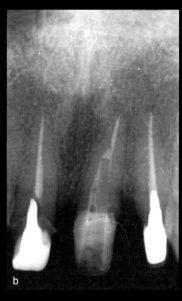

图9-21-5 （a，b）X线片检查未见根尖周明显异常，21金属桩核边缘可及继发龋坏，更换为纤维桩树脂核修复

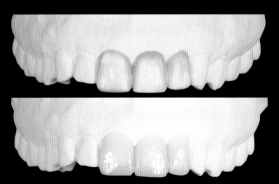
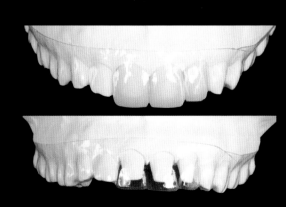

图9-21-6 制作诊断蜡型并根据蜡型制作过渡修复体

图9-21-7 制作透明压膜式导板用于检查预备量

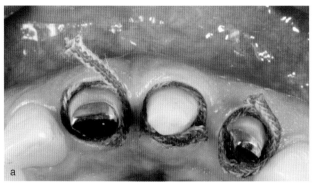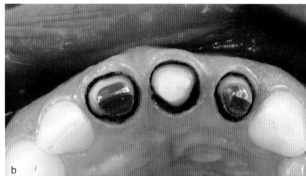

图9-21-8 （a，b）垂直型牙体预备后止血、排龈

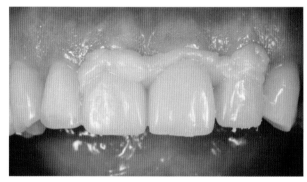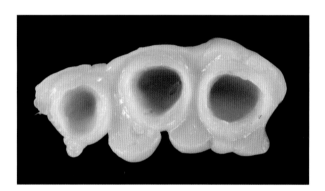

图9-21-9 将树脂过渡修复体在口内重衬　　　　　　　**图9-21-10** 重衬后的过渡修复体边缘细节

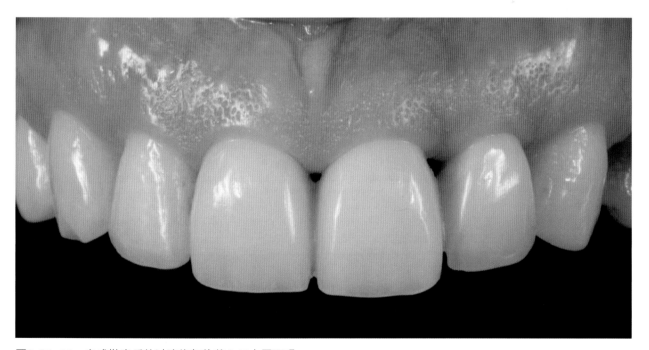

图9-21-11 完成抛光后的过渡修复体戴入口内唇面观

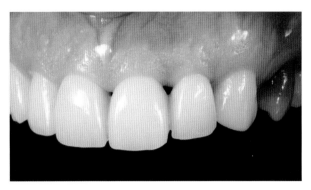

图9-21-12　完成抛光后的过渡修复体戴入口内侧面观

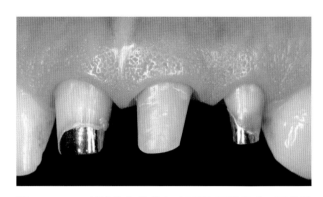

图9-21-13　过渡修复体戴入6周后取下唇面观，可见健康的龈缘

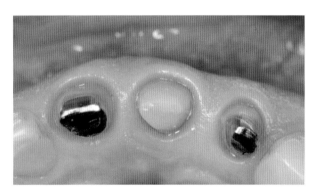

图9-21-14　过渡修复体取下𬌗面观，可见健康的龈缘

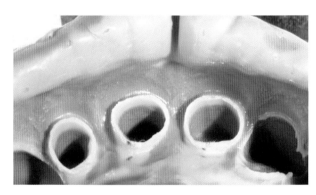

图9-21-15　制取硅橡胶印模

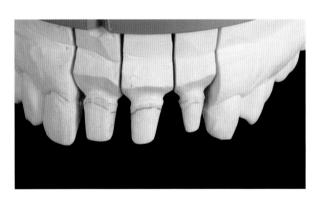

图9-21-16　工作模型上标记完成区域

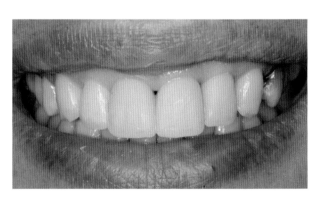

图9-21-17　试戴素瓷坯

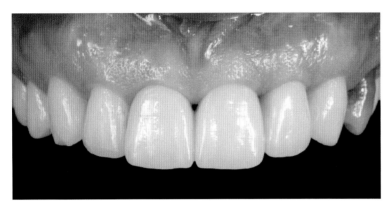

图9-21-18 戴入永久修复体正面观

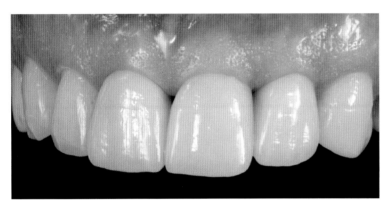

图9-21-19 戴入永久修复体侧面观

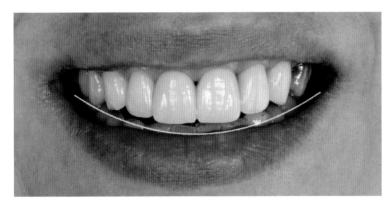

图9-21-20 重新修复后的上前牙切缘曲线美观自然

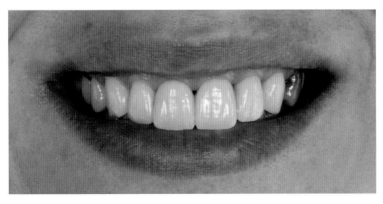

图9-21-21 戴牙后正面口唇微笑观

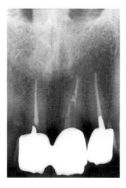

图9-21-22 戴牙后X线片检查

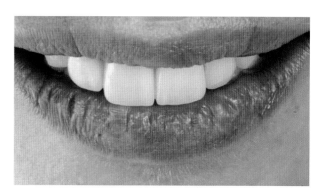

图9-21-23 戴牙后口唇正面观

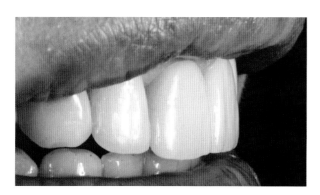

图9-21-24 戴牙后口唇右45°微笑观

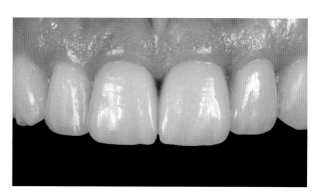

图9-21-25 术后1年复查

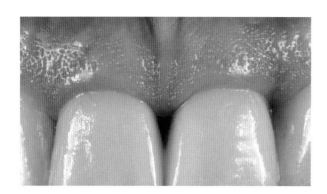

图9-21-26 术后1年复查11、21龈缘细节

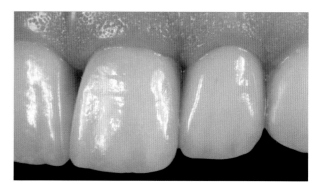

图9-21-27 术后1年复查21、22细节

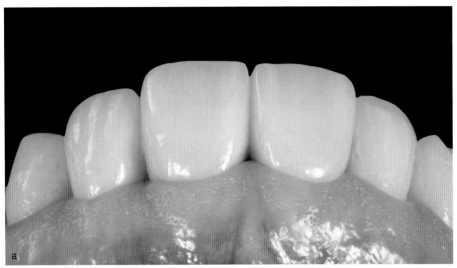

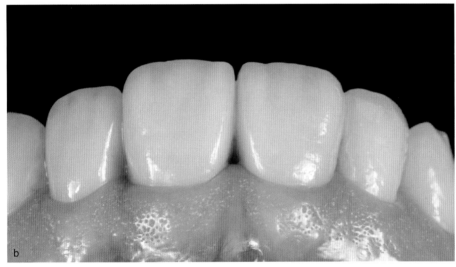

图9-21-28　（a）术后即刻与（b）术后1年对比，可见龈缘健康稳定

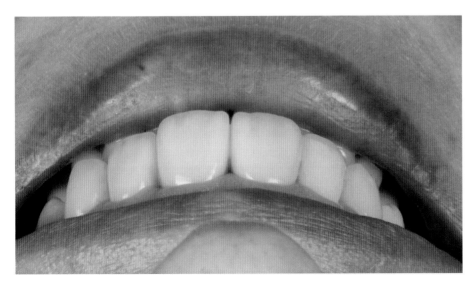

图9-21-29　术后1年微笑观

前牙区BOPT

病例实战22　13-23 BOPT全瓷冠二次修复

病例开始时间：2017年11月
病例结束时间：2018年5月
主诊医师：Luca Tacchini

患者因对前牙区美观不满意，并常出现牙龈红肿前来就诊。检查见患者13-23曾行贴面修复，双侧龈缘高度明显不对称，牙龈红肿（图9-22-1～图9-22-4）。

去除旧修复体后，经评估剩余的牙体组织，无法进行新的贴面修复，故采取全冠修复体替换旧的贴面修复体，并尽量保留基牙活髓（图9-22-5～图9-22-9）。

采用BOPT对牙龈软组织进行塑形处理，最终修复获得了良好的粉白美学效果（图9-22-10～图9-22-18）。

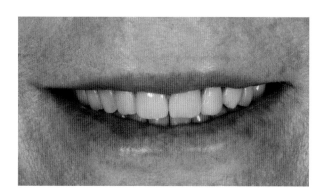

图9-22-1　术前正面微笑观

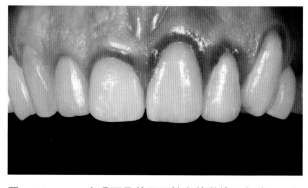

图9-22-2　口内观可见前牙区粉白美学效果欠佳且牙龈存在炎症

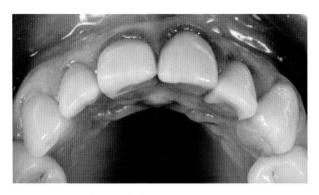

图9-22-3 龈缘可见水肿

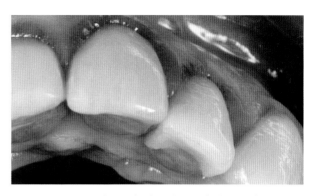

图9-22-4 旧的贴面修复体边缘处凸度过大且精度欠佳

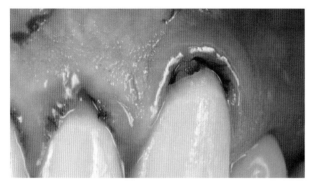

图9-22-5 即刻调短旧贴面边缘以消除其对生物学宽度的侵犯。同时发现基牙预备量较大，可能需要以全冠重新修复

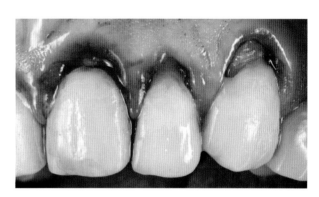

图9-22-6 旧修复体与基牙不密合处以流动树脂临时修复

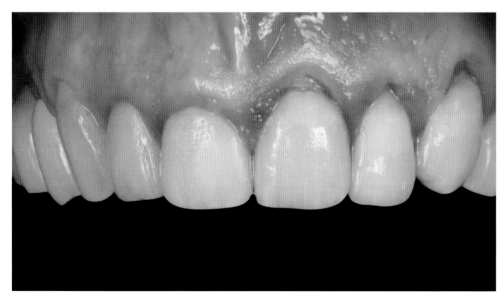

图9-22-7 调短旧修复体后愈合中的龈缘

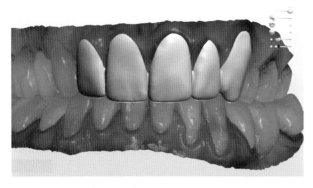

图9-22-8　设计过渡修复体

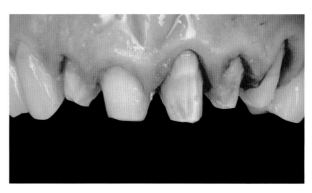

图9-22-9　去净旧修复体，可见基牙牙体组织已被大量预备，不足以采取贴面重新修复且保证牙釉质粘接，因而确定以全冠重新修复

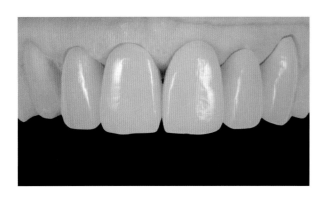

图9-22-10　采取CAD/CAM流程加工出过渡修复体

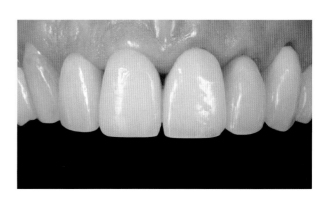

图9-22-11　过渡修复体戴入2个月后

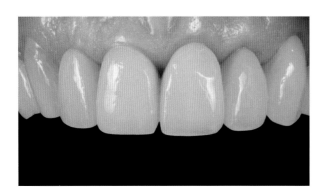

图9-22-12　过渡修复体戴入4个月后

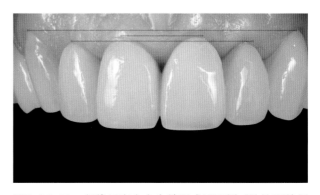

图9-22-13　龈缘已完全愈合并形成了双侧对称协调的龈缘曲线

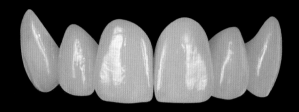

图9-22-14 制取数字化印模加工出的氧化锆全瓷冠

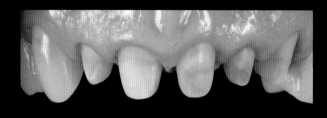

图9-22-15 取下过渡修复体后可见健康的龈缘，这标志着完成永久修复的时机已经成熟

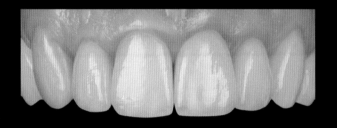

图9-22-16 永久修复体戴牙后1个月

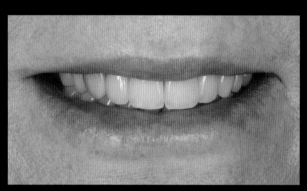

图9-22-17 术后口唇微笑观，可见修复体与口唇组织浑然一体，自然美观

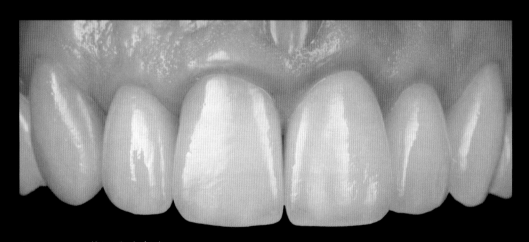

图9-22-18 戴牙后4年复查

前牙区BOPT

病例实战23　11、21 BOPT全瓷冠二次修复

病例开始时间：2012年7月
病例结束时间：2012年9月
主诊医师：Riccardo Perpetuini

　　患者中年女性，上前牙3年前曾行全冠修复，自觉双侧龈缘及牙冠长度不对称，影响美观。检查可见11、21全瓷修复体。21龈缘退缩约0.5mm，龈缘较11高约1mm。11、21全冠颜色较天然牙偏白，美学效果较死板（图9-23-1）。拆除11、21旧冠后，将水平型预备体更改为垂直型预备体，根据BOPT理念制作过渡修复体，塑形龈缘（图9-23-2～图9-23-6）。待双侧龈缘高度对称，且健康稳定后，制取终印模，制作带有饰瓷层的氧化锆全瓷冠完成最终修复（图9-23-7～图9-23-16）。修复后粉白美学效果好，龈缘健康稳定，患者对美学效果满意。

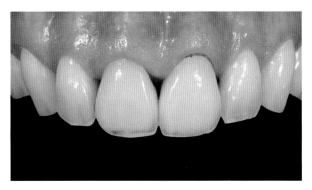

图9-23-1　11、21旧金属烤瓷冠

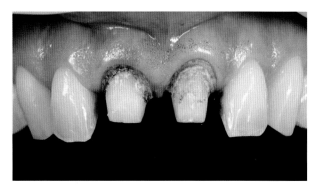

图9-23-2　拆除旧修复体后的基牙

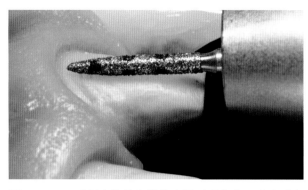

图9-23-3　采用火焰状车针将水平型预备体更改为垂直型预备体，车针上的颜色标记有助于控制进入龈沟的深度

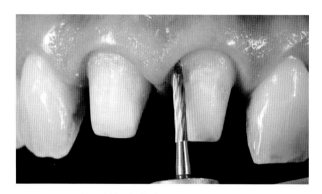

图9-23-4　使用钨钢车针进行垂直型预备体轴面的抛光

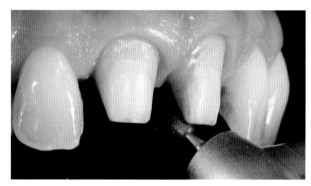

图9-23-5　垂直型预备体腭面预备

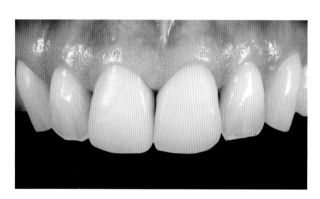

图9-23-6　过渡修复体戴入后唇面观

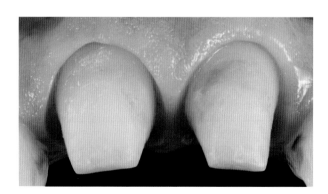

图9-23-7　过渡修复体戴入5周后取下细节观，可见健康的牙龈

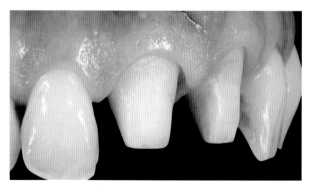

图9-23-8　过渡修复体戴入5周后取下侧面观，可见健康的牙龈

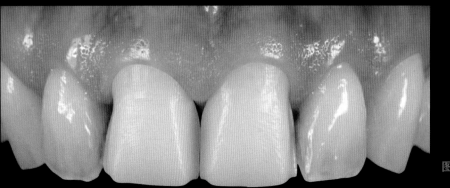

图9

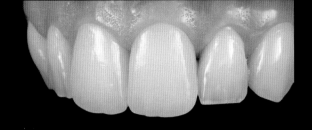

图9-23-12　永久修复体戴入后左侧观

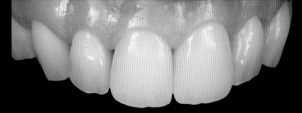

图9-23-13　永久修复体戴入后右侧观

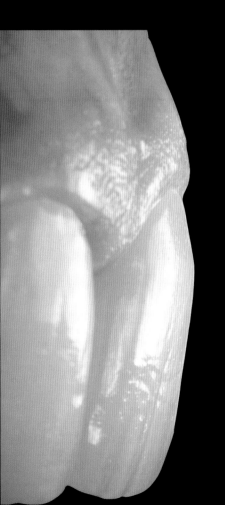

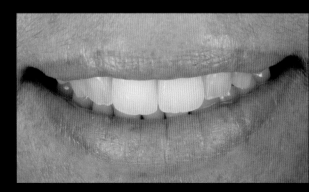

图9-23-15　永久修复体戴入后左45°微笑观

图9-23-16　永久修复体戴入后正面微笑观

前牙区BOPT

病例实战24　13-23 BOPT全瓷冠二次修复

病例开始时间：2020年8月
病例结束时间：2021年9月
主诊医师：李祎

　　患者13-23全瓷冠修复多年，一直对牙龈形态不满意，自觉影响美观，自觉牙龈反复红肿。

　　口内检查见13-23全瓷修复体，牙冠形态不良，龈缘红肿，牙龈高度不对称，面部中线与牙齿中线及长轴方向不一致（图9-24-1）。拆除修复体后可见基牙少量龋坏，肩台缺损、不连续，位于龈下，根据术前设计，调整过渡修复体，在口内模拟治疗计划：拟对13进行冠向复位手术，

13-23行垂直型牙体预备、牙龈塑形后全瓷冠修复（图9-24-2～图9-24-4）。

　　手术3个月后，牙龈状态稳定，可以进行垂直型牙体预备，形成垂直型预备体，并制作过渡修复体进行牙龈塑形，6周后待牙龈形态稳定、健康，进行永久修复体修复，获得了较好的美学效果（图9-24-5～图9-24-10）。

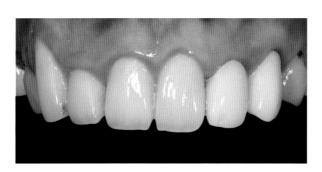

图9-24-1　患者术前情况，拟对13-23行再次修复

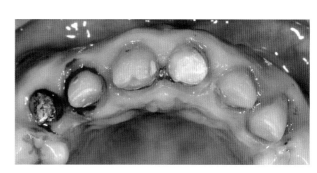

图9-24-2　拆除修复体后

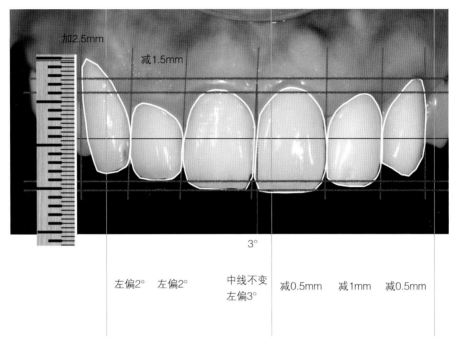

图9-24-3 术前设计

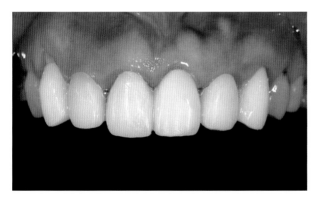

图9-24-4 根据术前设计，调整过渡修复体，为冠向复位手术做好准备

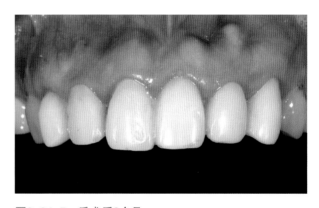

图9-24-5 手术后3个月

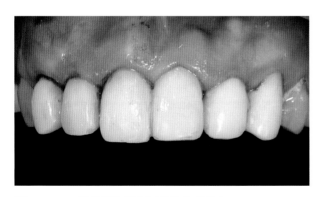

图9-24-6 牙体预备后行过渡修复体修复

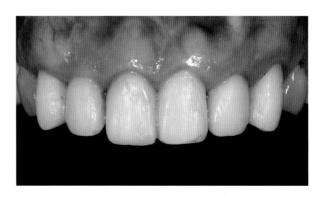

图9-24-7 6周后，牙龈形态稳定

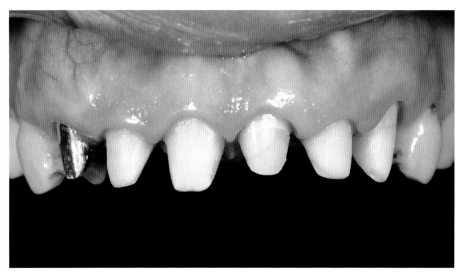

图9-24-8 塑形后的牙龈形态稳定、健康

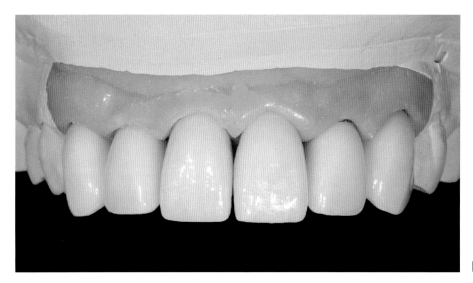

图9-24-9 最终修复体完成

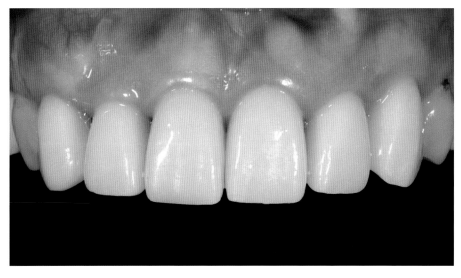

图9-24-10 最终修复效果

前牙区BOPT

病例实战25　11–22 BOPT全瓷冠修复

病例开始时间：2008年5月

病例结束时间：2008年8月

主诊医师：刘峰

本病例最初发表于Beauty & Science Magazine（Vol. 10，Issue 1/2016），经Dental Tribune International GmbH许可转载

患者女性，48岁，主诉为前牙牙齿缺损，要求修复。患者上前牙由于龋坏造成缺损及牙髓炎，已经经过根管治疗，要求修复牙齿缺损，尽量达到美观效果，但对于牙齿其他问题没有治疗愿望和经济能力。检查可见患者22缺失，23近中移位，11、21牙体缺损明显；11、12牙根明显偏腭侧、牙冠偏腭倾，21牙根轻微偏腭侧、牙冠偏腭倾；前牙深覆𬌗、深覆盖；牙龈曲线明显不协调；微笑时口唇不对称明显（图9-25-1～图9-25-4）。

针对牙齿排列不齐的患者，首选的治疗方案为正畸改善排列，然后再进行牙体修复治疗。但患者由于经济原因和时间原因，无法接受正畸治疗，只要求进行缺损牙齿的修复治疗。由于患者牙龈曲线明显不协调，强烈影响微笑的美学效果，在牙冠修复前，需要考虑适当的手段进行牙龈形态的改善。冠延长术是应用最广泛的改善牙龈曲线的治疗形式，但由于该患者的牙根位置偏向腭侧，即使通过手术在垂直向上改善了牙龈曲线，在矢状向上过于偏向腭侧的位置容易造成牙体长轴倾斜，仍然难以获得美观的修复效果；理

想的治疗结果是修复体的唇面整体向唇侧移动，同时牙龈曲线根向调整，因此需要考虑更加适合的治疗手段。经过进一步检查，可见患者属厚型牙龈，龈沟深度3mm，因此考虑利用修复体穿龈轮廓调整、塑造牙龈形态，进行龈缘位置、形态和修复体唇面位置的调整。

首先进行诊断蜡型的制作，调整龈缘位置及修复体唇面位置，在硅橡胶导板指示下进行基本牙体预备，复制诊断蜡型，制作过渡修复体，调整穿龈部分形态后戴入（图9-25-5～图9-25-11）。过渡修复体戴入2周后，软组织健康，可见软组织获得初步塑形（图9-25-12，图9-25-13）。

制作金属桩核，调整基牙长轴方向，复制临时修复体，进一步塑形软组织，过渡修复体戴入6周后，取下过渡修复体，可见软组织具有典型的BOPT牙龈袖口（图9-25-14～图9-25-18）。

复制过渡修复体，制作永久修复体，永久修复体具有和过渡修复体一致的穿龈形态（图9-25-19，图9-25-20）。

永久修复体试戴除检查边缘密合度、形态、咬合接触等以外，还需要仔细检查修复体穿龈轮

廓与牙龈袖口的吻合程度，既保证维持牙龈形态，又不增加对牙龈的压力，此时牙龈处于基本健康状态，并且利于牙龈形态的长期保持（图 9-25-21，图9-25-22）。永久修复体戴入后获得良好的美学效果（图9-25-23）。

永久修复1周后复查，牙龈状态稳定、健

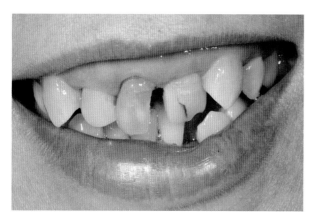

图9-25-1 术前正面微笑观

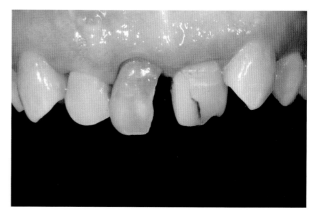

图9-25-2 术前上前牙列正面观

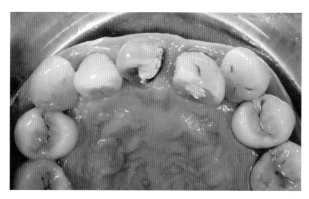

图9-25-3 术前上前牙列𬌗面观

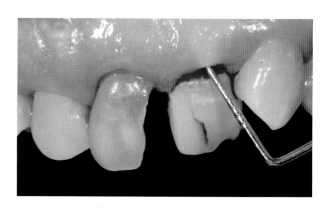

图9-25-4 术前探查21龈沟深度3mm

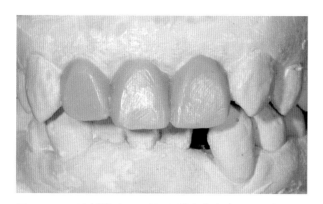

图9-25-5 诊断蜡型正面观，调整龈缘高度和唇面位置

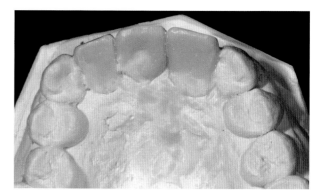

图9-25-6 诊断蜡型𬌗面观，调整龈缘高度和唇面位置

康，粉白美学效果良好，与术前比较，美学效果改善明显（图9-25-24，图9-25-25）。永久修复后10年复查，美学状态维持良好，牙龈软组织保持了长期健康状态（图9-25-26～图9-25-29）。

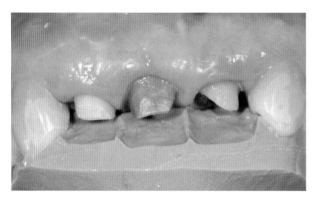

图9-25-7　在硅橡胶导板指示下进行基本牙体预备正面观

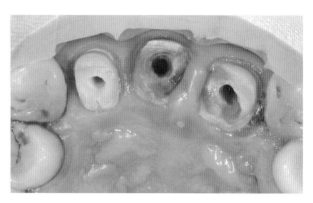

图9-25-8　在硅橡胶导板指示下进行基本牙体预备𬌗面观

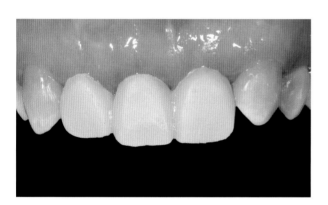

图9-25-9　复制诊断蜡型，制作过渡修复体

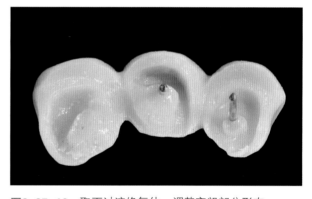

图9-25-10　取下过渡修复体，调整穿龈部分形态

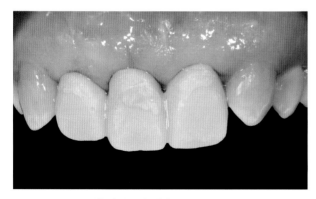

图9-25-11　调整过渡修复体穿龈部分形态后重新戴入

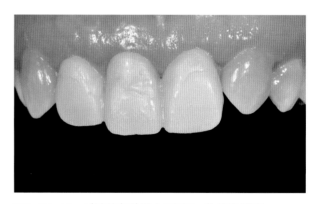

图9-25-12　过渡修复体戴入2周后，软组织健康

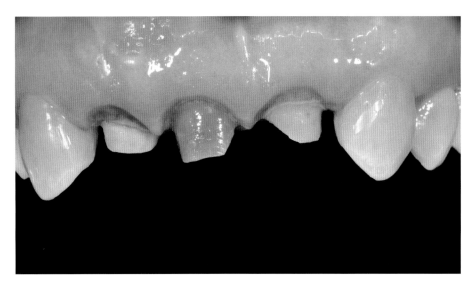

图9-25-13 取下临时修复体后，可见软组织获得初步塑形

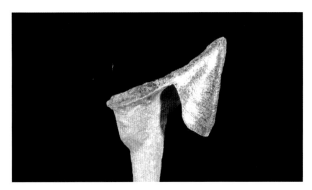

图9-25-14 制作金属桩核，调整基牙长轴方向

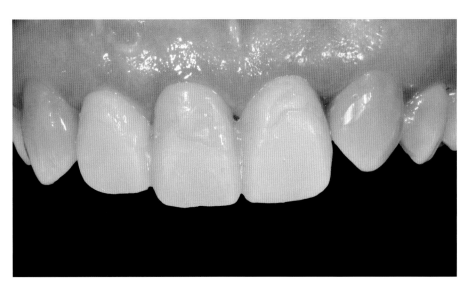

图9-25-15 复制临时修复体，进一步塑形软组织

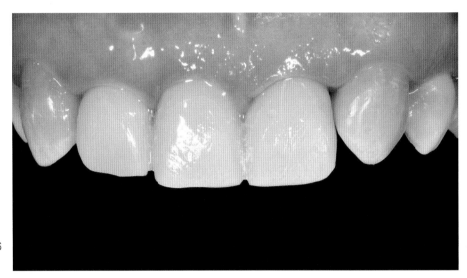

图9-25-16 过渡修复体戴入6周后，进行形态调整

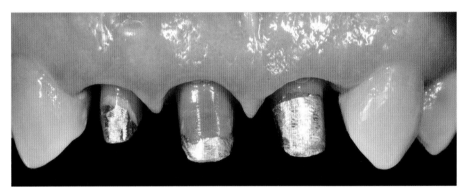

图9-25-17 过渡修复体戴入6周后，取下过渡修复体正面观，可见软组织具有典型的BOPT牙龈袖口

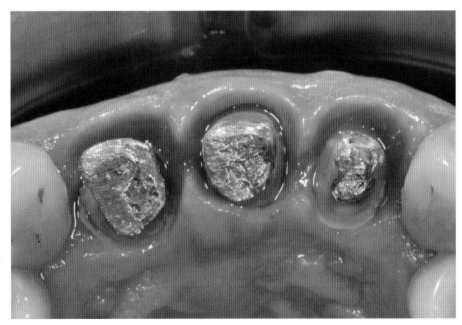

图9-25-18 过渡修复体戴入6周后，取下过渡修复体𬌗面观，可见软组织具有典型的BOPT牙龈袖口

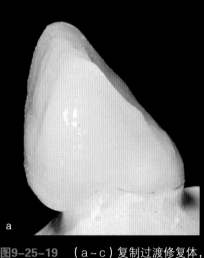
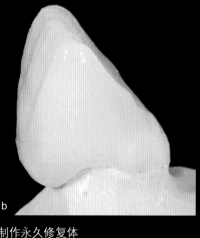
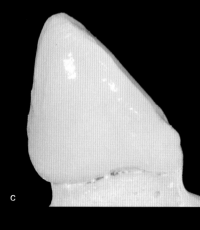

图9-25-19 （a~c）复制过渡修复体，制作永久修复体

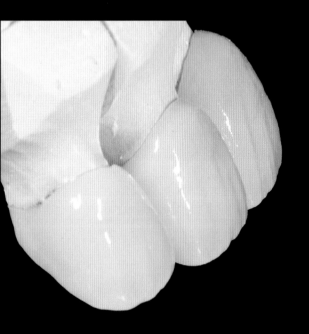

图9-25-20 永久修复体具有和过渡修复体一致的穿龈形态

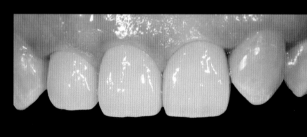

图9-25-21 永久修复体试戴上前牙列正面观

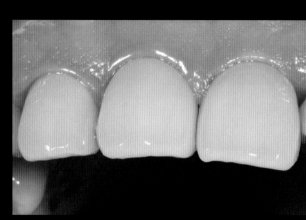

图9-25-22 永久修复体试戴软组织获得适宜的支撑，维持良好的形态

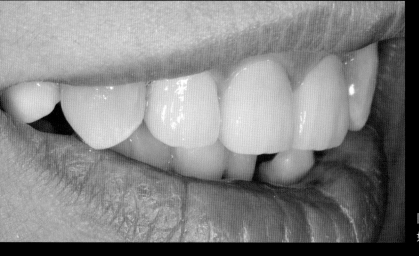

图9-25-23 永久修复后患者微笑获得良好的美学改善，牙龈软组织美观、健康

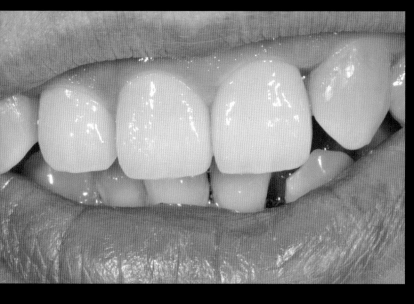

图9-25-24 永久修复后1周后复查正面微笑观，美学状态良好

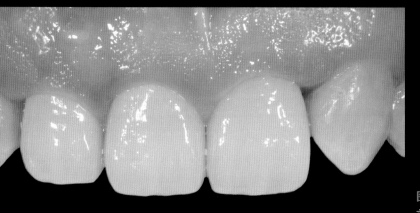

图9-25-25 永久修复后1周后复查上前牙列正面观，粉白美学效果良好

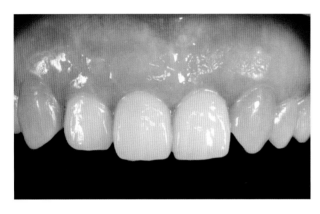

图9-25-26　永久修复后10年复查正面观，美学状态维持良好，牙龈软组织保持健康

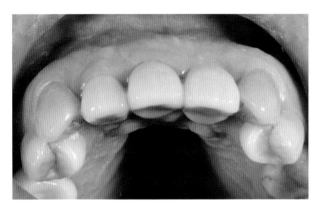

图9-25-27　永久修复后10年复查殆面观，美学状态维持良好，牙龈软组织保持健康

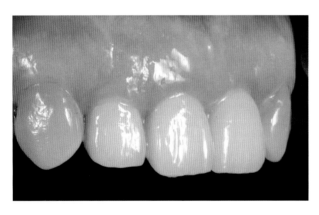

图9-25-28　永久修复后10年复查右侧面观，美学状态维持良好，牙龈软组织保持健康

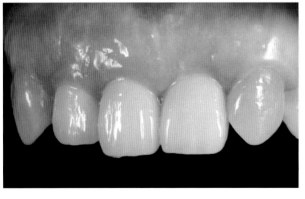

图9-25-29　永久修复后10年复查正面局部观，美学状态维持良好，牙龈软组织保持健康

病例实战26　21 BOPT全瓷冠二次修复 & 邻牙微创瓷贴面修复

病例开始时间：2016年5月
病例结束时间：2016年7月
主诊医师：刘峰
合作技师：周国基

患者女性，34岁，21颜色明显异常，其他前牙存在白垩斑块等美学缺陷；上前牙排列轻微异常，希望改善微笑美学效果，但拒绝正畸治疗（图9-26-1，图9-26-2）。经过诊断饰面（mock-up）美学设计后，进行12、11、22贴面牙体预备及21水平型牙体预备（图9-26-3，图9-26-4）。修复体戴入后可见21龈缘位置较11偏冠向，临床冠短（图9-26-5）。粘接12、11、22贴面，调整21为垂直型牙体预备，氯化铝止血、

排龈后制作过渡修复体，过渡修复体调整穿龈形态后戴入，龈缘位置随之调整（图9-26-6～图9-26-15）。

过渡修复体戴入2周后复查，美学效果良好，龈缘对称，软组织健康良好，取下过渡修复体后，可见软组织形态良好、质地健康的穿龈轮廓（图9-26-16～图9-26-19）。永久修复后获得长期健康的粉白美学修复效果（图9-26-20～图9-26-28）。

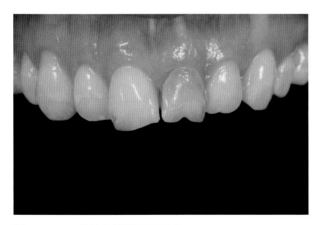

图9-26-1　术前上前牙列正面观

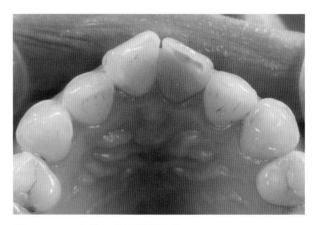

图9-26-2　术前上前牙列𬌗面观

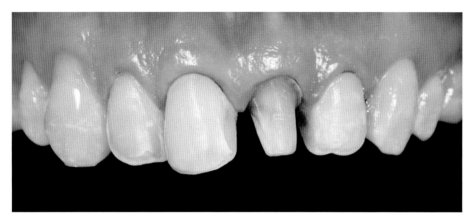

图9-26-3　12、11、22瓷贴面预备，21水平型牙体预备

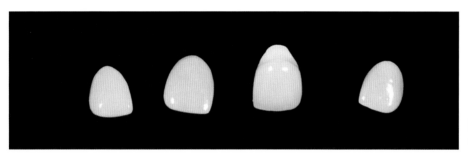

图9-26-4　12、11、21、22修复体

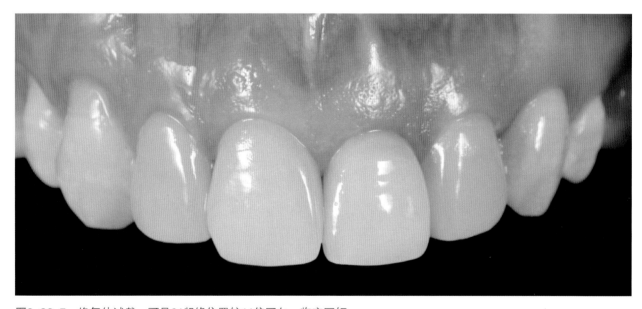

图9-26-5　修复体试戴，可见21龈缘位置较11偏冠向，临床冠短

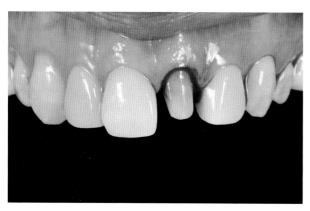

图9-26-6 粘接12、11、22贴面，调整21为垂直型牙体预备

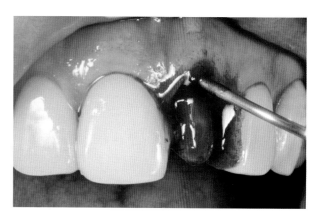

图9-26-7 氯化铝止血、排龈

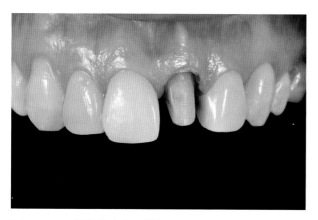

图9-26-8 氯化铝止血、排龈后正面观

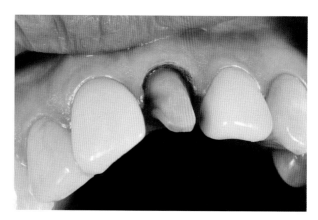

图9-26-9 氯化铝止血、排龈后切端观

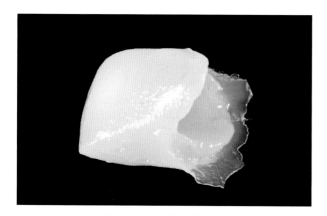

图9-26-10 复制法制作过渡修复体

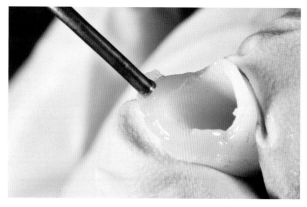

图9-26-11 在过渡修复体边缘添加树脂

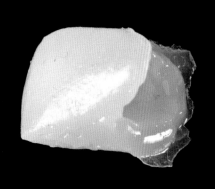

图9-26-12　过渡修复体边缘添加树脂后

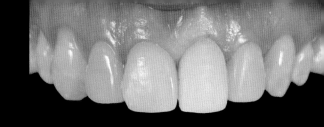

图9-26-13　过渡修复体调整穿龈形态后戴入，龈缘位置随之调整

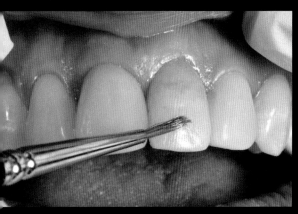

图9-26-14　口内个性化染色

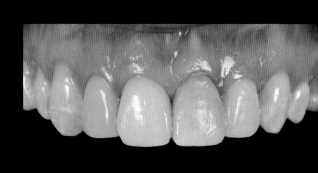

图9-26-15　过渡修复体获得良好效果

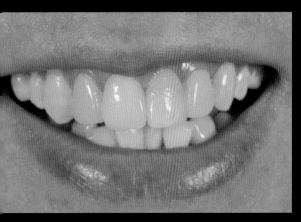

图9-26-16　2周后复查，过渡修复体美学效果良好

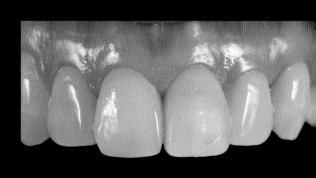

图9-26-17　2周后复查，龈缘对称，软组织健康良好

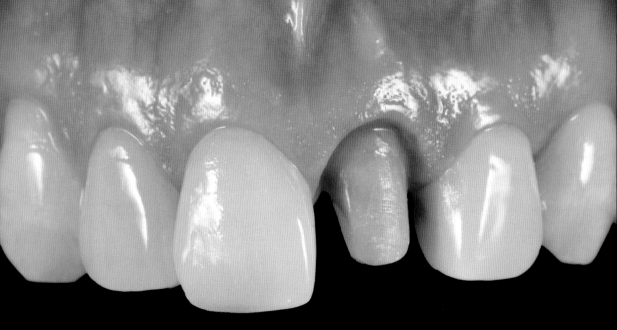

图9-26-18　取下过渡修复体后正面观，可见软组织形态良好、质地健康的穿龈轮廓

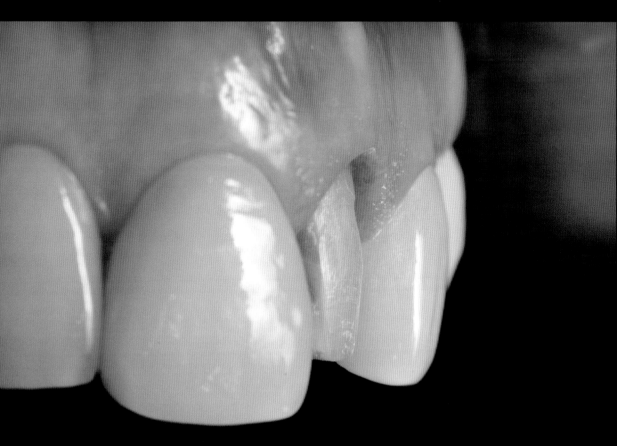

图9-26-19　取下过渡修复体后侧面观，可见软组织形态良好、质地健康的穿龈轮廓

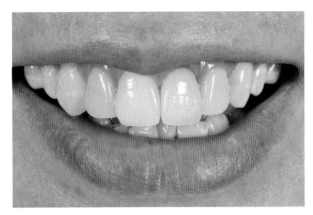

图9-26-20 修复后正面微笑观

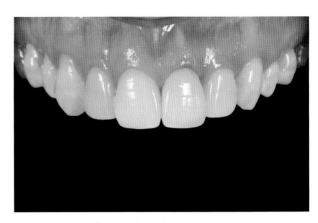

图9-26-21 修复后上前牙列正面观

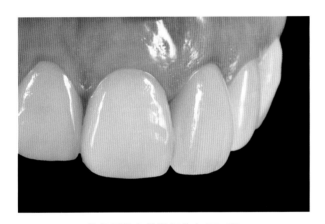

图9-26-22 修复后粉白美学细节右45°观

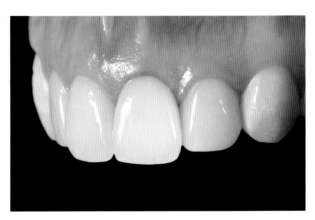

图9-26-23 修复后粉白美学细节左45°观

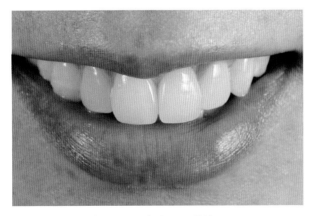

图9-26-24 修复后3个月复查正面微笑观

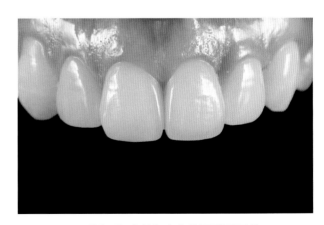

图9-26-25 修复后3个月复查上前牙列正面观

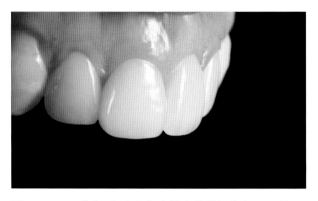

图9-26-26 修复后3个月复查粉白美学细节右45°观

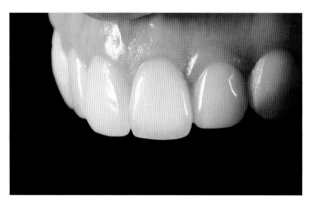

图9-26-27 修复后3个月复查粉白美学细节左45°观

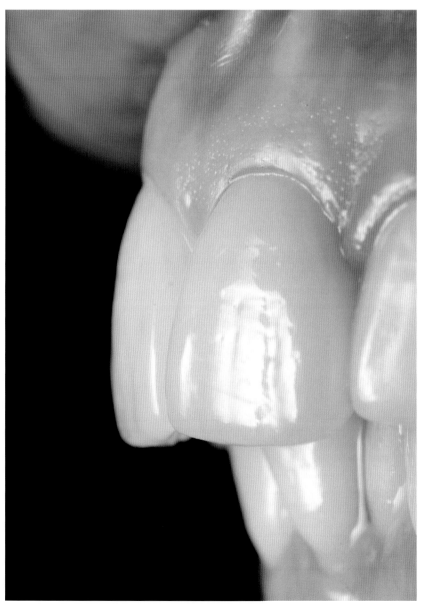

图9-26-28 修复后3个月复查粉白美学细节侧面观

种植修复BOPT

病例实战27　13改形BOPT全瓷冠修复 & 53即刻种植BOPT基台全瓷冠修复

病例开始时间：2016年1月
病例结束时间：2016年8月
主诊医师：Ferruccio Vischia

患者因对微笑时前牙美观不满意前来就诊。检查可见12先天缺失，13排列于12的位置，而53滞留于13的位置（图9-27-1~图9-27-3）。如采取正畸治疗将13排列到牙列中正常位置需要2年时间完成治疗，而患者因治疗周期过长拒绝采取正畸治疗。因此设计采用BOPT对13进行全冠修复，改形为12，对侧22尺寸过小且存在一定排列不齐。制作诊断蜡型辅助确认治疗方案的可行性（图9-27-4）。

在等待治疗方案确认的同时，将53进行树脂临时修复。13进行了垂直型牙体预备并戴入过渡修复体（图9-27-5）。4周后，13基牙周围龈缘健康（图9-27-6）。22进行贴面预备以改善其外形（图9-27-7）。取下13过渡修复体，制取硅橡胶印模（图9-27-8，图9-27-9）。采取非翻瓣术式拔除53并即刻植入种植体。术后制取印模，24小时后戴入采取BOPT理念设计的垂直型基台，粘接上部过渡修复体（图9-27-10~图9-27-12）。5个月后种植体骨结合完成且软组织愈合稳定（图9-27-13）。取下过渡修复体可见健康和自然的软组织袖口（图9-27-14）。戴入粘接固位永久修复体（图9-27-15~图9-27-17）。X线片示13未经

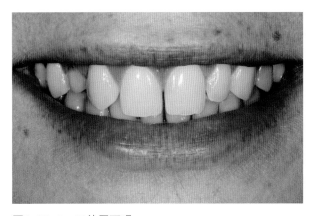

图9-27-1　口外唇面观

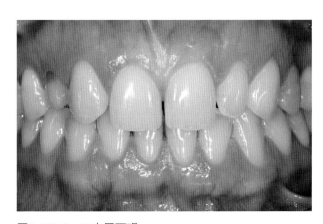

图9-27-2　口内唇面观

根管治疗（图9-27-18）。经过7个月的治疗，患者获得了自然美观的微笑。术后5年复查可见健康

稳定的牙周及种植体周围组织（图9-27-19）。

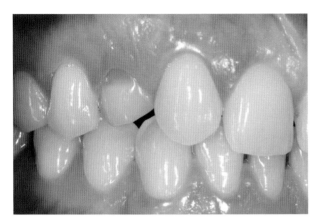

图9-27-3 53及13唇面观

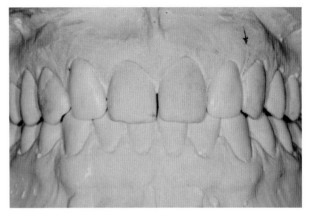

图9-27-4 诊断蜡型

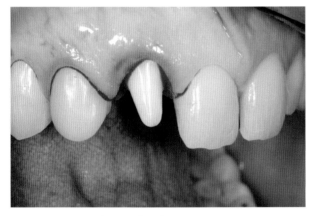

图9-27-5 13垂直型牙体预备后

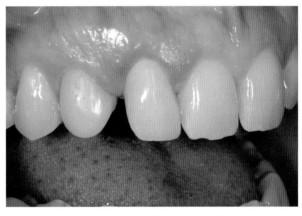

图9-27-6 13戴入过渡修复体4周后龈缘健康

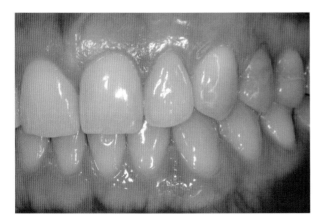

图9-27-7 22贴面粘接后

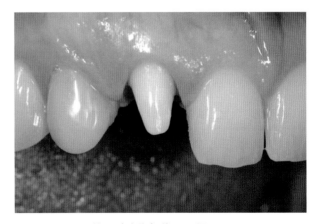

图9-27-8 13戴入过渡修复体4周后取下

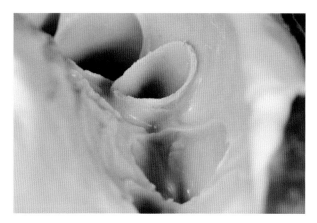

图9-27-9 硅橡胶印模

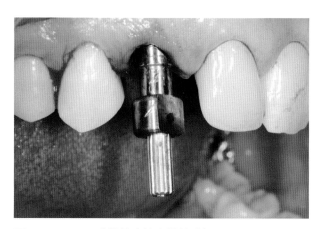

图9-27-10 53种植体连接印模转移杆

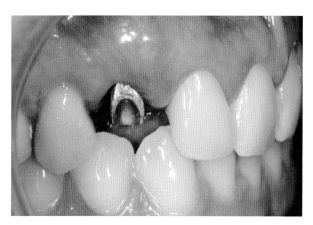

图9-27-11 53种植体戴入基台

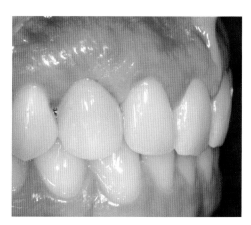

图9-27-12 基台上部戴入过渡修复体

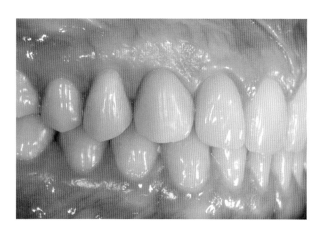

图9-27-13 术后5个月种植体支持的过渡修复体

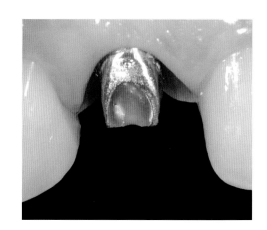

图9-27-14 取下种植体支持的过渡修复体

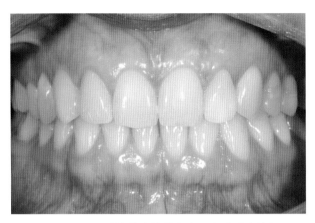

图9-27-15 戴入种植体支持的全瓷冠完成最终修复

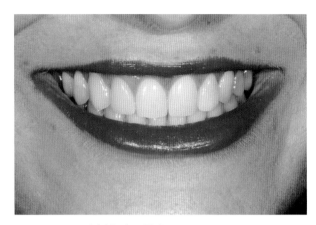

图9-27-16 病例完成口唇观

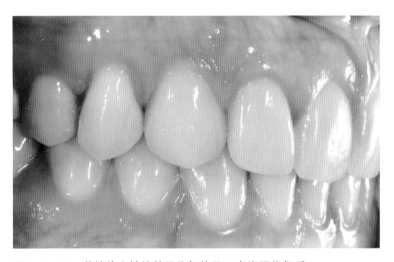

图9-27-17 种植体支持的单冠修复体及13全瓷冠修复后

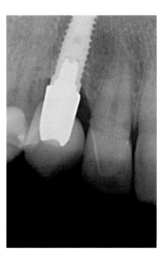

图9-27-18 保留了牙髓活性的13

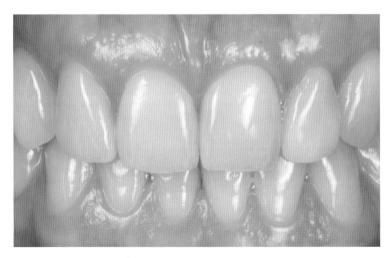

图9-27-19 术后5年复查

种植修复BOPT

病例实战28　12即刻种植BOPT粘接修复

病例开始时间：2014年10月
病例结束时间：2015年3月
主诊医师：Mauro Bazzoli

患者中年男性，因右上前牙折断前来就诊。检查发现12旧桩核冠修复体，预备体根折，剩余牙体组织薄弱不宜再行桩核冠修复，建议患者拔除后种植修复（图9-28-1）。患者同意治疗方案。微创拔除12后，导板引导下即刻植入Prama种植体1颗，采取粘接固位的单冠完成修复（图9-28-2～图9-28-19）。

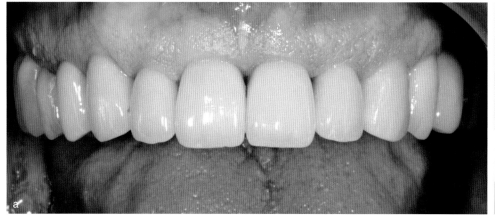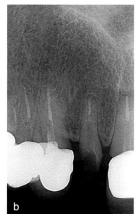

图9-28-1　（a）术前上前牙唇面观（带12旧修复体）；（b）12根尖片（取下旧修复体）

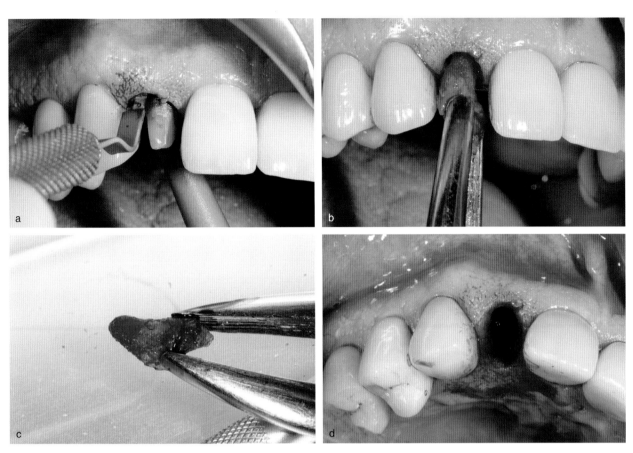

图9-28-2 （a~d）微创拔除12残根

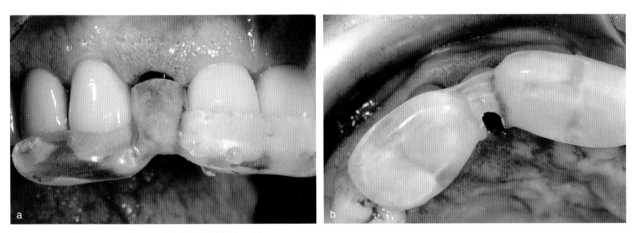

图9-28-3 （a，b）戴入牙列支持的先锋钻导板

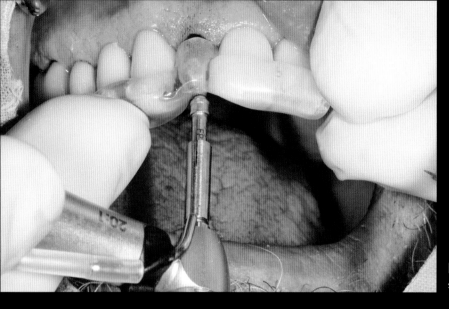

图9-28-4 在导板引导下完成先锋钻预备

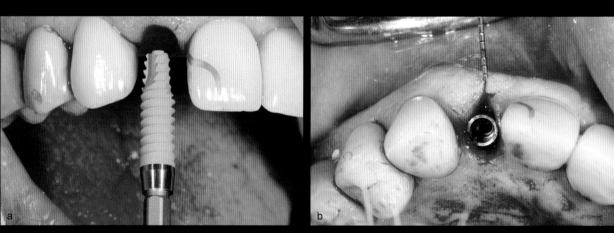

图9-28-5 （a，b）植入Prama种植体1颗，植入扭矩45Ncm，种植体穿出位置理想

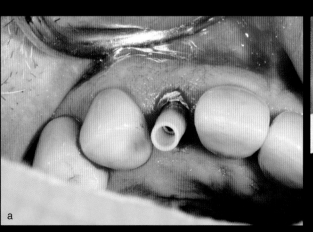

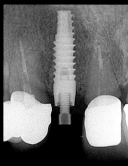

图9-28-6 （a）在种植体上连接柱状树脂临时基台；（b）拍摄根尖片确认就位

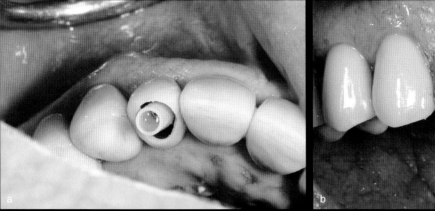

图9-28-7 （a，b）将树脂甲冠开孔就位在适当的位置，使用树脂将其与临时基台连接

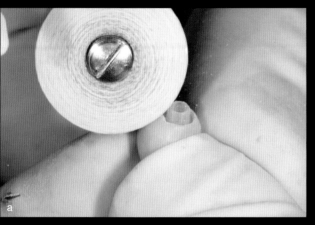
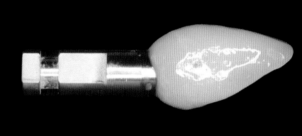

图9-28-8 （a，b）精细修整过渡修复体的边缘并完善抛光

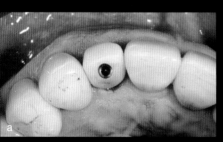
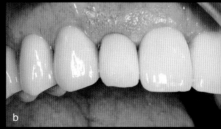
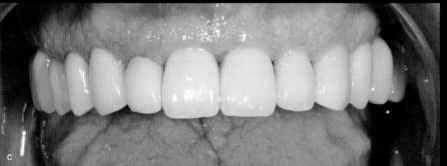

图9-28-9 （a～c）过渡修复体戴入口内

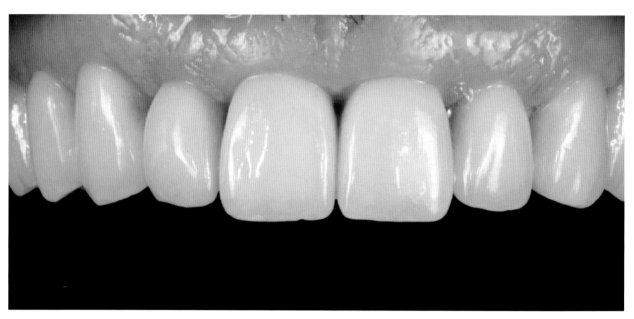

图9-28-10 过渡修复体戴用3个月后

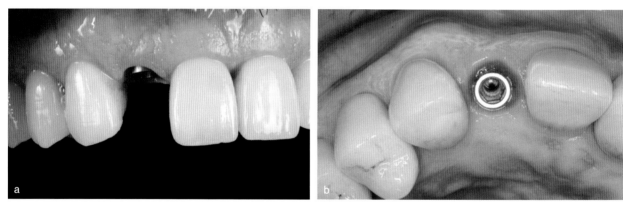

图9-28-11 （a，b）取下临时修复体可见美观且健康稳定的种植体周围软组织

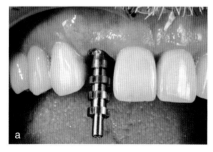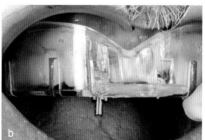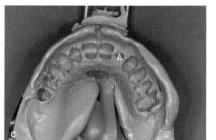

图9-28-12 （a~c）制取开窗式硅橡胶印模

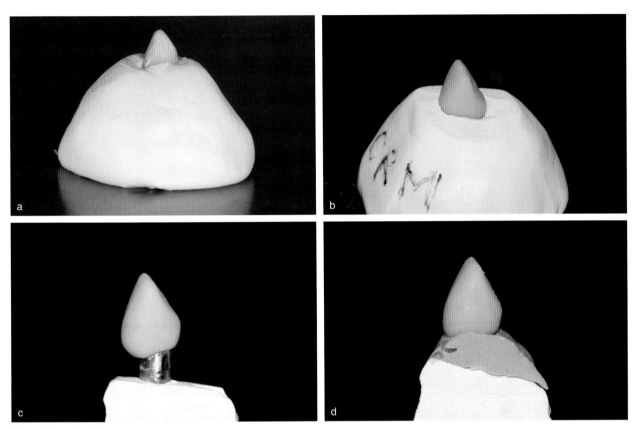

图9-28-13 （a～d）制作硅橡胶形态导板（morphological reference code，MRC）复制过渡修复体穿龈轮廓的形态

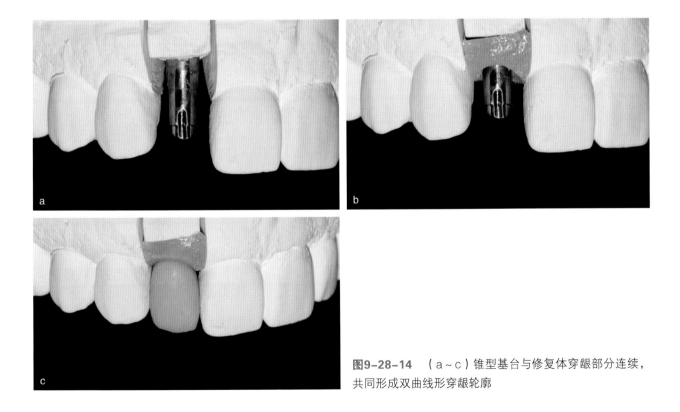

图9-28-14 （a～c）锥型基台与修复体穿龈部分连续，共同形成双曲线形穿龈轮廓

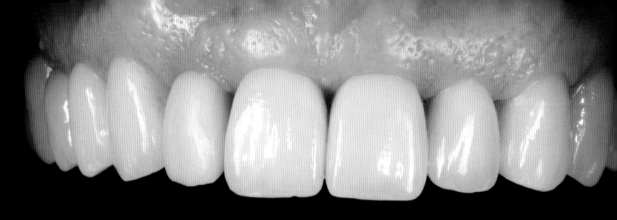

图9-28-15　口内试戴修复体的树脂原型

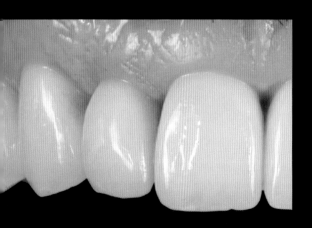

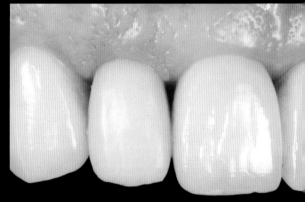

a

b

图9-28-16　（a、b）因为采用了MRC导板进行复制，树脂原型冠完美复制了过渡修复体的穿龈轮廓

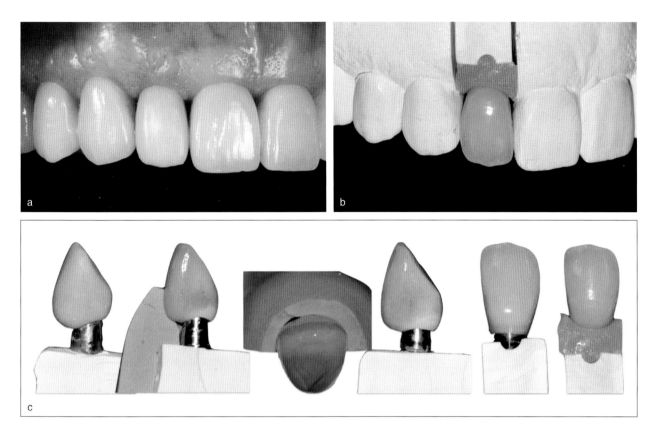

图9-28-17 （a~c）用MRC导板方法复制穿龈轮廓，加工氧化锆全瓷冠作为永久修复体

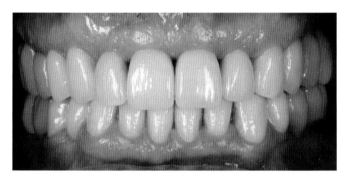

图9-28-18 永久修复体戴入后全牙列咬合唇面观

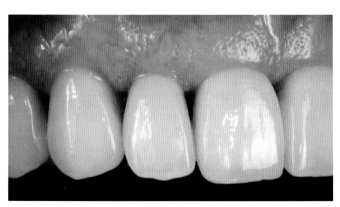

图9-28-19 永久修复体戴入后右上前牙唇面观

种植修复BOPT

病例实战29　26种植BOPT粘接修复

病例开始时间：2015年3月

病例结束时间：2015年8月

主诊医师：Mauro Bazzoli

　　患者中年女性，因左上后牙旧修复体松动前来就诊。检查发现22-26金属烤瓷固定桥修复体松动，26边缘继发龋坏，26近中探诊可及8～10mm深牙周袋，X线片检查发现旧桩核修复体折断，无法保留（图9-29-1a）。设计在22远中截断旧修复体，拔除26后在23、24、26位点即刻植入3颗

Prama种植体，待骨结合完成后采取种植体支持的单冠及固定桥修复上牙列缺损。因经济原因，与患者沟通后，采取在23、25位点植入2颗种植体，上部制作减径的固定桥完成上牙列修复（图9-29-1b～图9-29-11）。

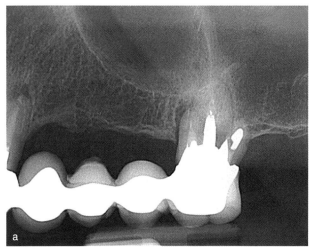
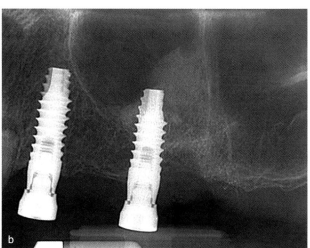

图9-29-1　（a，b）术前及术后X线片

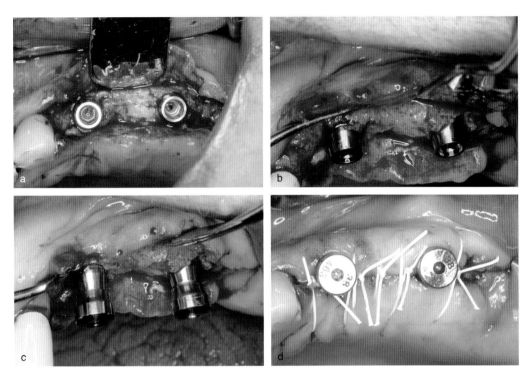

图9-29-2 （a~d）在22远中截断旧修复体，拔除26，在23、25位点植入2颗Prama种植体，25位点进行了经牙槽嵴顶入路的上颌窦底提升术

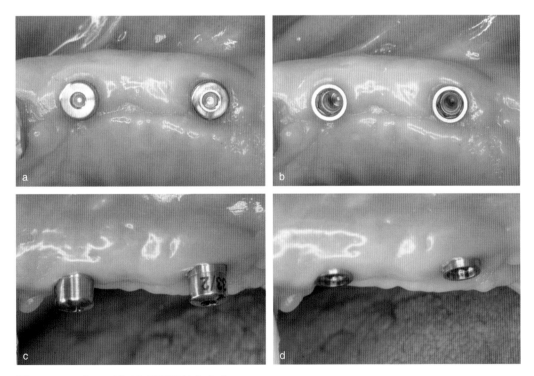

图9-29-3 （a~d）4个月后骨结合完成

279

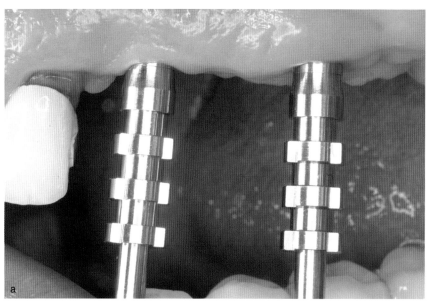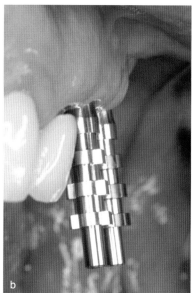

图9-29-4 （a，b）连接转移杆制取开窗式印模

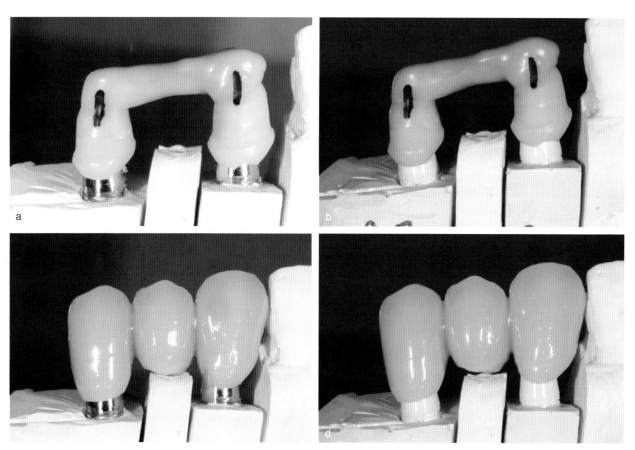

图9-29-5 （a~d）制作环氧树脂定向导板检查并确保替代体和基台的位置被精确复制到石膏模型上，制作一副固定桥过渡修复体，并在石膏模型和原始模型上分别检查修复体边缘的位置

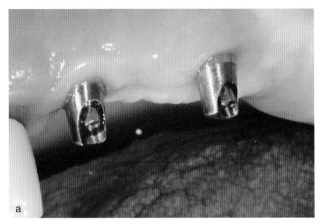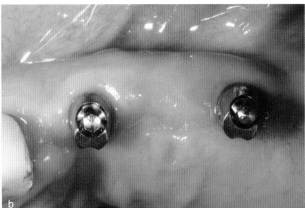

图9-29-6　（a，b）口内戴入修复基台

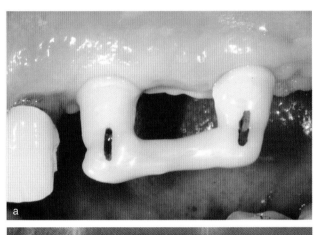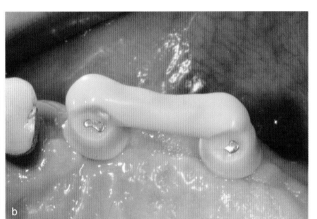

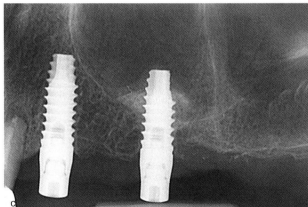

图9-29-7　（a~c）使用环氧树脂定向导板和X线片检查基台的位置

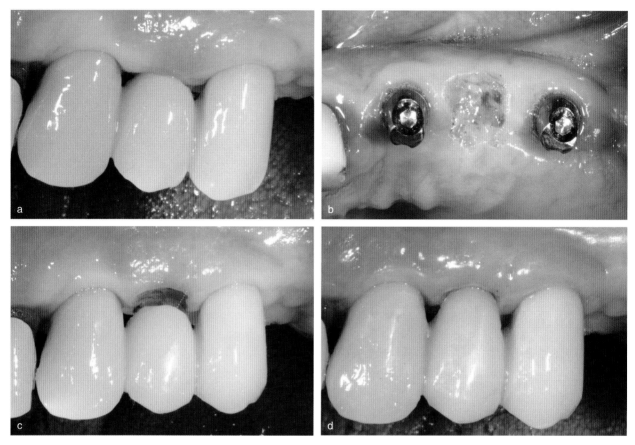

图9-29-8 （a~d）为获得桥体下方软组织的理想形态，进行了牙龈成形术，使桥体的龈方形成卵圆桥形态，戴入临时固定桥

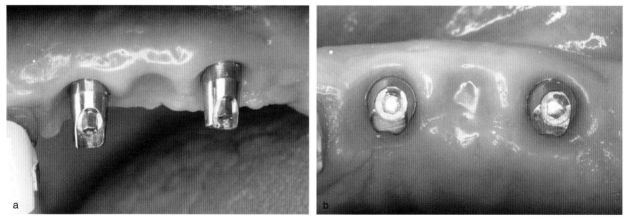

图9-29-9 （a，b）戴入过渡修复体4周后获得了美观稳定的软组织形态

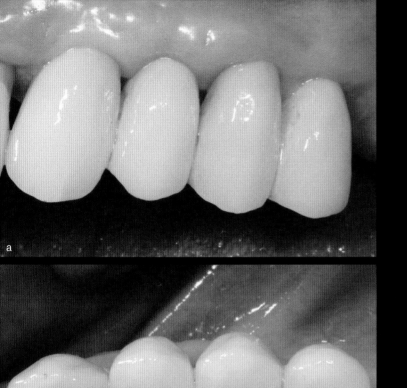

a

b

图9-29-10 （a，b）采用减径的金属烤瓷固定桥完成永久修复

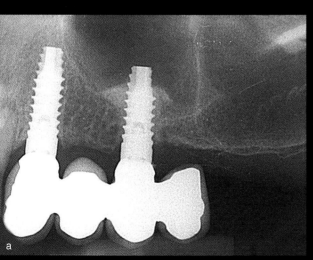

a

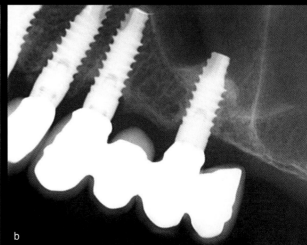

b

图9-29-11 （a，b）术后6年复查种植体周围软硬组织稳定（22进行了种植修复）

种植修复BOPT

病例实战30　36 BOPT个性化螺丝固位种植修复

病例开始时间：2018年10月
病例结束时间：2019年6月
主诊医师：Stefano Lombardo
合作技师：Antonello Di Felice

患者中年女性，36曾在10年前行根管治疗和全冠修复，近1年来，修复体周围牙龈反复肿胀，有溢脓史。临床和X线片检查发现36根分歧处存在不可逆的根周病变（图9-30-1a）。拔除36后2个月，植入Prama软组织水平种植体1颗（图9-30-1b~d）。3个月后，种植体骨结合完成，根据BOPT理念设计了螺丝固位的氧化锆全瓷冠+钛基台一体冠，完成最终修复（图9-30-2~图9-30-18）。通过3年随访，可见修复体功能良好，种植体周围软组织健康稳定（图9-30-19）。

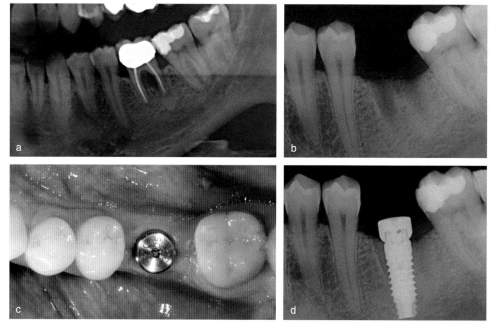

图9-30-1 （a，b）36因根分歧处不可逆的根周病变拔除，2个月后植入Prama种植体1颗；（c，d）种植体植入术后2个月

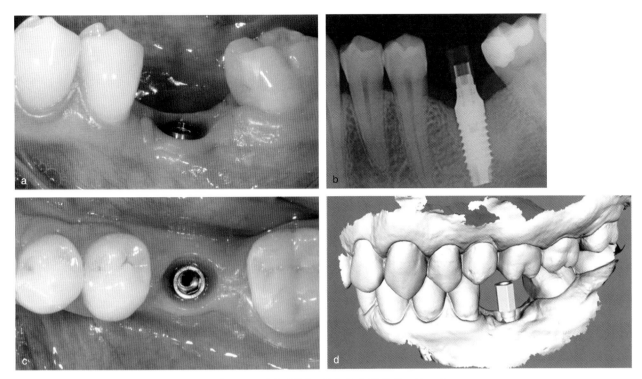

图9-30-2 （a~d）种植体植入术后3个月，口内扫描制取数字化印模传送至技工室

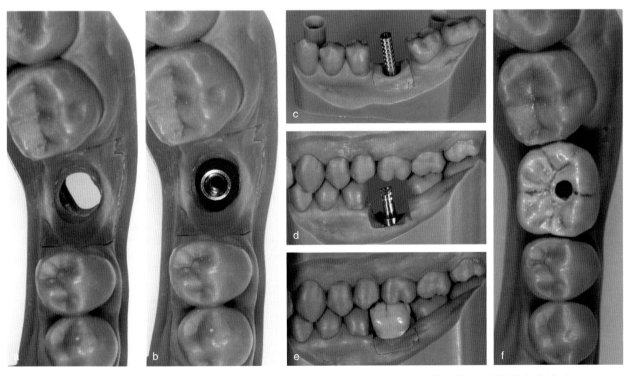

图9-30-3 （a~f）根据口内扫描取得的三维数据打印出模型，在替代体上连接钛临时基台，制作修复体蜡型

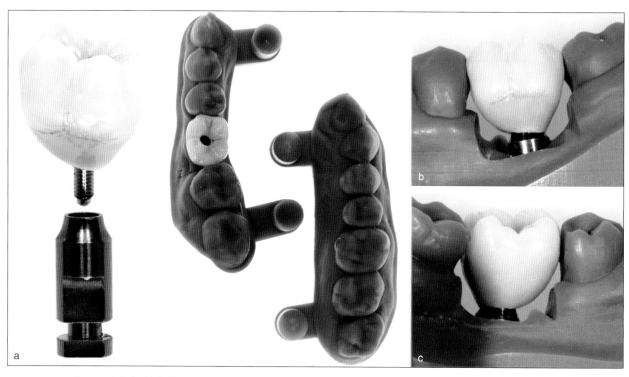

图9-30-4 （a~c）根据替代体和人工牙龈的形态，制作树脂临时修复体，修复体的穿龈部分与Prama种植体的颈部形态一起构成截面呈双曲线形的穿龈轮廓；修复体穿龈轮廓对软组织袖口的支撑通过人工牙龈进行调整

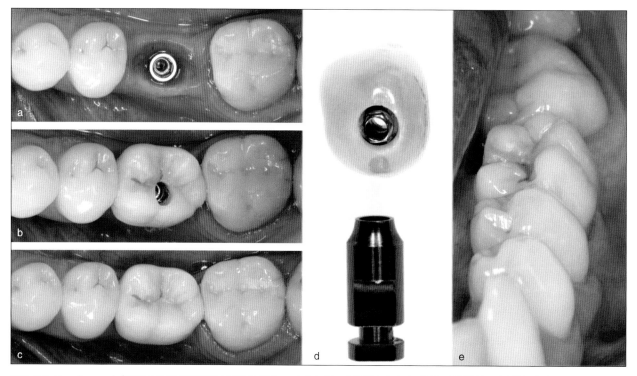

图9-30-5 （a~e）螺丝固位的树脂临时修复体戴入口内2个月，以测试咬合负重并对种植体周围软组织塑形

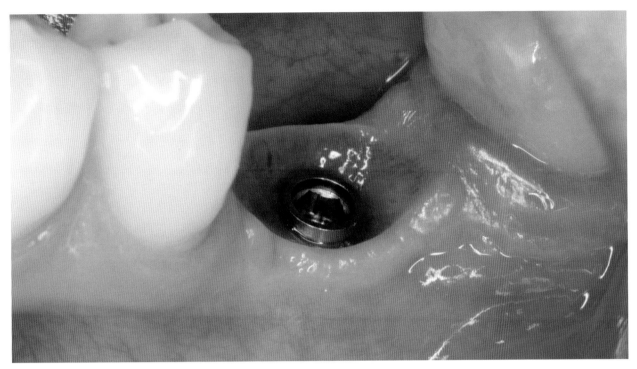

图9-30-6 46取下临时修复体颊侧细节观，可见Prama种植体周围软组织被修复体与种植体颈部曲面塑形后的效果

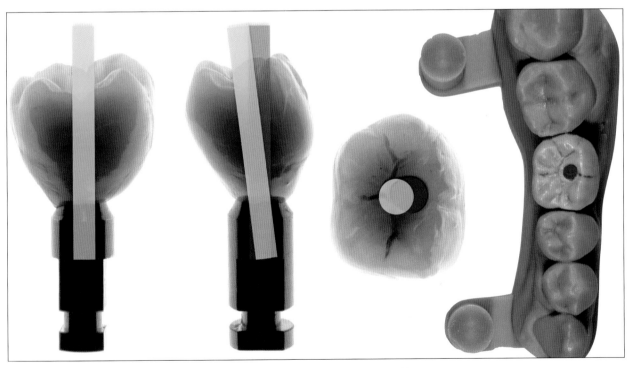

图9-30-7 通过戴入临时修复体并检查咬合，发现螺丝孔的位置需要进行调整

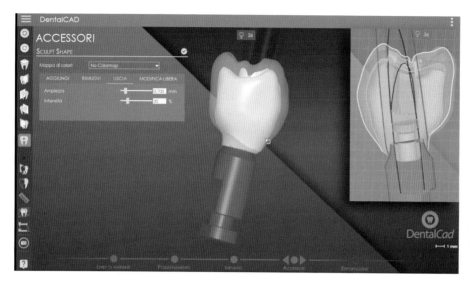

图9-30-8 在CAD设计软件中调整修复体螺丝孔的角度，使穿出位置不影响修复体的颊侧中央尖

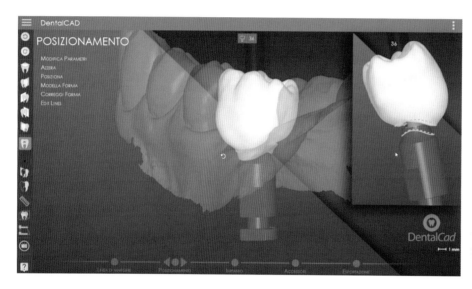

图9-30-9 在CAD设计软件中个性化调整并确定修复体的边缘在Prama软组织水平种植体穿龈曲面的位置

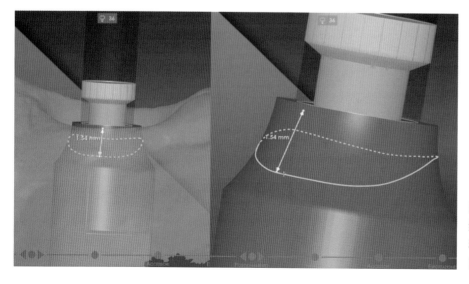

图9-30-10 在Prama种植系统的CAD设计软件中，可以在种植体顶端向根方1.5mm的范围内选定修复体边缘的位置

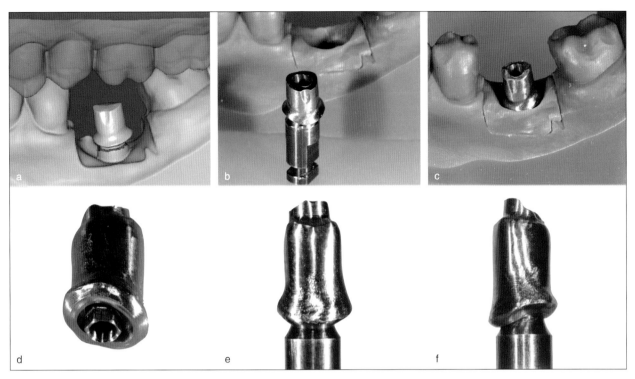

图9-30-11 （a~f）根据CAD设计，制备个性化钛基台，基台由Sweden & Martina研磨中心完成加工

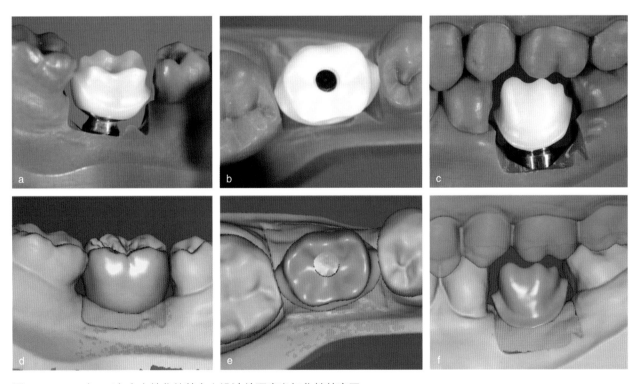

图9-30-12 （a~f）在个性化钛基台上设计并研磨出氧化锆基底冠

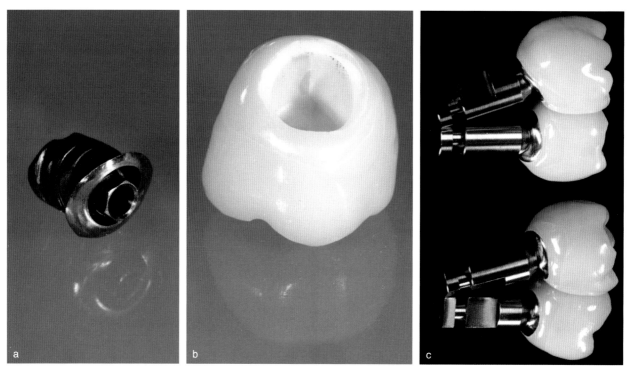

图9-30-13 （a~c）在个性化钛基台上制备机械固位形并对基台表面进行阳极氧化，在氧化锆基底上完成长石质饰瓷的烧结

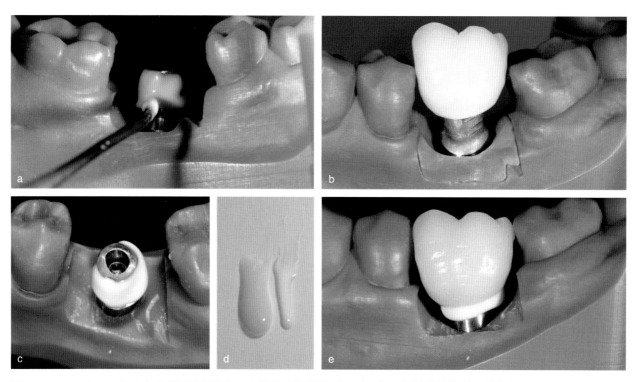

图9-30-14 （a~e）在完成邻面接触区和咬合的检查与调整后，采用自固化树脂粘接剂将带有饰瓷的氧化锆全瓷修复体粘接在个性化钛基台上

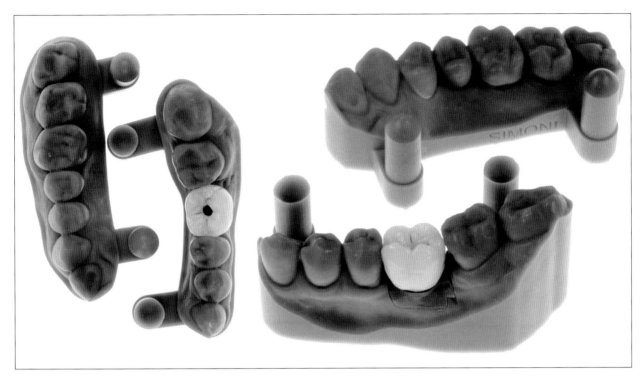

图9-30-15 完成后的上部修复体在3D打印的工作模型上

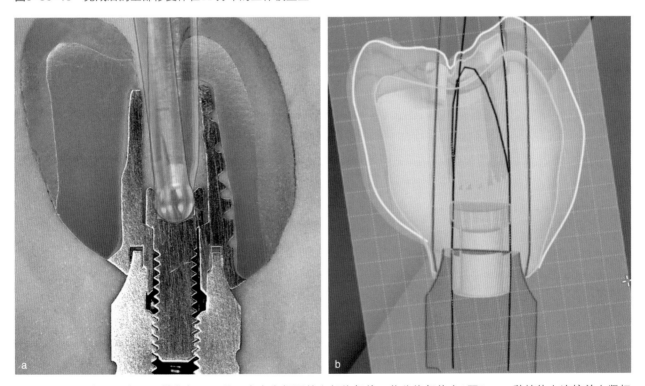

图9-30-16 （a，b）同一技师加工了另一个完全相同的上部修复体。将此修复体在1颗Prama种植体上连接并上紧扭矩。采用环氧树脂包埋连接好的种植体与上部修复体，送往Sweden & Martina研磨中心进行切片。在截面上可以观察到调整后的螺丝孔位置以及个性化基台与种植体间的精密吻合。Sweden & Martina研磨中心加工出的个性化基台与种植体接口所能达到的吻合性，确保基台与种植体的六角形连接结构、种植体顶部曲面之间在不同高度都可以获得紧密的接触

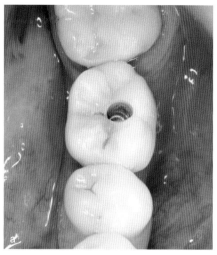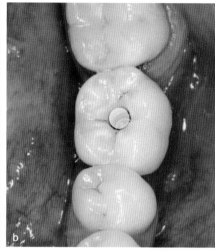

图9-30-17 （a）临时修复体的螺丝孔位置来自种植体的轴向；（b）最终修复体的螺丝孔调整到了理想的位置

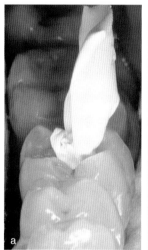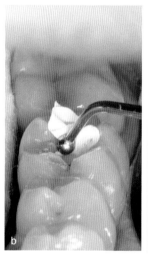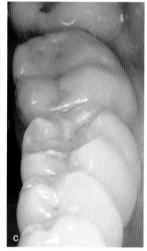

图9-30-18 （a~c）通过调整过的螺丝孔，将修复螺丝上紧至25Ncm，用特氟龙和复合树脂封闭螺丝孔

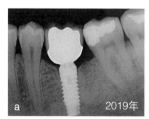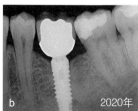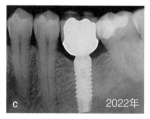

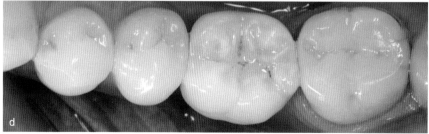

图9-30-19 （a~d）36种植修复后3年复查的X线片和临床照片